最新实用家庭进补手册

徐伟祥
刘　华　主编

上海科学普及出版社

图书在版编目(CIP)数据

最新实用家庭进补手册/徐伟祥,刘华主编.--上海:
上海科学普及出版社,2013.5
ISBN 978-7-5427-5370-0

Ⅰ.①最… Ⅱ.①徐…②刘… Ⅲ.①补法-基
本知识 Ⅳ.①R243

中国版本图书馆 CIP 数据核字(2012)第 090896 号

责任编辑 张吉容 宋惠娟

最新实用家庭进补手册

徐伟祥 刘 华 主编
上海科学普及出版社出版发行
(上海中山北路 832 号 邮政编码 200070)
http://www.pspsh.com

各地新华书店经销 上海叶大印务发展有限公司印刷
开本 787×1092 1/16 印张 23.25 字数 404 000
2013 年 5 月第 1 版 2013 年 5 月第 1 次印刷

ISBN 978-7-5427-5370-0 定价:36.00 元
本书如有缺页、错装或坏损等严重质量问题
请向出版社联系调换

内容提要

本书分三个部分系统介绍进补养生知识。第一部分概述中医进补理论。第二部分分别介绍药补、食补、粥补、酒补、茶补和花补等常用的进补方法。第三部分结合内、外、妇、儿等临床常见疾病72种，介绍具体进补方法。每一病名下设有"病因"、"辨证分型"、"进补原则"、"注意事项"等内容。

本书在传统的进补理论基础上融合了现代进补知识，内容新颖，实用性强，可供广大读者参考应用，也可供社区医务工作者参考。

主　　编　徐伟祥　刘　华

编写人员　（按姓氏笔画为序）

丁春华　　王佩芳　　刘　华

李　刚　　李　理　　吴　琦

何文忠　　沈　辉　　胡　奇

周　政　　郑　岚　　徐伟祥

徐蓓蓓　　唐辰龙　　陶福兴

桑久华　　董　倩　　董佩华

前　言

随着社会经济发展，人们在奔小康之路时，对生活质量的要求也在逐年提高。在一日三餐之外，"进补"已理所当然地成为人们茶余饭后关心的热点之一。据对京沪等城市的调查，目前约 93％的儿童，78％的老人和近 50％的中青年在消费各类保健品。95％的家庭备有不同类型的保健品，部分城市居民中这类支出比重已达总支出的 7.5％，更令人关注的是人们在考虑使用保健品时，比较多的是选择中药类和以"进补"的方式进行。然而事物总是有它的两面性，在进补日益普及的同时，因不适当进补、盲目进补而造成的负面效应也令医务工作者和消费者担忧。

什么是进补？哪些人需要进补？如何进补？怎样才能使人们在进补时能"明明白白"，是几位作者几年来的夙愿。经过努力，在原有《实用进补手册》的基础上重新修订，编撰了《最新实用家庭进补手册》。其目的是希望借此向广大读者比较系统地介绍我国传统医学的"进补"理论、原则和基本方法，普及进补知识，使大家能够在把握一些基本知识的基础上，进行科学合理的进补。特别是书中有关常见病进补的知识介绍，也许对慢性病患者多有裨益。总之，是希望让读者在需要"进补"以及"进补"过程中能"胸中有数"。

祖国医学认为，凡能补充人体所需物质，增强机能，以提高抗病能力，消除虚弱症候的药物都称为补虚药，亦称补益药。"虚者补之"、"形不足者，温之以气"、"精不足者，补之以味"，都是补益原则，也是中医治疗中"补法"的理论依据之一。"进补"是一种治疗，补品也是药，进补并非多多益善和有补无害。祖国医学博大精深，十分强调整体观念和因人制宜。在实施补法时应注意两点：一是辨治虚证，必须辨别真假；二是长服久服补益之剂，必须因证制宜。无论药补或食补都是如此。

《最新实用家庭进补手册》作为一本参考书，固然有助于读者对"进补"有一个系统的了解。但毕竟篇幅与深度都十分有限，不能替代医生的作用。正如一本"驾驶指南"不能取代驾驶员，熟读"驾驶指南"也未必是一名优秀驾驶员一样。但如果能帮助读者从"铺天盖地"、日复一日的"进补"和"补品"的信息浪潮中有所选择，则目的已达矣。

　　本书的作者，都是在中西医学领域里对此颇有理论造诣和实践心得的专家。在本书付印出版之际，大家对编写过程中富有成效的合作倍感愉快，并向在百忙中为本书作序的原上海市中医文献馆馆长、中医情报所所长，中医文献杂志主编张仁教授以及著名学者龚建星致以感谢，也谨向为此书编写直接或间接给予帮助的上海中医药大学顾璜教授等众多同仁致以深深的谢意。本书的不足和错误之外，敬请同行和读者不吝赐教，批评斧正。

编　者

序

上海中医医院的医学专家徐伟祥先生，倾多年之力，研精覃思，握笔成茧，著成《最新实用家庭进补手册》，洋洋二十多万言。梓行之前，嘱我写几句话，作为弁言。我因此诚惶诚恐，以为力所不逮，必然有辱使命。

猜想大概徐先生看到我经常在报刊上涂抹些吃吃喝喝的文字，对于饮食有所研究，以为和他的研究方向有点暗合，有点交叉，所以不惜纡尊降贵。其实，明眼人都知道，我的那些文字，只好作茶余饭后的谈资，对于读者其实没有多大的助益，倒是徐先生的大著，一定会给广大读者以实实在在的好处，这是我可以拍胸脯保证的。

所谓美食家，很可能是医学家的敌人。就对于人体的感觉而言，美食家往往是肤浅的，他们重视食物色香味形的把握，几乎从来不考虑这样的食材，这样的组合，这样的烹饪，会给身体带来怎样不利的因素。他们甚至只关心从嘴唇到喉咙这一段距离感官的舒畅程度，陶醉于美味的狂欢，至于接下去会发生什么情况，不管，也管不了。而医生的理念，恰恰和美食家是相牴牾的。美食家是怎么好吃怎么来，医学家是怎么好处怎么来；美食家关心人的一时，医学家关心人的一世；美食家重视局部感受，医学家重视整体感受……因此，如果一个人不听医生的劝诫，秉持着一种对自己身体毫不体恤的视死如归，好比股市当中追涨杀跌的博傻者，那就由着他去吧，总有一天，不用人家警告，他的身体状况会教育他怎么才算当了医生的好学生——一个合格的病人。

"由着他去吧"，是贪吃的美食家最大的慈悲为怀，这对于医生来说却是不可容忍的。医生的德行，促使他们以最大的诚意告诉人们怎样做才能避免最坏的结果，而且往往是在人们自我感觉良好的时候。尽管他推荐或要求人们去做的事情，常常让人感到不舒服，比如，不好看，不好吃，不好办，不好信，但事实终会证明他是对的。这就是医生。我想，这也是徐先生花费很大力气写出本书的初衷。

中华民族的历史非常悠久，古老，对于一个国家和它的人民来说，不见得全都是好处，至少有一个显而易见的弊端，那就是它的文化传统容易使它的人民因循守旧,缺少创新意识。怎么才能在传统和创新之间找到一个好的交叉点,正是许多人为之努力的目标。当然,历史悠久的民族,有历史短暂的民族所不具备的优势,即生活经验相对丰富。像本书所列的食材,林林总总那么多,一口气吃不出一个胖子,难道一二百年就能搞清楚那么多食材的功效? 而要使这些经验教训成为可以言传身教的公理,我们除了要感谢那些舍身求法的先驱外,还得对于那些精于观察、善于归纳的有心人给予崇高的敬意,这其中,应当包括像徐伟祥先生等一批富有责任意识和人文精神的医务工作者。

很多时候,毛病可以吃出来,也可以吃出去。可惜的是,有时好吃懒做这种人性的弱点会在我们身上表现得很充分,我们好吃,却懒做——不能完全忠实地按照有经验的医生嘱咐的那样去安排饮食,因而丧失了本来可以长寿和快乐的人生。如果有耐心和恒心,把这本《最新实用家庭进补手册》上介绍的诸多有益经验付诸行动,想信人们在满足口腹之欲的同时,还有机会亲口告诉第三代、第四代……很多他们所不知道的事情。

西　坡

目　　录

最新实用家庭进补手册

目录

第一章 中医进补理论

第一节 虚证概述

虚证,亦称虚劳、虚损,是指脏腑亏虚,正气虚弱、阴阳气血失衡,元阴元阳不充所致的各种虚性病症的总称。凡禀赋不足、后天失调、久病失养、积劳内伤、酒色纵肆、七情乖戾,渐至元气亏耗,久虚不复,而表现为各种亏损症候者;亦有急性起病,或慢性病突然转剧,或失治、误治引起正邪交争,阴阳失调,正气骤虚而出现的急性虚弱性症候,包括气脱、血脱、亡阴、亡阳、心阳暴脱、肺气衰竭、阴虚动风等多种急性虚性症候者,都属于本病范畴。

祖国传统医学对虚证的辨证论治及其研究有丰富的记载。虚证学说始源于《黄帝内经》,对虚证的病因病理、辨证诊断及治疗原则均有较具体的理论阐述,如《黄帝内经·素问》的通评虚实论中指出"精气夺则虚",说明人体阴阳气血津液的耗损不复,是形成虚证的重要原因。《黄帝内经·素问》的至真要大论中提出"劳者温之"、"虚者补之"、"燥者润之"。《黄帝内经·素问》的阴阳应象大论中提出"形不足者,温之以气;精不足者,补之以味"等治疗原则被历代奉为施治的准则。《难经》以"五损立论",剖析虚证证脉传变,发明五脏治法,虽无方可考,但调治大法昭然可得。至东汉时代的张仲景,在《金匮要略》中专篇论述慢性虚证,方论并举,证脉互参,并以补虚(建中汤、肾气丸)、祛风(薯蓣丸)、逐瘀(大黄䗪虫丸)三纲鼎足,为后世初拟规式。在《伤寒论》中对亡血、亡津、亡阴、亡阳等急性虚证详列理法方药,从而奠定了虚证辨证论治的基础,为后人所宗。金元时期刘完素的补阴泄阳;李东垣的甘温补中;朱丹溪的滋阴降火及葛可久的以肾虚精极、火盛金衰立论,力纠治劳投大热大寒之弊,至今仍有临床指导意义。明代以张景岳的《景岳全书》为代表,着眼于真阴真阳,对虚证倡导补阴、补阳、阴阳并补。汪绮石《理虚元鉴》倡治虚证宗肺脾肾之本,认为:"肺为五脏之本,脾为百骸之母,肾为性命之根,治肺治肾治脾,治虚之道毕矣。"喻昌首创秋燥论,提出"秋伤于燥,冬生咳嗽",制清燥救肺汤,专治秋燥伤津。清代叶天士主张脾胃分治,认为"太阴脾土,得阳始运,阳明胃土,得阴自安,以脾喜柔润之。"吴瑭著《温病条辨》分三焦辨证,提出"温病伤人之阴,故喜辛凉、甘寒、咸寒,以救其阴"之见解。唐容川的脾阴论认为,一般脾之运化多指脾阳气而言,实有脾阴参与也,"脾阳不足,水谷固不化,脾阴不足,水谷仍不化也。譬如釜中煮饭,釜底无火故不熟,釜中无水也不熟也","调治脾胃,须分阴阳"。还有刘清臣的阳虚论。综上各家,都各具特色,蔚然可观。历代中医对虚证的学术思想与经验,至今仍有重要临床指导意义。

一、虚证的分类

虚性病症,所及甚广。证型之多甚为繁杂,论治非易。虚证的分类,至今尚无统一的方案。一般有如下分类方法。

(一) 按病因分类

1. 外邪性虚证

即前人所谓"外邪致虚"。清代医家吴澄《不居集》指出:"虚损一症,不独内伤,而外邪亦有之矣。"外邪侵入人体,损伤正气,正邪交争,邪盛正虚,病延日久,邪多虚多,正气虚弱日盛而居虚证。

外邪性致病因素有六淫、外伤两个方面。六淫,即风、寒、暑、湿、燥、火六种对人体有害的异常气候,又称"六邪"。所谓"淫",太过之意也。六淫致病多与季节气候、居住环境有关,可一邪或两种以上合邪致病,多从口鼻肌表而入,可互相影响,并在一定条件下相互转化,由于其邪性质的不同而致病特点也各不相同。

(1) 风邪致虚:风为阳邪,极易耗阴。风邪客表,开阖失常,营卫失守,卫阳不固,不仅易汗出伤阴,且气随汗泄,亦易伤阳。又风邪为百病之长,易合邪伤阳。风邪袭人常兼它邪,如风寒、风湿等,最易伤人阳气,而出现寒湿、寒痹等病症。

(2) 寒邪致虚:寒为阴邪,易伤人阳气。人之阳气受损,温煦运化功能减弱、脏腑功能减退而诸病丛生。可见脘腹冷痛、呕吐、泄泻、痹痛、寒痰、水饮、瘀血、肌肉拘急挛缩、腰脊冷痛等证。

(3) 暑邪致虚:暑为火热之气,易耗气伤津,其性升散,人若中之,腠理开泄而多汗,汗出过多,伤津耗液则渴,心烦、尿赤短少。若开泄太过,大量汗出,则气随津泄,导致气阴两伤,则见脉微气短,突然昏倒,不省人事等。

(4) 湿邪致虚:湿为阴邪,易伤阳气。脾为阴土,喜燥恶湿。湿邪易损脾阳,脾阳不振,运化无权,水湿内聚,发为泄泻、水肿等。

（5）燥邪致虚：燥易伤津，阴津耗伤，体液缺乏，出现干涩之症，见口干、唇干、咽干、毛发不荣、皮肤干涩等。燥易伤肺，肺津被耗，宣肃失常，导致干咳少痰，痰黏难咳等肺燥津亏之证。

（6）火邪致虚：火为阳邪，其性炎热，火邪伤人，不仅逼津外泄，而且极易伤阴耗液。火邪燔灼肝经，筋脉失其濡养，导致津伤动风，四肢抽搐、颈项强直、角弓反张等症。火邪灼伤络脉，迫血妄行，溢于脉外，发生各种血症，出血过多，可致亡阴、亡阳之证。

（7）外伤致虚：外伤一般指机械暴力等外在因素所致创伤而言。如金刃伤、跌打损伤等，常可因失血伤津，气随血脱，而致气虚、血虚、亡阴、亡阳。如不及时救治，可导致死亡。

2. 内伤性虚证

包括七情内伤、饮食不节、房事过度、劳逸失度等。

（1）七情内伤：七情即喜、怒、忧、思、悲、恐、惊七种情志，分属五脏，情志内伤，可伤五脏，谓"怒伤肝、喜伤心、思伤脾、忧伤肺、恐伤肾"。情志失调，可引起人体气机失调、气血郁滞、耗损精血，而致各种虚证。《丹溪心法》指出："气血冲和，百病不生，一有怫郁，诸病生焉。故人身诸病，多生于郁。"《类证治裁》曰："七情内起之郁，始而伤气，继必及血，终乃成劳。"伤神损形。正气虚衰，亦易抗致外邪入侵而发病。

（2）饮食不节：《养生论》指出："安身之本，必资于食。"饮食者，人之命脉也。饮食适宜，则精力日充，饮食不节，过饥过饱，暴饮暴食，失其常度，均可引起虚损性疾病的发生。

过饥，摄食量减少或断绝，营养不良，气血生化之源匮乏，人体得不到足够的气血充养，必然体衰而致病。过饱，即饮食过量，明显超过脾胃的纳化能力，可致脾胃损伤。一旦脾胃受损，纳化失常，不仅化源不继，食物停滞，极易郁而化热，热伤阴液，元气不充，诸病生焉。过食生冷，最易伤阳，中阳受损，不能纳化，健运失职，则生饮邪，升降失司，上逆则为吐，下渗则为泄，横溢则为肿，渍肺则为喘，凌心则为悸，皆过食生冷伤阳所致。

（3）房事过度：房事不节，纵欲过度，既耗伤肾精，又耗气伤神，肾中精气，内寓元阴元阳。肾中元阴元阳相互为用。阴亏精伤，则阳无所依，久必浮而上越，引起虚火上炎。阴亏日久，心损及阳，以致肾中阴阳俱亏，全身虚损性疾病由此而生。

（4）劳逸失度：正常劳动为生活所必需，有助于人体气血之疏通和气机之调畅;逸足则疲劳得以恢复,使气血得以调养。劳逸结合,动静相济,是正常生命活动所必须。劳力过度,长期超负荷工作,"劳则气耗"(《黄帝内经·素问》的宣明五气篇),可引起脏腑功能衰退,形神衰减而出现慢性虚证。"久卧伤气,久坐伤肉"(《黄帝内经·素问》的宣明五气篇)。元气、肌肉皆脾胃所生,过度安逸,可影响脾胃功能,脾胃亏虚,正气不足,除见食少乏力、肢体痿软、头昏心悸等症外,也易继发其他病症。

3. 先天性虚证

由于先天禀赋不足、胎中失养所致。张景岳在《类经》中指出:"禀赋为胎元之本,精气之受于父母者也。"如父母体弱多病,或生育过多,致精血亏虚,父母精气不足而成孕,或受孕后患病,或营养不良,均可致后代子女先天禀赋不足,出生后体弱多病。多为虚证或虚中夹实之证。

4. 老年性虚证

人的生、长、壮、老、死是一个自然发展过程,随着年龄的增加,生理功能逐渐衰退,出现气血渐衰、阴阳渐虚、脏腑功能低下、形神俱衰而为慢性老年性虚证。此属自然虚衰,前人谓"年老多虚"。

5. 因病致虚证

任何疾病均是正气与邪气相斗争的反映,如病邪侵入,正复邪退,病趋好转,进而痊愈;若正衰邪进,则病趋恶化,甚而死亡。如因病久治不愈,正气日伤难复,可形成慢性虚证;或大病暴疾,邪气太盛,脏气过伤,正气虚弱而成虚证。或在疾病过程中失治误治,损伤正气,而成虚证。常见误治有误汗、误下、误清、误利、误补五种。汗之太过,则伤阳耗津也;下之不当,则伤阳败胃,损阴耗液,祸乃旋踵;清之太过,过用苦寒,易伤阳败胃;温热之病,火热之邪,火有余而阴不足,当滋阴泻火,误用渗利,不但无小便可利,反更伤阴津;补法,是针对人体气、血、阴、阳或某一脏腑之虚损,给予针对性补养的常用方法。若用之不当,误用补法,有实实虚虚之弊,也可伤阳损阴,故前人有"误补益疾"之戒。

(二)按辨证分类

根据临床症候分析归类,可见单一虚证,如阴虚、阳虚、气虚、血虚、心虚、肺虚、脾虚、肝虚、肾虚等;也可见两种以上虚证同时出现,或某一虚证与其他兼夹症候同时出现。

1. 阴虚

指人体的精、血、津、液等物质亏耗,以及阴不制阳,导致阳的相对偏亢的病理状态。其原因多由于热病耗伤津液,或久病损伤阴精,或五志过极化火伤阴,或大汗、大吐、大利耗伤阴液所致。多表现为阴液不足、阳气相对亢盛的虚热证。阴虚之证，五脏俱有，五脏之间，每多兼夹，临床所见以肝肾、肺肾、心肾阴虚为主，其中又以肾阴不足在阴虚病理变化中最为常见。

2. 阳虚

指机体阳气不足，功能减退或衰弱，机体反应低下，代谢活动减退，热量不足的病理状态。其原因多由先天禀赋不足、后天谷气失养，或劳倦内伤，或久病阳气受损所致。阳虚之证，各脏各腑多有，临床以脾肾阳虚，尤以肾阳衰微多见。

3. 气虚

指元气虚损，功能失调，脏腑功能活动减退，抗病御邪能力下降的病理状态。大都因先天禀赋不足，或后天失养，或久病不复，或劳倦过度，或肺、脾、肾功能减退而致气的生成不足所致。

4. 血虚

指血液不足，濡养功能减弱，以致脏腑血脉失养的病理状态。多由化源不足，或耗血过多，或肾气虚惫，精不化血；或久病营血暗耗，或失血过多所致。此外，也有因瘀血不去，新血不生所致者。

5. 心虚

指心的阴阳气血失调引起的病理状态。心主神明，主血脉，为君主之官，是脏腑中最重要脏器。任何病变，引起心的阴血或阳气失常，均可引起神志和心脉的异常改变。心的阴阳气血失调，是引起心虚的内在基础。心虚证，有心气虚、心阳虚、心血虚、心阴虚之别。

6. 肝虚

指肝的阴阳气血失调的病理状态。肝主疏泄，性喜条达，调畅情志，对精神、情志活动有着重要影响；肝主藏血，调节血量，有着重要作用；肝主筋，其华在爪，全身筋膜、肌肉、关节的活动源于肝血的营养。肝的气血阴阳失调可以引起肝的疏泄、藏血等功能的减弱，进而引起一系列的病理状态。肝虚主要表现有肝气不足、肝失疏泄、肝阴亏虚、阴虚阳亢、虚风内动。

7. 脾虚

指脾阴和阳气失调的病理状态。脾主运化水谷精微，助胃气腐熟水谷，升清、固摄、统血。脾阴滋养脏腑，脾阳能温养肌肉四肢。脾虚主要表现在运化失常、清气不升、中气下陷、统摄失职等方面。

8. 肺虚

指肺的阳气和阴津失调的病理状态。肺主气，司呼吸，宣发肃降，助心行血，通调水道。肺虚主要表现为肺气虚损、肺阴亏虚、宣肃失职、卫阳不足等方面。

9. 肾虚

指肾的阴阳精气失调的病理状态。肾为先天之本,有藏精、主水、纳气、主骨生髓、充脑,与人体的生长发育、生殖功能相关,乃诸脏腑阴阳之本。肾虚主要表现有肾阴虚、肾阳虚、肾精不足、肾气不固、肾不纳气等方面。

二、虚证的表现

虚证的临床表现很多,因气血阴阳及脏腑亏损的性质与程度不同,且一种虚损或两种以上虚损同时并见,故临床表现极不一致,很难全面概括,今依据古今文献及临床经验归纳如下,以助虚证的诊断与辨证。

(一)阴阳失调

《黄帝内经·素问》的生气通天论中指出"阴平阳秘,精神乃治,阴阳离决,精气乃绝",说明人体阴阳处于相对平衡状态,则健康无病,如人体阴阳平衡失调,失去互相依存、互相制约、互相资生的关系,便可产生病理状态,如阴阳分离,便是死亡的象征。虚证即是阴阳失调的表现,可见阴虚阳亢、阳虚阴盛、阴阳俱虚等。

1. 阴虚阳亢

指阴液亏损,导致相对阳气偏盛产生的虚热之象。由于阴液亏损,使濡养、滋润、宁静等作用减弱,则使形体消瘦,口干唇燥,心烦失眠多梦。阴虚生内热,可见手足心热、颧红升火、舌红少苔。阴不敛阳则午后潮热。阴不内守则遗精盗汗,脉细数等症。

2. 阳虚阴盛

指体内阳气不足,导致相对阴盛产生的虚寒之象。阳气不足,使温煦、气化、推动功能减弱,则脏腑、经络、组织的某些功能也随之减弱,水液得不到气化,阴血不得运行,而致阴寒内盛,出现畏寒肢冷、面色㿠白、精神萎顿、乏力倦怠、大便溏薄或下利清谷、小便清长、舌淡胖、脉微细沉迟等症。

3. 阴阳俱虚

指体内阴或阳任何一方虚损,病变发展影响到相对一方,形成阴阳两虚的病理变化。人之阴阳,相互为根,在任何一方虚损的前提下,病变发展到一定程度便会影响到相对的另一方,形成阴阳两虚。阴阳俱虚又分为:

(1)阴虚损阳:是在阴虚的基础上,导致阳虚,关键在于阴精亏损,致使阳气化生不足或阳气无所依附,形成以阴虚为主兼见阳虚的阴阳两虚证。如肾精耗损,水不涵木,进而损及肾阳。临床上除见阴虚症状外,还可见畏寒肢冷,腰脊冷痛,或水肿,阳痿等阳虚见证。

（2）阳虚及阴：是在阳虚的基础上,导致阴虚,形成以阳虚为主的阴阳两虚。无阳则阴无以化,阳气虚损,影响化生阴液功能,而出现阳虚为主兼见阴虚的阴阳两虚证,如脾阳亏虚,升提失职,化生精微无力,以致脾阴胃津亏虚而出现烦热口干,形体消瘦,舌红少苔,脉细数无力的气阴两虚的下陷证。

（二）气血失调

气血失调是指气和血的亏损及气血互根互用功能失常。《黄帝内经·素问》的调经论曰"人之所有者,血与气耳","气血不和,百病乃变化而生",说明气血津液是人体组织、器官、脏腑进行正常生理活动的物质基础。气血失调可以影响全身各脏腑功能,而引起各种病症,常见气虚、血虚、气血两虚等病理改变。

1. 气虚

指元气虚损,气的推动、温煦、固摄、防御、气化等功能衰退而出现的病理状态。大都因先天禀赋不足,或后天失养,或久病不复,或劳倦过度,或肺、脾、肾功能减退而致气的生成不足所致。

气虚者可见全身功能减退。气虚清阳不升,头目四肢失养,而见全身倦怠乏力,精神萎顿,少言懒动,头目眩晕;气虚卫外力弱,腠理不固,则自汗,易感冒;气虚鼓动无力,脉道充盈不足,则脉细软无力,舌淡胖;气虚水液不化,无力布津,水湿内停,而见痰饮、水气、水肿;气虚可使脏腑功能减退而出现一系列脏腑虚弱病症。肺主一身之气,肺气虚,则语言低微、气短。心主血脉、藏神,心气不足,心失所养则心悸,心神不宁,失眠。脾主运化,脾胃虚弱,运化失则,则食欲减退,大便溏薄,四肢无力。肾主封藏、生殖,肾气不足,封藏失职,故小便清长、失禁或余沥、遗精、不育、性功能减退,又腰为肾之府,肾气虚则腰酸。

2. 血虚

指血液不足,濡养功能减弱,以致脏腑血脉失养的病理状态。多由脾胃虚弱,生血化源不足,或失血过多,新血不及补充,或肾精匮乏无以化血,或久病营血暗耗,亦或因瘀血不去,新血不生等所致。血虚病症繁多,主要为失去血之濡养所致。可见面色苍白,唇色、爪甲淡白无华,头晕目眩,肢体麻木,筋脉拘急,心悸,怔忡,失眠,多梦,健忘,皮肤干燥,头发枯焦,大便干结,小便不利,妇女月经量少,甚至闭经、不孕。舌淡脉细无力。

3. 气血两虚

血为气之母,气为血帅,气赖血依附,才能载之以行,血虚气无所依,而形成气血两虚的病理状态。多因久病耗损,气血两伤,或大量失血,气随血衰,或先有气虚,生化无源,营血衰少,而致气血两虚,可见面色淡白无华,或萎黄,少气懒言,疲乏无力,形体消瘦,心悸失眠,肌肤甲错,肢体麻木,舌淡,脉沉细微。

(三) 脏腑失调

脏腑失调是指疾病发生发展过程中阴阳气血失调的病理状态。脏腑的虚证,以心、肝、脾、肺、肾五脏多见,是辨证补虚的重要依据之一。

1. 心虚证

心的主要生理功能是主血脉和神志,心开窍于舌。心的病理变化主要表现在血液运行障碍和神志活动异常。心虚证有心气虚、心阳虚、心血虚和心阴虚之别。

(1) 心气虚和心阳虚:多由年高脏气虚衰或情志不节、久病暴病、汗出太过引起。心气虚和心阳虚有共同的症候,表现为胸闷、心悸、气短或活动后加重,自汗,面色苍白,脉细弱或结代。心气虚兼有乏力神疲、舌质淡胖。心阳虚兼有畏寒肢冷、心前区憋闷或绞痛、舌质淡或紫暗。

(2) 心血虚和心阴虚:因素体阴血不足,或久病、热病耗损阴血,或情志不遂损伤阴血,或生血不足,或失血过多等引起伤阴耗血所致。心主血脉和神志,心血不足,心失所养,心不藏神,而心悸怔忡、失眠、健忘。心血虚兼见面色不华、头晕、唇舌淡、脉细。心阴虚兼见潮热、颧红、盗汗、心烦、口干、手足心热、舌红、脉细数。

2. 肝虚证

肝的主要生理功能,主疏泄,主藏血,主筋,开窍于目,其华在爪。肝病虚证主要有肝阴血虚亏、阴虚阳亢、虚风内动等。肝开窍于目,肝阴血不足,失其濡养,可见头晕、头痛、视力减退、眼干涩、夜盲、烦躁、失眠;肝阴不足,阴不制阳,肝之阳升浮亢盛,而见眩晕耳鸣、两目干涩、面红升火、情绪易于激动、脉弦细数。又因"乙癸同源",暗耗肾阴,而见双足软弱、腰膝酸软、经闭、经少等症候。肝主筋,肝阴血虚,筋膜失其濡养,则可见"大筋绠短"、"小筋弛长",出现痉挛、拘急、瘛疭、抽搐等症。

3. 脾虚证

脾的功能主运化水谷精微,助胃之腐熟,升清,固摄,统血,主四肢肌肉。脾阴滋养脏腑,脾阳能温养肌肉四肢。脾虚证主要表现为脾气虚弱、脾不统血、脾气下陷、脾阳不振等几个方面。

(1) 脾气虚弱:多因禀赋不足,劳倦过度或久病虚损,或饮食不节损伤脾气而致。脾的运化水谷精微,运化水湿功能减弱,可见纳呆运迟,食后腹胀,完谷不化,腹泻便溏,痰饮水肿等症。气血生化不足,则面色萎黄,舌淡,脉细软。

(2)脾气下陷:因久病虚损,或劳倦过度损伤脾气,脾气虚弱,清气不升反而下陷。在上则清气不能上荣,面色萎黄,头晕目眩,在内则脏腑失养,脘腹坠胀,久泻脱肛,便意频频,子宫下垂,纳少,舌淡,脉细软无力。

(3)脾不统血:因久病,或饮食不节,或劳倦思虑过度,损伤脾阳所致,《血证论》指出:"经云:'脾统血'。脉之运行上下,全赖于脾。脾阳虚则不能统血。"说明脾的阳气不足,统摄功能失职,血溢脉外,在上则衄血、吐血、咯血,在下则尿血、便血、崩漏或月经过多,在皮肤则肌衄、皮下紫癜。因失血,脾气虚,气血生化之源不足,可见面色苍白、少气乏力懒言、舌淡脉细弱之象。

(4)脾阳不振:是脾气虚弱的进一步发展,因久病伤脾或过食生冷所致。脾阳气虚弱,温煦功能减退,寒从内生,常畏寒怕冷,面色苍白,四肢不温,少气懒言,脘腹冷痛,喜温喜按,口泛清水,食后腹胀,下利清谷,舌淡苔白滑,脉沉迟濡弱。

4. 肺虚证

肺的生理功能是主一身之气,即调节全身气机,司呼吸,宣发肃降,朝百脉而助心行血,通调水道,外合皮毛,开窍于鼻。肺虚证有肺气虚损、宣肃失职、肺气亏虚、卫阳不足等。

(1)肺气虚:肺气虚损多因禀赋薄弱、素体气虚、劳倦过度、耗伤肺气、久病久嗽伤肺而致。"肺气一伤,百病蜂气,风则喘,寒则嗽,湿则痰,火则咳,以清虚之脏,纤芥不容,难护易伤故也"(《理虚元鉴》)。肺气虚弱,宗气不足,故咳喘力,少气懒言,语言低微;肺气虚弱,宣降失司,津液输布障碍,停聚生痰,咳嗽痰液清稀。肺主皮毛,卫表不固则自汗,易感冒,怕冷,乏力神疲,面色㿠白,舌淡脉细;肺气不足,助心行血功能减弱,影响血液的正常运行,而见心悸气短、口唇发绀、胸不舒等气虚血瘀之候。通调水道失职,水液潴留,出现小便不利、水肿等证。

(2)肺阴虚:因久咳久病耗伤阴液,或邪热恋肺,痰火内郁,五志化火,灼伤肺阴等所致。肺阴液亏损,肺失濡润,清肃失职,气逆则干咳,津为热灼,炼液成痰,少而黏稠。火热灼伤肺络,故痰中带血,音哑。虚热上炎,颧红升火,潮热盗汗,咽燥口干,舌红少苔或光剥,脉细数等症候。

5. 肾虚证

肾为先天之本,肾藏精、主骨、生髓,主摄纳、水液,肾司二阴,开窍于耳。肾的病变主要表现在生殖功能和生长发育的障碍,水液代谢的紊乱和封藏功能减弱。肾病多虚证,有肾阴虚、肾阳虚、肾精不足、肾气不固、肾不纳气、肾虚水冷等。

（1）肾阴虚：肾阴，又称元阴、真阴。肾阴不足，多由久病，邪热久恋，耗损肾阴，或先天不足，或失血耗液，或过服壮阳温燥之品，或房劳过度损及肾阴，或因其他脏腑阴虚累及肾阴。肾阴不足，导致虚热内生，出现阴虚内热，阴火旺之证。可见头晕耳鸣，腰膝酸软，失眠多梦，咽干舌燥，五心烦热，盗汗颧红，午后潮热，形体消瘦，便燥溲黄，男子阳强易举、梦遗、早泄，女子月经少或闭经，不育。苔薄少或光剥，舌质红，脉细数。

（2）肾阳虚：因年高肾亏虚，或先天不足，房事过度，久病伤肾，或其他脏腑阳虚累及肾阳所致。肾阳，又称"元阳"、"真阳"，为诸阳之本。肾阳虚损，气血运行无力，清阳不升，不能上荣，故头晕目眩，面色㿠白。肾阳不足，虚寒内生，则精神萎靡，形寒肢冷；肾阳虚损，生殖功能减弱，性功能减退，而见阳痿，精冷不育，女子宫寒不孕；肾阳虚损，蒸腾气化功能减弱，水失所主，水液泛滥为水肿。开阖失司，多开而少合，则尿频或失禁，多合而少开，则尿少或尿闭；肾阳虚损，激发温煦脏腑功能减弱，虚寒之象内生，则形寒肢冷，腰脊冷痛，阳痿，骨软无力；肾阳虚损，影响它脏，如火不生土，脾失温煦，则下利清谷，完谷无力，五更泄泻，胞宫失温，则虚寒不孕、痛经等诸病生焉。

（3）肾气不固：多因先天肾气不足，或劳倦内伤肾气，或年老肾气衰惫，致肾之封藏功能失职。肾气不固，膀胱失约，故小便清长、失禁、余沥、遗尿。肾主封藏，肾气不足，封藏失职，精关不固则滑精、早泄、带下量多而清稀。肾气虚，冲任失养，胎元不固，则流产、滑胎。舌淡苔白，脉沉细弱。

（4）肾不纳气：多因久病久咳损伤肾气，致使肾失摄纳之权。肾主纳气，肺主呼气，肾气虚弱，摄纳无权，故呼多吸少，喘促气短，动辄喘促更甚。肾气虚，宗气不足，故语声低弱。肾气不足，肾阳亦虚，阳气不达，四肢不温，卫表不固则自汗。肾主水液，阳虚不能化气行水，则面目水肿。舌淡，脉虚浮。

五脏虚证，是虚证学说的重要组成部分，正确掌握五脏虚证的病理变化，对辨识虚性病症，把握虚性病症的本质，辨证进补，当更具效验。

第二节　中医进补原则

一、按辨证施治进补

辨证施治是祖国医学理论和实践相结合的体现，是中医所普遍应用的治疗规范。同样,中医进补也是以辨证施治这一原则为前提的。辨证施治是运用四诊(望、闻、问、切)所收集的资料、症状和体征,通过分析、综合,从而掌握疾病的证型实质,确定运用哪种治疗方法的过程。具体地说,按辨证施治进补就是根据辨证施治原则,治疗前先通过四诊手段,分清患者究竟是属于气虚、血虚、阴虚、阳虚还是气血两虚、阴阳俱虚,然后分别采用补气、养血、滋阴、温阳、气血双补、阴阳同调的方法,对证施治。如果辨证不明,则治法不当,不仅达不到祛病强身的补益目的,反而会适得其反,伤身遗祸。有些身体虚弱的人,自服补药后,身体反而更差了,这就是因为没有做到辨证正确而盲目滥补的缘故。所以在服用补品前,应先请中医师诊断明确自己是属于何种虚证,从而做到缺什么,补什么。只有科学合理施补,才会收到良好的效果。

(一)气虚的进补

中医认为,气是构成人体、维持生命活动的最基本物质。气有元气、宗气、卫气、营气、五脏六腑之气等分类,其总的生理功能有推动、温煦、防御、固摄、营养和气化等六个方面。因此,气虚证主要表现在气的推动无力、温煦不足、防御功能减退、固摄无权、气化无力等,是脏腑组织功能减退的反映。其病因多为体质素虚、劳累过度或久病、年高等引起。气虚患者的常见症状为肢体无力、精神萎软、气短喘息、少气懒言、食欲不振、易出虚汗、活动后诸证加剧,并且容易感冒、舌质淡胖、脉软无力等,需用补气法调治。常用补气药有人参、黄芪、白术、山药、西洋参、太子参、党参、茯苓、扁豆、薏苡仁等。常用补气中成药有补中益气丸、参苓白术丸、六君子丸、人参健脾丸、人参精、参芪膏、双宝素、人参蜂皇浆、刺五加片、雷氏珍珠洋参胶囊、黄芪口服液、北芪精等。

(二)血虚的进补

血是一种赤色有形的物质,运行于脉中,是维持人体生命活动的基本物质。《黄帝内经》曰"肝受血而能视,足受血而能步,掌受血而能握,指受血而能摄","血气者,人之神,不可不谨养"。全身的血液不足或机体某一部位失去血的濡养而产生的症候称为"血虚"。其病因或为脾胃虚弱、生化乏源,或为肾精匮乏无以化血,或为肝的藏血和调节血液的功能障碍,或思虑过度、暗耗阴血,或瘀血阻络、新血不生,或各种急慢性出血,或肠道寄生虫感染等等。归纳起来,不外乎生血少和耗血多两方面原因。血虚者的常见症状为面色萎黄或苍白,指甲、口唇、眼睑均缺少血色,甚至毛发枯槁、稀疏脱落、头晕眼花、心悸失眠、健忘、手足麻木、妇女经血量少色淡、延期或闭经、舌质淡白、脉细无力等,需用补血法调治。常用补血药有当归、何首乌、阿胶、熟地黄、龙眼肉、紫河车、三七、桑葚子、鸡血藤、灵芝等。常用补血中成药有四物丸、养血当归精、阿胶补血口服液、血宝、当归补血丸、当归养血丸、山东阿胶膏、复方阿胶浆、鸡血藤膏、中华乌鸡精口服液、血再生片、生血丸等。

（三）阴虚的进补

中医认为,人体要保持健康,必须使阴阳始终保持动态的平衡,所谓"阴平阳秘,精神乃治",就是这个意思。由于阴阳的偏盛偏衰是疾病发生、发展的根本原因,因此,调整阴阳、纠偏救弊、促使阴平阳秘、恢复阴阳的相对平衡,就是治疗、进补的基本原则。阴虚即指人体的津液、精血亏耗。其病因多因久病阴伤,或恣食辛辣、香燥、刺激之品,或情志内伤,或素为热体,以致人体阴液亏损,失去润泽脏腑、滋养经脉肌肤的功用。因阴虚生热,故临床上可出现一系列虚热症候。如身体羸瘦、形容憔悴、口干喜饮、咽痛咽干、潮热颧红、午后低热、五心烦热、失眠盗汗、腰酸遗精、大便燥结、小便短赤、舌红少苔或无苔、脉细数等。需用补阴法调治。常用补阴药有麦冬、北沙参、黄精、石斛、百合、天冬、南沙参、玉竹、生地黄、女贞子、墨旱莲、龟板、鳖甲、枸杞子、天花粉等。常用补阴中成药有六味地黄丸、大补阴丸、左归丸、二至丸、知柏地黄丸、杞菊地黄丸、麦味地黄丸等。

（四）阳虚的进补

阳虚是指人体内的阳气不足,常表示机体活动能力减退。阳虚通常分为心阳虚、脾阳虚和肾阳虚,其中又以肾阳虚为最常见。其病因往往是气虚的进一步发展,或先天不足,素体阳虚,或老年脏气虚衰、房事过度,或过食寒凉之物,或久病伤阳。现代医学中冠心病、风湿性心脏病、病毒性心肌炎、慢性结肠炎、消化性溃疡、吸收不良症、肾功能不全、性功能低下、甲状腺功能减低等患者常有阳虚表现。因阳虚生寒,故临床上常见一派虚寒征象,如畏寒肢冷、体温偏低、手足发凉、腰膝冷痛、面色㿠白、性欲减退、男子阳痿不举、滑精早泄、女子宫寒不孕、白带清稀、大便稀薄、小便清长、夜尿增多、排尿无力、尿后余沥不尽,或尿少水肿、舌淡苔白质胖、脉沉迟等。需用补阳法调治。常用补阳药有淫羊藿、肉苁蓉、锁阳、杜仲、鹿茸、鹿角胶、鹿鞭、紫河车、海马、海龙、蛤蚧、冬虫夏草、附子、肉桂、仙茅、巴戟天、狗脊、续断、骨碎补等。常用补阳中成药有金匮肾气丸、右归丸、补肾强身片、龟令集、雄狮丸、鹿茸精、龙凤宝胶囊、济左肾气丸、双天宝、延生护宝液。

（五）气血俱虚的进补

如前所述,气和血是构成人体和维持人体生命活动的两大基本物质。在病理上,气病可影响到血,血病也可累及气。气血两虚证,是指气虚与血虚同时存在的症候。气虚则全身功能活动减退,血虚则脏腑百脉失濡。其临床表现常见头晕目眩、少气懒言、乏力自汗、食欲不振、身体水肿、面色萎黄、容易感冒、心悸失眠、唇甲不荣、妇女经行量少色淡、延期或闭经、舌淡而嫩、脉细弱等。

气血俱虚证可因先天禀赋不足、后天劳倦太过、饮食失调，或因久病不愈，先有气虚证，日久气不生血，或因失血过多，血虚无以化气所致。气血俱虚证常见于现代医学中的各类贫血、慢性胃肠炎、肺心病、冠心病、心肌炎、糖尿病、肿瘤及妇科各种慢性炎症等病症。

气血俱虚证不可能气虚与血虚各占一半，而是有所主次，有所偏重，故在治疗上，虽以补气养血为其治疗进补原则，但也必须有所偏重，即偏气虚者以补气为主，兼以补血；偏血虚者以补血为主，兼以补气。对气血俱虚者的进补，可适当参考气虚和血虚所用的进补中药、中成药。常用的气血双补的中成药有十全大补丸、八珍丸、人参养荣丸、归脾丸、百年乐胶囊、参茸白凤丸、参茸田鸡蜂王浆、芪枣冲剂、补脾益肠丸、肾康宁片、金鸡壮骨丸、康血宝口服液等。妇女气血俱虚者，可根据实际病情选服八珍益母丸、定坤丸、参茸保胎丸、产复康颗粒、孕康口服液、通乳冲剂、复方乌鸡口服液、乌鸡白凤丸等。

（六）阴阳俱虚的进补

在一个人身上同时出现阴虚和阳虚的错综复杂的症状，即为阴阳俱虚。患者始得病时，可以是阴虚，也可以是阳虚，以后发展为阴阳俱虚。中医有"久病及肾"的说法，所以阴阳俱虚证一般指肾阴肾阳俱虚，往往出现在各种慢性病的后期阶段。

阴阳俱虚证的主要症候为耳鸣目眩、腰膝酸软、阳痿遗精、男女不孕、畏寒肢冷、五心烦热、脉沉。其中偏肾阴虚者，主要为五心烦热、遗精盗汗等；偏肾阳虚者，主要为畏寒肢冷、阳痿早泄等。

阴阳俱虚者，应该阴阳双补，但这种双补绝不是各占一半，以阴虚为主者，重在补阴兼以补阳；以阳虚为主者，重在补阳兼以补阴。对阴阳俱虚者的进补，可适当参考阴虚和阳虚所用的进补中药、中成药。常用阴阳双补中成药主要有龟鹿二仙膏、还精煎、益肾灵颗粒、锁阳固经丸、男宝、肾宝、肾力康片、育宫丸、滋肾育胎丸等。

二、按五脏虚损进补

根据脏腑的生理功能、病理表现，对疾病进行分析归纳，来推断病变的部位、性质、正邪盛衰，是中医诊治疾病的一大特点，称为脏腑辨证。中医进补，必须经过脏腑辨证，来判断脏腑气血阴阳的虚实，然后才能够"对证下药"。按照中医脏腑学说，"五脏"为病，多虚证，"六腑"为病，多实证。相对而言，"五脏"比"六腑"更容易导致虚损。因此，日常生活当中所说的"进补"，主要是针对"五脏"的虚损用中药进行补充。

（一）心脏虚损的进补

心脏的虚损包括心气虚、心阳虚、心血虚和心阴虚。

（1）心气虚和心阳虚：由于久病体虚、暴病损伤正气、先天禀赋不足或老年人脏气亏虚等，均可引起心气虚和心阳虚。心气虚临床表现为胸闷气短，心悸心慌，活动后加剧，面色淡白，体虚多汗，舌淡苔白，脉虚弱。心气虚的诊断要点为"气虚"兼有心脏功能衰弱的症状。如果在心气虚的基础上出现虚寒症状，如肢体畏寒怕冷，心痛，舌淡胖，苔白滑，脉微细等，则属于心阳虚。对于心气虚甚至发展到心阳虚的患者，宜用益气回阳的补益药物，常用中药有人参（包括野山参、生晒参，阳虚者可用红参、高丽参）、黄芪、炙甘草等，阳虚明显者可用附子、桂枝等药物温振心阳，方剂有独参汤、参附汤、参蛤散等。

（2）心血虚和心阴虚：因慢性疾病耗伤阴血，或失血过多，或阴血生成不足，或情志失调，气火内郁等，均可引起心血虚和心阴虚。心血虚和心阴虚的共有症状为心悸心慌、失眠多梦。如果伴有眩晕，健忘，面色无华或萎黄，口唇色淡，舌淡白，脉细弱，则为心血虚，其诊断要点为血虚证兼有心脏功能减退。如果伴有五心烦热，潮热，盗汗，颧红，舌红少津，脉细数，则为心阴虚，其诊断要点为阴虚证兼有心脏功能减退。此类患者宜用补血滋阴的补益药物，常用中药有当归、熟地黄、何首乌、龙眼肉、阿胶、麦冬、五味子等，方剂有当归补血汤、归脾汤、炙甘草汤、生脉散、十全大补汤等。

（二）肝脏虚损的进补

肝脏的虚损主要是阴血的不足。

（1）肝血虚：因脾肾亏虚、血液生化不足，或慢性疾病耗伤肝血，或失血过多，均可导致肝血虚。临床表现为眩晕耳鸣，面白无华，指（趾）甲淡而无血色或开裂，视力减退，或者出现肢体麻木，手足震颤，妇女月经量少，色淡，甚至闭经。舌淡苔白，脉弦细。其诊断要点为"血虚"兼有筋脉、指（趾）甲、两目、肌肤等失去滋养的现象。此类患者宜用补血养肝的补益药物，常用中药有当归、黄芪、熟地黄、阿胶、大枣、白芍等，方剂有人参养荣汤、调肝汤等。

（2）肝阴虚：因情志失调、气郁化火，或肝病、温热病后期耗伤肝阴，均可引起肝阴虚。临床表现为头晕耳鸣，两目干涩，面部烘热，胁下灼痛，潮热盗汗，舌红少津，脉弦细数。其诊断要点为阴虚证兼有肝病症状。此类患者宜用滋阴养肝的补益药物,常用中药有沙参、麦冬、白芍、生地黄、枸杞子、石斛、玉竹等,方剂有一贯煎、二至丸等。

(三) 脾胃虚损的进补

按照中医脏腑学说,脾主运化水谷,胃主受纳和腐熟水谷,脾升胃降,共同完成对饮食物的消化、吸收,因此脾胃被称为"后天之本"。同时,脾还具有统血、主管四肢和肌肉的功能。在人体的消化功能这一方面,脾和胃的关系显得尤为密切。脾的虚损和胃的虚损,有时在临床症状上往往难以明显区分,所以人们习惯上常称为"脾胃虚损"。脾胃的虚损主要有脾胃气虚、脾胃阳虚、脾胃阴虚。

(1) 脾胃气虚:因饮食失调、劳累过度,或一些急慢性疾病耗伤脾气所致。临床表现为食欲不振,腹胀,大便稀薄不成形,疲劳乏力,少气懒言,面色萎黄或苍白,舌淡苔白,脉缓弱。脾胃气虚进一步发展,因升举无力而导致内脏下垂,称为"中气下陷"。其诊断要点为"气虚"兼有消化吸收功能的减退。此类患者宜用健脾益气和胃的补益药物,常用中药有党参、黄芪、白术、茯苓、怀山药、扁豆、莲子肉、大枣等,方剂有四君子汤、参苓白术散、补中益气汤等。

(2) 脾胃阳虚:多由脾胃气虚发展而来,或因过食生冷,或肾阳亏虚,火不生土,也可导致"脾胃阳虚"。临床表现为腹胀,进食减少,腹痛喜温喜按,四肢不温,甚至全身水肿,肠鸣腹泻,遇寒加重,小便不利。舌淡胖,苔白滑,脉细沉无力。脾胃阳虚的患者,一般来讲全身寒象比较明显,所以又称为"脾胃虚寒"。其诊断要点为消化吸收功能不良兼有全身的寒象。此类患者宜用温肾健脾的补益药物,常用中药有党参、黄芪、附子、桂枝、干姜、炮姜、补骨脂、肉豆蔻、饴糖等,方剂有附子理中丸、四神丸、黄芪建中汤等。

(3) 脾胃阴虚:因长期患有慢性胃病,或急性热病后期,或平时嗜食辛辣食品,或情志不调、气郁化火等原因,均可导致脾胃阴虚。临床表现为食欲不振,胃脘隐痛,嘈杂,饥不欲食,口干咽燥,大便干结,或恶心干呕,舌红少津,苔少甚至光剥,脉细数。其诊断要点为消化吸收功能不良兼有阴虚证。此类患者宜用健脾养阴的补益药物,常用中药有太子参、沙参、麦冬、石斛、白芍、佛手、玉竹、芡实等,方剂有益胃汤、一贯煎等。

(四) 肺脏虚损的进补

肺脏的虚损多见气虚和阴虚。

(1) 肺气虚:因长期患有慢性呼吸系统疾病,如慢性支气管炎、肺气肿、支气管哮喘等;或者因脏腑功能减退而导致气的生化不足,均可引起肺气虚。临床表现为咳喘无力,甚至感到呼吸困难,活动后症状更加明显,痰液清稀,声音低弱,面色淡白,精神不振,体倦乏力,或多汗怕风,容易得感冒。舌色较淡,舌苔偏白,脉虚弱。其诊断要点是"气虚"兼有呼吸功能减弱。此类患者宜用补益肺气的药物,常用中药有人参、黄芪、白术、防风、五味子等,方剂有玉屏风散、补肺汤等。

(2)肺阴虚:患有慢性呼吸系统疾病,如支气管扩张、肺结核,或肺部肿瘤放、化疗后,或急性肺部感染后期,均可因为耗伤津液而出现肺阴虚。临床表现为咳嗽无痰或痰少而黏,口干咽燥,形体消瘦,午后潮热,盗汗,甚至痰中带血,声音嘶哑。舌色红,质干少津,脉细数。其诊断要点是"阴虚内热"兼有呼吸道症状。此类患者宜用益气养阴的补益药物,有生地黄、麦冬、沙参、玄参、五味子、石斛、百合、玉竹等,方剂有生脉散、养阴清肺汤、百合固金汤等。

(五)肾脏虚损的进补

中医脏腑学说认为,肾藏有元阴元阳,是人体的"先天之本",肾脏一旦有耗伤,会引起全身各脏的虚损,所以肾多虚症,主要包括肾气虚、肾阴虚、肾阳虚、肾精不足。

(1)肾气虚:因年高肾气亏虚,或年幼肾气未足,或房事过度,或慢性疾病日久损伤肾气,均可导致肾气虚。临床表现为腰膝酸软、精神不振、头晕乏力、舌淡苔白、脉沉细等。如果出现小便频数、遗尿甚至小便失禁,男子遗精早泄,女子白带增多而清稀、胎动易滑等固摄无权的症状,称为"肾气不固"。如果长期患有慢性呼吸系统疾病,出现呼多吸少、气息短促,动则喘息加剧等气不归元的症状,称为"肾不纳气"。此类患者宜用补肾益气的补纳药物,常用中药有熟地黄、山茱萸、怀山药、茯苓、牛膝、枸杞子、菟丝子、五味子、桑寄生等,方剂有七味都气丸、金锁固精丸、参蛤散等。

(2)肾阴虚:因久病伤肾,或先天禀赋不足,或房事过度,或过度服用温燥伤阴的药品、食品,均可引起肾阴虚。临床表现为腰膝酸软、眩晕耳鸣、失眠多梦、男子阳强易举、遗精早泄、女子经少或闭经,并有形体消瘦、潮热盗汗、咽干颧红。舌红少津,脉细数。其诊断要点为阴虚内热兼有肾脏亏虚的症状。此类患者宜用益肾滋阴的补益药物,常用中药有生地黄、熟地黄、怀山药、山茱萸、茯苓、枸杞子、白芍、女贞子、龟板、鳖甲等,方剂有六味地黄丸、左归饮、二至丸等。

(3)肾阳虚:因先天禀赋不足,或年老肾亏,或慢性疾病损伤肾阳,或房事过度等因素均可引起肾阳虚。临床表现为腰膝酸痛、畏寒肢冷(尤以下肢为重)、头晕目眩、精神萎靡、面色苍白或黧黑、男子阳痿不举、女子宫寒不孕。舌淡胖苔白,脉沉弱。有时会因命门火衰,火不生土,而导致脾失健运,出现消化系统症状;又会因为肾阳不足,膀胱气化功能障碍,导致水液内停,出现全身(尤其是腰部以下)的水肿。其诊断要点为全身功能低下兼见寒象。此类患者宜用益肾壮阳的补益药物,常用中药有附子、肉桂、鹿茸、菟丝子、巴戟天、杜仲、冬虫夏草等,方剂有金匮肾气丸、济生肾气丸、右归饮等。

(4)肾精不足:多因先天禀赋不足,发育不良,或后天调养不当,或房事过度,或慢性疾病伤肾,均可导致肾精不足。临床表现常见小儿发育迟缓、身材矮小、智力障碍、动作迟钝、骨骼萎软、成年男子精少不育、女子闭经不孕、性功能减退,或中年发脱齿摇、耳鸣耳聋、健忘迟钝等。其诊断要点为生长发育迟缓,生殖功能减退,成年人出现早衰。此类患者宜用益肾填精的补益药物,常用中药有人参、熟地黄、怀山药、山茱萸、茯苓、枸杞子、菟丝子、龟板、鹿角等,方剂有六味地黄丸、龟鹿二仙膏、大补元煎等。

通过脏腑辨证来确定五脏的虚损情况,然后对证下药,是中医进补的必然途径。在临床辨证时,往往情况比较复杂,有时某一脏器在气血阴阳的几个方面都有虚损,比如气血两虚、气阴两虚、阴阳俱虚等;而有时在疾病发展过程中,脏腑之间相互影响,会出现多个脏腑合病的病理变化,如心脾两虚、心肺两虚、肺脾两虚等。因此,在脏腑辨证时,要做到具体情况具体分析,为中医进补提供真实可靠的依据。

三、按季节变化进补

人与自然界是统一的整体,自然界的一切生物受四时春温、夏热、秋凉、冬寒气候变化的影响,于是形成了春生、夏长、秋收、冬藏的自然规律。一年四季的变化同样随时影响人体。人体的五脏、四肢九窍、皮肉筋骨等组织的功能活动与季节变化息息相关。根据四时阴阳变化的规律加以调补,即所谓"顺时气而善天和",就能预防疾病的发生,延年益寿。

(一)春季进补

春季有三个月,从立春到立夏,包括立春、雨水、惊蛰、春分、清明、谷雨六个节气。春天是万物生发的季节。春归大地,冰雪消融,阳气升发,万物苏醒,呈现欣欣向荣的景象。人体之阳气也顺应自然,向上向外疏发。春季进补首先要掌握春令之气升发舒畅的特点,节制和宣达春阳之气。春季进补应注意以下几方面:

(1)春应于肝,肝藏血,主疏泄,在志为怒。肝阴血不足,则疏泄失职,阳气升泄太过,表现为稍受刺激则易怒。肝最喜条达舒畅,恶抑郁恼怒。故春之时,务使精神愉快,气血条畅,使一身阳气运生,符合春阳萌生、勃发的自然规律。像

《类修要诀》提到的那样："戒怒暴以养其性,少思虑以养其神,省言语以养其气,绝私念以养其心。"

(2) 春季阳气升发,人体新陈代谢也开始旺盛,饮食宜选辛、甘之品,忌酸涩;宜清淡可口,忌油腻生冷之物。初春阳气初发,辛甘之品可发散为阳以助春阳,温食利于护阳,如葱、姜、枣、花生等皆宜,但不宜食大热、大辛之食,如参、茸、附子等。因春为肝气当令,肝过旺则克脾,使中土衰弱,不利健康。《千金要方》载:春日宜"省酸增甘,以养脾气"。《摄生消息论》中载"当春之时,食味宜减酸宜甘,以养脾气。饮酒不可过多,米面团饼,不可多食,致伤脾胃,难以消化"。在春季提倡多食含 B 族维生素较多的食物和新鲜蔬菜。现代营养学认为,缺少 B 族维生素,且饮食过量,是引起"春困"的原因之一。故应多吃黄绿色蔬菜,如胡萝卜、菜花、大白菜、柿子椒等。寒凉油腻之品易损伤脾阳,应少食。

(3) 春天是一个气候交替的过度季节,有些人冬季保健不当,过食辛辣,真阴内耗,阴虚火旺;或恣食肥甘油腻,痰热内蕴,至春,被时令之邪所引,向外发散,而出现头晕胀、胸满气闷、精神倦怠、四肢沉重等脏腑功能失调之症。再加之气候时有反常,乍寒乍暖,一些年老体弱或患有宿疾者,常易发病,谓"百草回芽,百病发作"之意。如偏头痛、胃痛、慢性咽炎、过敏性哮喘、高血压、冠心病、心肌梗死、精神病等最为常见。故春季还应服用一些中药,以调整机体功能,预防疾病。《千金翼方》中提出"凡人春服小续命汤三五剂",可健身防病。《寿世秘典》记载:"三月采桃花浸酒饮之,能除百病益颜色。"《千金方》也指出"三月之节宜饮松花酒",又说"春分后宜服神明散",其方用苍术、桔梗各 60 克,炮附子 30 克,炮乌头 120 克,细辛 30 克,上药共研细末,有感时气者,用水调 3 克服之。以上为古人进补之宝贵经验,今人进补,尚需根据实际情况,辨证应用,方可取效。

(二) 夏季进补

夏季三个月,从立夏到立秋,包括立夏、小满、芒种、夏至、小暑、大暑等六个节气。夏季气候炎热,是一年中阳气最盛的季节,也是人体新陈代谢旺盛的时期,人体阳气外发,伏阴在内,需顺应自然,养生防病。夏季进补应注意以下几方面:

(1) 夏主火热,内应于心。心主血脉,藏神,主神志,为君主之官。夏季暑气当令,烈日酷暑,腠理开泄,汗为心之液,心气最易耗伤,谓"暑易伤气"、"暑易入心"。在炎热的夏天,切忌发怒,怒伤心,应做到神清气和、快乐欢畅、胸怀宽广,使心神得养。

(2) 夏季气候炎热,人的消化功能较弱,食物调养应着眼于清热消暑,健脾益气。因此,饮食宜清淡爽口,少油腻易消化的食物。适当选择具有酸味而辛香的食物,以增强食欲。夏季的饮食要多辛温,少苦寒,节冷饮,不可过用热食,以温为宜。此外,酷暑盛夏,因出汗很多,常感口渴,适当用些冷饮,可帮助体内散发热量,补充水分、盐类和维生素,起到清热解暑作用,如西瓜、绿豆汤、赤小豆汤等均有良好的清暑解渴之力,但切忌因贪凉而暴吃冷饮、冰水、凉菜、生冷瓜果等。冷饮无度会使胃肠受寒,引起疾病。

(3) 暑令酷热多雨,脾胃功能虚弱,湿热之邪乘虚而入,易引起疰夏。疰夏之症是因脾胃功能呆滞,加之暑月调理不当,又感暑湿之邪所致。主要表现为:胸闷纳呆,四肢无力,精神萎靡,微热嗜睡,汗多,便溏,日渐消瘦。对体质素虚,易患疰夏之人,在秋冬之季可服用一些健脾益气之品。已患疰夏者可用芳香化湿、清化湿热之法健脾醒胃,可用藿香、佩兰各10克,滑石、炒大麦各30克,甘草3克,煎水代茶饮,有一定疗效。此外,对一些阳虚阴寒内盛,冬季常发的慢性病,如慢性支气管炎、支气管哮喘、慢性腹泻、腰痛、肢体疼痛等,可通过伏天的调养治疗,使病情好转或根除。此称"冬病夏治"。

(4) 除此之外,对体质虚弱、年老体衰及慢性病患者,在医生指导下,选用一些滋补剂,如参芪片、固本丸、灵芝制剂、参苓白术散等,有良好诊治效果。

(三) 秋季进补

秋季三个月,从立秋开始到冬至前一天止。包括立秋、处暑、白露、秋分、寒露、霜降等六个节气。时至秋令,自然界的阳气渐收,阴气渐长,万物成熟,果实累累,正是收获的季节。气候由热转寒,阳渐消,阴渐长。初秋,由于盛夏余热未消,阴雨绵绵,天气以湿热并重为特点。白露后,雨水渐少,天气干燥,昼热夜凉,气候寒热多变,易伤风感冒,或旧病复发。因此,秋季必须注意保养内守之阴气。秋季进补应注意以下几方面:

(1) 秋内应于肺,肺主气,司呼吸,在志为忧。悲忧最易伤肺。肺气虚时,机体对外界不良刺激抵抗力下降,易产生悲忧情绪。《黄帝内经·素问》的四气调神大论指出:"使志安宁,以缓秋刑。收敛神气,使秋气平。天外其志,使肺气清。此秋气之应,养收之道也。"这说明秋季要求人们保持神志安宁,减缓秋季肃杀之气对人体的影响,收敛神气,不使神志外驰,保肺之清肃之气,此为秋季精神养收之法。

(2) 秋季的膳食食谱应贯彻"少辛增酸"原则。肺属金,主辛味,肝主酸味,辛能胜酸,肺气胜于秋,故秋季要少食辛味食物,以平肺气,增加酸性食物以助肝气,防肺气太过乘肝,而使肝气郁结。在饮食上,要尽可能少食葱、姜、韭、薤、椒等辛味之品,多一点酸味果蔬。

（3）秋燥易伤津液，饮食还要注意防燥护阴。在秋季，多食芝麻、核桃、糯米、蜂蜜、乳品、甘蔗等可以起到滋阴润肺养血的作用。对年老胃弱之人，可采用晨起食粥法以益胃生津。百合莲子粥、银耳冰糖粥、红枣糯米粥、鲜生地黄汁粥、杏仁川贝糖粥等都是益阴养胃佳品。

（4）初秋，又属长夏季节，此时湿热交蒸，人体脾胃内虚，抵抗力下降，饮食宜温，少食寒凉之物，以免过食寒凉及生冷瓜果等，易造成湿热内蕴，毒滞肠中而引起腹泻、痢疾等。

（5）根据秋季气候特点，除注意饮食调养，多食一些维生素类制剂外，还应服用一些宣肺化痰、滋阴益气的中草药进行保健，如人参、沙参、西洋参、百合、杏仁、川贝、胖大海等。原则是宜滋润忌耗散。《摄生消息论》指出："秋间不宜吐并发汗，令人消烁，以致脏腑不安，惟宜针灸，下痢进汤散以助阳气。"秋季是肠炎、痢疾、乙型脑炎等病的多发季节。应注意饮食卫生，不喝生水，不吃腐败变质的食物。流行期间，投以大剂单味中药如板蓝根、马齿苋等，对群体预防有一定效果。

（四）冬季进补

冬三月，从立冬起至立春前的一段时间，包括立冬、小雪、大雪、冬至、小寒、大寒等六个节气。冬天是阴气盛极，万物收藏之季。自然界中一切生物处于冬眠状态，人体新陈代谢也处于相对缓慢水平，同化大于异化。冬季调养，应注意避寒就温，敛阳护阴，使阴阳相对平衡，保持健康。冬季进补应注意以下几方面：

（1）冬内应于肾。《黄帝内经·素问》的六节脏象论中说："肾者主蛰，封藏之本，精之处也。"肾主藏精为先天之本，在志为恐与惊。惊恐伤肾。冬季勿使情志过极，以免伤肾。

（2）冬季肾主令，肾主咸味，心主苦味，咸能胜苦。《四时调摄笺》曰："冬月肾水味咸，恐水克火，故宜养心。"说明冬季饮食宜减咸增苦以养心气。冬季宜热食，但燥之物不可过食，以免内伏之阳气郁而化热。宜忌黏硬、生冷食物，免伤脾胃之阳。饮食基本原则是保阴潜阳，如鳖、龟、藕、木耳等物均为有益之品。可适当味重浓厚些，还应摄取黄绿色蔬菜，如胡萝卜、油菜、菠菜、绿豆芽等，以免引起维生素 A、维生素 B_2、维生素 C 的缺乏。

（3）冬令进补是我国几千年来用以防病健身的传统方法。根据冬主闭藏、"冬藏精"的规律，冬令进补能使营养物质转化的能量最大限度地贮存体内，滋养五脏。冬至是冬三月气候转变的分界线。由此，阴气始退，阳气渐回，此时进补，可扶正固本，育阴潜阳，有助于体内阳气升发，增强抗病能力，以达到防病健身，益寿延年的目的。

进补的方法有两类:一是食补,一是药补。而以食补为主较好。偏于阳虚的人食补以羊肉、鸡肉等温热食物为宜,羊肉、鸡肉性温热,具有温中、益气、补精、填髓之功能。此外,牛骨髓、蛤蟆油之类,亦有壮阳、滋阴、填精作用,适于阴阳俱虚之人进食。偏气阴不足之人,宜进食鸭肉、鹅肉之类,其性寒,有益阴养胃、补肾消肿、化痰止咳作用。此外,鳖、龟、藕、木耳也是益阴佳品,蛋类、精肉、豆制品等均有较高营养价值,可供选择食用。

(4)冬季的药补,必须结合自己的体质和病情,在医生指导下辨证选用,以免无虚滥补,造成不良后果,对身体有害无益。如"人参滥用综合征",就是服用人参不当的结果。选用中成药滋补品,亦应根据本人体质,辨证选用。如气虚,可服人参;阴血虚可服阿胶;心阴虚,睡眠不佳者,可用天王补心丹;肾阴虚常有盗汗者,可用六味地黄丸;气血双亏头晕纳差者可用人参归脾丸或十全大补丸等;阳虚怕冷四肢不温者,可用鹿茸膏、鹿角膏、金匮肾气丸等。能饮酒者可服用药酒进补,如十全大补酒、枸杞酒、虫草酒、参茸酒、薏苡仁酒、人参酒等,可根据各人具体情况选用。但凡有心脏病、慢性肝病、肾炎等患者以及孕妇、小儿不宜服用药酒进补。

第三节　进补的注意事项

一、服补药与忌口

传统上服用补药须忌口。因为补药与某些食物或饮品同用会发生作用,两者互相对抗、抵消有效物质,有的甚至会产生有害物质,这不仅会减弱补药的效果,而且还会出现一些不良反应,这样补药就达不到补虚的目的。服补药期间应注意以下几方面:

(1)饮食忌口:一般说,服补药时饮食宜清淡。同时进补期间不食生萝卜、萝卜子,不喝咖啡;忌食生冷、油腻、腥秽之物等,以免助湿、生痰、化热,影响药物的吸收。如服用清肝、利湿、和胃等药物时,应忌食姜、葱、蒜、酒、辣椒等辛温燥热、刺激性食品或不易消化的食物。如服用祛风湿、温经通络的补膏时,应忌生冷瓜果、鸭蛋、蟹类等寒性食品。

(2)最好不吸烟:因为烟草中的化学物质能与许多药物的有效成分发生作用,产生新的有害物质,减弱药效。

(3)不要饮酒:服药前后饮酒,都会对药效产生不利影响,可降低一些药物的疗效,或增加某些药物的不良反应,有些药物能增强"酒精"的毒性。故在用药过程中特别是用药前后 12 小时内不应饮酒。

(4) 不喝茶,特别是浓茶:因为有些含有生物碱的药物,可与茶叶中的鞣酸发生化学反应,所以绝大多数药物都不宜用茶水送服。加之浓茶能消食利尿,会加速补药的排泄,降低药物的功效,妨碍药物的吸收。

二、进补后产生的不良反应

补虚药是指能改善机体虚弱状态、增强机体抗病力的药物,主要适用于各种虚证。虚证大体有气虚、阳虚、血虚、阴虚等不同类型。补虚药根据功效及应用范围,一般也分为补气药、补阳药、补血药、补阴药等。临床上进补,必须要掌握"虚者补之"、"损者益之"的辨证施补原则,一般可适用于各种虚证,就是用药物来充实体内阴阳、气血的不足;扶助某些脏腑功能的衰退。根据虚证的不同类型而予以不同的补虚药,如气虚补气,阳虚助阳,血虚养血,阴虚滋阴。但阳虚每多包括气虚;而气虚常易导致阳虚。气虚和阳虚是表示机体活动能力的衰退。阴虚多兼血虚,而血虚常易导致阴虚。血虚和阴虚是表示体内津液的耗损。这说明人体气血阴阳有着相互依存的关系,因此,益气和助阳,养血和滋阴,又往往相须为用。某些补气药兼有温补助阳的作用,而补血药大多也有滋阴的功能,在临床上遇到阳虚的病症时,往往用补阳药兼用补气药;遇见阴虚的病症,也常常补阴药与补血药同用。更有气血两亏,阴阳俱虚,则补虚药的使用,更须兼筹并顾,灵活掌握,用气血并补或阴阳两补的方法。如不按照这个原则施补,将产生一系列不良反应。

(1) 补气药的不良反应:补气药又称益气药,具有补肺气、益脾气的功效,适用于肺气虚及脾气虚病症。补气药又常用于血虚的病症,因为气旺可以生血。尤其在大失血时,必须运用补气药,因为"有形之血,不能速生;无形之气,所当急固",所以,临床上有"血脱益气"的治法。但补气药如应用不当,有时会引起胸腹饱满气胀、食欲减退等症。如黄芪为补气扶阳药,故凡气滞湿阻、食滞胸闷、内热口苦、热毒疮疡、表实邪盛及阴虚阳亢等症,皆不宜应用。又如气不虚者用补气,轻者引起胃部不适,重者鼻孔出血。尤其是青少年,不宜过早进补,如过早进补,可致内热鼻血或性早熟等。或虽见气虚,但伴有外感、胃胀纳呆、便干尿黄、舌苔厚腻等症,亦不宜用补气药,反之会加重原有症状。

(2) 补阳药的不良反应:补阳药又称助阳药,具有助肾阳、益心阳、补脾阳的功能,适用于阳虚证,如肾阳不足、心阳不振、脾阳虚弱等症。壮阳药一般指提高性功能的药物。温补阳气的药物宜于清晨至午前服用。由于中医认为"肾为先天之本"，肾阳为一身之元阳，所以补阳药主要用于温补肾阳。补阳药性多温燥，凡有阴虚阳亢、内热火旺的症状，应慎用，以免发生助火劫阴的弊害。高血压属阴虚火旺者，误服补阳药，有时可引起脑出血。无体虚，舌红苔少，又属"火体"之人用助阳药不仅会发热、口燥、咽痛、便秘，还会出现烦躁、失眠头痛、鼻血等症状。无阳虚的年轻人也不需用补阳药，乱用势必发生鼻血、烦躁、遗精加重等不良反应。更年期不宜用壮阳药。人在进入更年期后，由于性激素分泌减少，特别是男性性功能出现由盛到衰的变化，这是正常的生理现象。壮阳药必须在医生指导下适当地有选择地使用。无论是植物性壮阳药，还是矿物性及动物性壮阳药，都有明显的不良反应，使用不当会影响健康，加速衰老，适得其反。壮阳药可使老年人兴奋、失眠、心悸，甚至血压升高，引发心脏病，导致中风，损害身体健康。此外，壮阳药往往使一些人产生心理依赖，而造成精神创伤。另外，有其他严重慢性病患者也不宜服用壮阳药。

（3）补血药的不良反应：补血药又称养血药，适用于血虚病症。在使用养血药时，如遇血虚兼气虚的，需配用补气药；兼阴虚的，需配用补阴药。补血药中，不少兼有滋阴的功能，可以作为补阴药使用。补血药性多黏腻，凡湿浊中阻、脘腹胀满、食欲不振、大便溏薄、舌苔白腻者不宜应用，用之可使胃胀更剧，消化更差。脾胃虚弱、运化功能较差的，应与健胃消化的药物同用，以免影响食欲，血虚难以改善。

（4）补阴药的不良反应：补阴药又称养阴药、滋阴药，具有滋肾阴、补肺阴、养胃阴、益肝阴等功效，适用于肾阴不足、肺阴虚弱、胃阴耗损、肝阴亏乏等病症。补阴药一般在入夜时服用，这种服法，顺应了人体有节奏的生理变化，能充分利用体内积极的抗病因素而增强药力。补阴药大多甘寒滋腻，故阳虚者不宜滋阴。如遇脾肾阳虚、痰湿内阻、胸闷食少、大便溏薄、脘腹胀满、舌苔黏腻等症，不宜应用。如阳虚患者用之会出现畏寒、体温下降、食欲不振、腹痛腹泻等，也有些人会发生过敏反应，如上下肢呈现大小不等的水疱。

三、人参的服用和宜忌

人参，出自《神农本草经》，又名人衔、神草、棒槌。主产吉林、辽宁。味甘、微苦，性平。归脾、肺经。人参能补五脏、安精神、定魂魄、止惊悸、除邪气、明目、开心益智。主要用于治重病、久病或大出血后虚脱；治肺虚气短喘促、脾虚食少、倦怠、反胃、久泻、尿频、脱肛；治病后津伤口渴、多汗；治心悸怔忡、失眠健忘、崩漏、小儿慢惊。现代科学实验证明：人参含有皂苷、多糖、氨基酸、多种矿物质、维生素等物质，归纳起来有 7 种抗病作用，即抗疲劳、抗衰老、抗炎、抗菌、抗溃疡、抗糖尿病、抗癌（防癌）。还有 3 种调节功能，即调节大脑与下属各自主神经系统的平衡作用；调节各脏器之间自主神经的平衡作用；调节单个脏器的交感与副交感神经的平衡作用（对神经系统有兴奋、抑制双向调节作用，尤以兴奋作用为主）。人参还具有增强机体的 3 种能力，即免疫能力、应激能力和适应能力。新近又有人发现人参还有 2 个保护作用，即护肤、护发。民谚有"冬至进补，春天打虎"、"三九补一冬，来年无病痛"之说，而人参是冬令进补之佳品。

1. 人参种类

因产地、加工方法及野生与栽培的不同，人参有野山参、移山参、生晒参、白参、红参、别直参（朝鲜参、高丽参）等不同名称。临床认为野山参、红参、别直参功效较胜。人参功效也因产地、品种不同而有所差别，故服用人参，应根据各人不同情况而异，方能见效。常见的有下列 4 种：

（1）野山参：经过几十年甚至百年以上在土内渐渐生长，所以功效特别强，大补元气，为参中之上品。本品具有强心安神等作用，对严重心血管病、术后体质极度衰弱及垂危患者等有特殊功效，但产量稀少、价格昂贵，临床有时用移山参代之。移山参即栽培参，用冰糖汁灌制而成，色白。功效同野山参而作用较弱，适用于气阴两亏的病症。

（2）生晒参：即移山参不用冰糖汁灌制而晒干者，性微凉，味甘，功效与移山参相似。既可补气，又可生津，有扶正祛邪、增强体质和抗病作用，适宜一般老年人和体质虚弱、高血压、糖尿病、肿瘤、肝炎以及肾炎等慢性病患者服用。本品幼小者晒干，叫"皮尾参"，功效益气养阴，现在常代"西洋参"。

（3）红参：又称石柱参，即栽培参，属温性，味甘，是一种经过蒸煮后的人参，所以香味较浓，色呈暗红。功效同移山参而作用较强，属温补。补气中带有刚健温燥之性，长于振奋阳气。适用于气虚及阳虚体弱者。老年人服用可调节心脑并能抗衰老等；更年期的妇女服用能调节内分泌紊乱；发育期青年体虚迟发者，服用有助发育；冬天怕冷的、阳虚者服用有显著效果。本品的小枝及根须叫"红参须"，功效同红参而作用稍弱，价格较低。

（4）西洋参：又称花旗参、美洲参、粉光参等。属凉性，味苦微甘，有养阴清火、生津液、滋肺肾等功能，属凉补。凡需参补而又不受温补者可用之，最适宜于肺虚咳嗽、内火虚升者及肺结核痊愈和肿瘤患者。

另外，别直参产于朝鲜，形似红参而枝大。性味、功效与红参相似而作用较强,价格较贵。

2. 人参服法

人参一般内服,其服法有:

(1)煎汤:人参1.5～9克(急救时可用至30克),宜文火另煎,单服或冲服,如将人参同中药一起煎服,就不能发挥人参应有的功效。

(2)泡酒:将人参片30克,浸入500克白酒内,瓶口盖紧,每日摇晃1次,半月后即可服用,日饮25毫升。

(3)水泡:将人参片放保温杯中,加热开水闷泡约一刻钟后即可饮用,泡3次后将渣嚼碎咽下(消化力差者可去渣)。日用量为3～5克,可以加糖,但不宜与茶叶同泡。

(4)蒸汤:5克左右的人参放入瓷杯中,加适量水,盖好后置锅中,隔水用小火蒸炖透后,先饮汤汁,再将渣嚼碎咽下。

(5)生含:将人参片直接含在口中,边嚼边咽,最后连渣全部咽下。这种含服法除有滋补强壮作用外,对于老年人肾虚等方面,有良好的疗效。

(6)研末服:将人参切碎成为细末,每日1次,每次1克,用温开水送服,或用开水调成稀糊服下。

3. 人参禁忌

人参虽为补中之王,虽可强身和延缓衰老,但要是不分男女老幼,不管寒热虚实地随意乱用则有害无益,还会出现一种"人参滥用综合征"。

(1)实热证者忌用:如外感初起,或里热炽盛,或肝阳上亢,以及痰湿内阻、饮食积滞等引起的胸闷腹胀、便溏泄泻、舌苔厚腻等症,以及有疮疖痈肿之人,都应忌用。违之则加重症状,好比"火上加油"。

(2)青少年不宜用:如体质壮实之人,40岁以下的健康人,精力充沛,易于激动,以不服人参为好,如误用或多用人参,往往反而导致闭气,会出现胸闷腹胀等症。尤其是小儿的生理特点为"三有余",即心、肝、阳常有余,故必须禁用人参等大温大补之品来对小儿进补,以免影响小儿的营养代谢,而出现肥胖、性早熟等现象。

(3)高血压患者忌用:高血压(血压超过140/90毫米汞柱以上者)、阴虚火旺或急性病等患者,忌用红参,如服食红参,则易引起脑溢血等脑血管意外,使病情加重。

(4)阳虚者忌用:因西洋参性凉,如阳气不足、胃有寒湿、面白肢肿、心跳缓慢、食欲不振、恶心呕吐、腹痛腹胀、大便溏薄、舌苔白腻等忌服西洋参;男子阳痿、早泄、滑精、女子性淡漠、痛经、闭经、带多如水者以及小儿发育迟缓、消化不良等均忌西洋参。尤其是阳虚怕冷或患老年低体温综合征的老年人,冬令时分不能服西洋参,否则会更伤阳气,损害健康。

(5)其他:凡癫病、狂躁症、精神分裂症患者不宜服人参;患肝炎、肾炎、肾功能不全伴尿少者,冠状动脉血栓形成等疾病的急性期,以及咳嗽多痰、腹胀便秘、高热口渴、面红目赤、尿黄、舌红苔黄干、脉数有力者等,都应禁用人参。

(6)忌过量久服:人参虽能增强消化功能,但长期过量服用,反而会引起食欲减退和腹胀泄泻。美国有位医生发现连续长期服用人参的人,大多数都出现一些不良反应。如连续服用2年以上的人,会变得激动、烦躁、长期失眠,出现高血压、水肿、皮疹,并有清晨腹泻等;其中个别人每日服用人参15克,则引起精神错乱。尤为隐患的是长期服用人参而突然停用者,甚至会出现低血压、四肢软弱和震颤等症状。

(7)忌与人参同用的西药:人参与西药混用有时可能产生一些较为严重的不良反应,甚至有生命危险。如人参与抗凝剂、强心苷、镇静剂、类固醇等药物,具有拮抗或协同作用,若服用以上药物,不可同时服用人参。人参有稀释血液的功能,故服"贫血药"时,不能同时服用人参,不然有时可使病情恶化。胃溃疡患者感冒时,不能将阿司匹林与人参同时服用,否则犹如"火上浇油"。因为阿司匹林本身对胃黏膜就有刺激作用,而人参中含有皮质样激素,能促进胃酸、胃蛋白酶的分泌增多,同时使胃液分泌减少,以致加剧病情。含人参的中成药如"人参再造丸"等,不宜与单胺氧化酶抑制剂痢特灵、优降宁、异烟肼、苯乙肼等同用,因这些西药可抑制单胺氧化酶的活性,使去甲肾上腺素、多巴胺、5-羟色胺等单胺类神经递质不被酶破坏,贮存于神经末梢中。人参与西药鲁米那、水合氯醛等镇静止痉药合用,可加强中枢神经系统的抑制作用,故需特别注意,谨防身体健康遭受不必要的危害。

四、舌苔厚腻与进补

舌苔厚,为邪盛,由薄增厚为病进;舌苔腻,提示湿、痰、食积等邪较多;腻苔满布全舌紧贴于舌面者,称为"揩苔",表示上述病邪极盛;舌中心腻或舌根腻,大多见于慢性病;苔腻而似乎盖有一层肮脏的物质者,称为"垢腻苔"或"浊腻苔",舌苔垢腻一方面表示内有浊邪,如湿浊、痰浊;另一方面表示胃气已虚,此时虽有虚证,但"虚不受补"。因为一般补药大多药性比较腻滞,如用之必然会加重脾胃功能的负担,反而出现消化不良、喘闷、腹胀等不良反应,而腻苔更难化掉,犹如

"雪上加霜",适得其反。此时,先应祛邪化湿,使厚腻苔由厚减薄,病退邪去。同时须保护胃气,不使胃气挫伤。因为脾胃为后天之本,机体营养之源,药物也要通过脾胃的运化才能输布全身,发挥治疗作用。脾胃有病不但会影响药物的消化吸收,而且某些会增加脾胃的负担,损害脾胃的功能。"胃气一败,则百药难施"。这是所谓"虚不受补"最常见的原因。所以补虚时一定要照顾到脾胃的功能,在脾胃有病时首先要调理脾胃,或以调理脾胃为主兼顾他症。故舌苔厚腻时不宜进补。

五、献血与进补

献血后是否要进补,这是许多人关心的问题。这里我们要说,科学献血是不会伤身体的,所以献血后不需要进补。因为血液本身具有旺盛的新陈代谢能力,人体每时每刻都有大量的血细胞在衰老、死亡,同时又有相当数量的血细胞诞生补充,红细胞是血细胞中的长寿者,但也只能活 120 天左右,白细胞和血小板的寿命就更短了。健康成年人一次献血 200～400 毫升,只占全身总血量的 5%～10%,完全可以通过神经体液调节使血量逐渐恢复。据观察,人体内原本有 1/5 左右的血液存留在肝、脾等"贮血库",一旦失血,这其中的血液就会即刻释放出来,参与血液循环,增加血容量。血液中失去的水分和无机盐类可由组织液得到补充,而血浆蛋白和红细胞则分别由肝脏、骨髓造血组织加速合成。因此,适量献血对健康不会有任何影响。造血的原料主要是蛋白质、糖类(碳水化合物)、铁、叶酸、B族维生素等,这些原料在普通食物里都有。就目前的生活水平、饮食结构和营养状况而言,献血后完全不必多吃,或进补各类营养品。如果多吃多补,反而会引起肥胖之虞。只要注意饮食的营养价值,有选择地进食,失掉的那部分血液会很快恢复的。英国科学家发现,有规律献血,还可以预防心脏病。由此可见,正常的献血对身体健康有益无害。

六、服用补膏须知

膏方,又叫膏滋药,是将中药加水煎熬后滤渣,将药液浓缩,再加辅料而成的膏状制剂,具有滋补强身、抗衰延年、治疗各种慢性疾病等多种作用,是深受广大市民喜欢的一种进补剂型。补膏有素膏、荤膏之分,素膏由草药组成,不易发霉,一年四季均可服用;荤膏中则含有动物胶或胎盘、鹿鞭等动物药,容易发霉,因此有严格的时令和气温要求,一般宜在冬季服用。膏方属大方、复方,且服用时间较长,故制定膏方有一定的配方原则。应根据患者的疾病性质和体质类型,经辨证后配方制膏,一人一方,量体用药,方能达到增强体质,祛病延年的目的。膏方的制定,一要重视辨证论治。医家应从病者错综复杂的症状中,分析其病因病位、正气之盛衰、病邪之深浅,探求疾病之根源,从而确定固本清源的方药。二要分析体质差异,量体用药。如老年人脏气衰落,气血运行迟缓,膏方中必用活血化瘀之品;妇女以肝为先天,易于肝郁气滞,宜佐以疏肝理气之药;小儿为纯阳之本,不能过早服用补品,十四岁之前以健运脾土为主,十四岁以后也仅宜六味地黄丸之类。三要调畅气血阴阳,以平为期。即利用药物的偏胜,来纠正人体阴阳气血的不平衡,以求"阴平阳秘,精神乃治",此中医养生和治病的最基本的主体思想,也是制定膏方的主要原则。

膏方是一种好剂型,一剂补一冬。但药物黏腻,易碍脾胃,尤其是荤膏,膏内多含补益气血阴阳的药物,其药性多滋腻难化,若纯补峻补,每每会妨碍气血,于健康无益,故医生配方须辨证辨病、动静结合(一般补品为"静药",必须配以辛香走窜之"动药")、慎重用药,才能补而不腻。而进补者也必须同时注意以下几点,才能达到进补目的:

1. 如果脾胃不能正常运化,则任何补药都不能发挥补益作用。补益药大多性质黏腻,难以运化,如果选用,一定要考虑胃肠的忍受能力,在胃肠功能恢复正常后,方可用补。可在服补膏之前先用"开路方",即调理好脾胃;或在补膏中加入理气、健脾胃药,如白术、陈皮、砂仁、枳壳等。

2. 服补膏时忌食生冷、油腻、辛辣等刺激性食物;不吃生萝卜,不喝浓茶水等。

3. 如在邪势正盛而正气未甚虚时,或慢性病急性发作时都应以祛邪为主,如邪实壅盛,骤用补法,必然导致"闭门留寇,助长病邪"之虞。又如急性肝炎证为大实,有时也会出现虚的假象,即真实假虚,如果误用补法,则可引起"大实有羸状,误补益疾"的不良后果。

4. 如遇感冒发热时,或舌苔厚腻、消化不良、呕吐腹泻、食欲不振时,或女子月经期,停服补膏。

5. 情绪不稳定,七情干扰时勿服,以免影响补膏的吸收;情志舒畅、平静时服用补膏,才能收到良好的效果。

6. 孕妇不要随意进补,否则会影响孕妇的生理功能,对胎儿有损害。因为有些滋补药,如五味子、益母草等会促进子宫收缩;而鹿茸之类的辛热、温补药,又会大逼胎动,多服对胎儿不利。

7. 少儿、年轻体壮之人,精力充沛、气血旺盛,毫无虚弱现象,不能峻补,如贸然进补，反而造成机体阴阳气血失衡，添加病情。

8. 进补须适量适时，不可长期过用，以免"过则为害"。有实验表明：中药复方补益过量，会引起自体细胞遗传损伤，引起一系列不良后果。故服用补膏，一定要适量谨慎。

9. 在进补过程中，若出现不良反应，须立即停止进补，可服用鲜萝卜汁适量，或炖食萝卜，或用莱菔子 30 克，水煎服均可，总之进补应遵医嘱。应当根据"缺什么，补什么"的原则，"平其有余，补其不足"，这样才能达到"冬令进补，春天打虎"的效果。

第二章 进补方法

第一节 药　补

一、概要

补益药的临床应用及其意义有二：一是用于病后正气虚弱,用其辅助正气,改善虚弱的症状,促进机体早日恢复健康;二是用于邪盛正虚或正气虚弱而病邪未尽的病症,配合祛邪药的扶正祛邪,从而战胜疾病,促进疾病的治愈。补益药常用于许多疾病防治过程中,在临床应用上具有积极的意义。

正气虚弱一般可划分为气虚、血虚、阳虚和阴虚四种类型。补益正气的中药,根据它们的功效和应用范围,也可分为补气药、补阳药、补血药和补阴药四类。根据虚证的不同类型,分别选用不同的补益药。但是,人体气血阴阳有着相互依存、相互转化的关系,阳虚者多兼有气虚,而气虚者易导致阳虚,气虚和阳虚主要表现为机体活动能力的衰减;阴虚者可兼有血虚,而血虚者可导致阴虚,血虚和阴虚主要表现在体内精血津液的耗损。因此,补阳药和补气药,补阴药和补血药往往相须为用。更有气血两亏、阴阳俱虚者,则须气血兼顾,或阴阳并补。

二、补气药

1. 人参

人参又名野山参、园参、红参、糖参、吉林参、辽参、高丽参,为五加科多年生草本植物人参的根,名贵补药。

【性味和归经】甘、微苦,平。归脾、肺、心经。

【成分】含人参皂苷、人参酸,糖类、挥发油、维生素(B_1、B_2)、胆碱、泛酸。能促进大脑皮质兴奋和抑制过程的平衡,减轻疲劳;能兴奋垂体——肾上腺皮质系统,增强肾上腺皮质功能,提高机体对外界不良刺激的抵抗力,使机体对疾病抵抗力增强;能调节胆固醇代谢,抑制高胆固醇血症的发生;能改善消化吸收功能,增进食欲;能增强机体免疫力,促进免疫球蛋白和白细胞的生成,防治多种原因引起的白细胞下降。

【功效】大补元气,补脾益肺,生津安神。

【用途】①补益强壮作用较强,对五脏之气血虚弱均有补益功效。可用于虚损,有较强的抗疲劳之效,以提高工作效率;可增强心脏功能,治疗心衰。②治疗元气虚脱所致的休克、大出血。③肺脾气虚所致的自汗、消化不良、腹泻等症。

【用法】每日 3~9 克,隔水炖服,亦可研末吞服,或切片含服。用于急救挽脱,可用至 30 克。

【注意事项】本品不宜与萝卜、茶叶同服。忌与藜芦、五灵脂、皂荚同用。入煎剂一般宜另煎服。

2. 西洋参

西洋参又名花旗参、种洋参,为五加科多年生草本植物西洋参的根,名贵补药。主产于美国、加拿大。

【性味和归经】甘、苦,凉。归肺、胃经。

【成分】含人参皂苷、树脂、挥发油。

【功效】补气养阴,养阴清热。

【用途】适用于口渴欲饮、神疲乏力、声音嘶哑、干咳、午后潮热、咯血等。本品对肺结核、冠心病、热病后气阴伤均可使用。

【用法】每日 3~6 克,隔水炖服;或切片含服,每日 1~2 次,每次 1~2 克。

【注意事项】本品性寒凉,体质虚寒忌用,腹冷痛、寒性腹泻者忌用,忌与藜芦同用。

3. 党参

党参又名潞党参、台党参、野台党,为桔梗科多年生草本植物党参及同属多种植物的根。原产于山西上党。

【性味和归经】甘,平。归脾、肺经。

【成分】含皂苷、蛋白质、维生素(B_1、B_2)、蔗糖、菊糖、生物碱等。对神经系统有兴奋作用。能增强网状内皮系统的吞噬功能,提高机体抗病能力。对于放疗和化疗引起的白细胞下降,有使其升高的作用。

【功效】补中益气。

【用途】用于气虚不足的神疲乏力、气短心悸。食少便溏,气津两伤的口渴,气血两虚的头晕等症,以及病后体弱、营养不良。

【用法】每日 10～15 克,煎汤饮服。

【注意事项】忌与藜芦同用。

4. 孩儿参

孩儿参又名太子参,为石竹科多年生草本植物异形假繁缕的块根。

【性味和归经】甘、微苦,平。归脾、肺经。

【成分】含皂苷、果糖、淀粉、多种氨基酸、维生素等。有强壮作用,能提高机体的免疫功能。

【功效】益气生津。

【用途】适用于气虚所致的自汗、气短、食欲不振,以及气阴不足所致的干咳、气短、乏力、咽干等症。

【用法】10～30 克,煎汤饮服。

5. 黄芪

黄芪又名北芪、生黄芪、炙黄芪、绵黄芪,为豆科多年生草本植物内蒙黄芪的根。

【性味和归经】甘,微温。归脾、肺经。

【成分】含糖类、胆碱、叶酸、多种氨基酸等。能兴奋中枢神经系统,增强网状内皮系统的吞噬功能,提高抗病能力。对正常心脏有加强其收缩的作用。同时具有扩张血管、降低血压、改善皮肤血液循环以及保护肝脏、防止肝糖原减少的作用。

【功效】补气升阳,益卫固表,托毒生肌,利水退肿。

【用途】用于脾肺气虚的气短乏力,中气下陷的久泻脱肛、子宫下垂,气虚不能摄血的崩漏、便血,表卫不固的自汗,易患感冒,气虚失运、水湿内停的面目水肿、小便不利。现代还用于治疗贫血、白细胞减少症。

【用法】每日 10～15 克,大剂量可用至 30 克,煎汤饮服。

【注意事项】高热属实热者忌用,痈疽初起或溃后热毒尚盛的病症不宜使用。

6. 白术

白术又名炒白术、焦白术、土炒白术、制白术,为菊科多年生草本植物白术的根茎。

【性味和归经】苦、甘,温。归脾、胃经。

【成分】含挥发油,油中主要成分为苍术醇和苍术酮,并含维生素 A 类物质。本品有促进肠胃分泌和利尿作用,并可降低血糖、保护肝脏、防止肝糖原减少的作用。

【功效】补脾益气,燥湿利水,固表止汗。

【用途】适用于气虚自汗,及脾胃气虚所致的腹胀、食少、便溏,脾虚有湿所致的泄泻、胀满、水肿。

【用法】每日 3～12 克,煎汤饮服。

【注意事项】阴虚内热、津液亏耗者不宜使用。

7. 甘草

甘草又名生甘草、炙甘草、清炙草,为豆科草本植物甘草、胀果甘草或光果甘草的根及根状茎。

【性味和归经】甘,平。归脾、胃、心、肺经。

【成分】含甘草甜素和多种黄酮、香豆精类、多种氨基酸。本品具有抗炎和抗变态反应作用,能提高机体工作能力,同时具有镇痛、镇咳、抗消化性溃疡、抑制肿瘤等作用。

【功效】补中益气,清热解毒,祛痰止咳,缓急止痛。

【用途】适用于脾胃虚弱的气短乏力。食少便溏,心血不足、心阳不振的心悸,以及咳嗽气喘、疮疡肿毒、腹部挛急疼痛、食物药物中毒等。现代也用于肾上腺皮质功能低下、消化性溃疡、血小板减少性紫癜等疾病。

【用法】每日 3～10 克,煎汤饮服。

【注意事项】舌苔厚腻者忌服。本品不能和大戟、芫花、海藻同用。

8. 饴糖

为米、大麦、小麦、粟或玉蜀黍等粮食经发酵糖化制成的糖类食品。

【性味和归经】甘,微温。归脾、胃、肺经。

【成分】含麦芽糖及少量蛋白质。有促进溃疡愈合作用。

【功效】补脾,润肺止咳,缓急止痛。

【用途】适用于脾胃虚弱、倦怠乏力、肺虚咳嗽及虚寒性脘腹挛急疼痛。

【用法】每日 30～60 克,分 2～3 次冲服。

【注意事项】中满吐逆、痰热咳嗽不宜服用。

9. 蜂蜜

蜂蜜又名白蜜,为蜜科昆虫中华蜜蜂或意大利蜂所酿的糖类食品。

【性味和归经】甘,平。归肺、脾、大肠经。

【成分】含果糖、葡萄糖、蔗糖、无机盐、有机酸、蛋白质、芳香性物质及花粉粒。具有增加呼吸量、升高血糖和杀菌作用。

【功效】补脾,润肺止咳,润肠通便。

【用途】适用于脾胃虚弱、肺虚干咳、久咳、体虚肠燥便秘,如老人、产后便秘尤为适宜。

【用法】每日 15～30 克,开水冲服。

【注意事项】便溏泄泻者禁用。

三、补血药

1. 当归

当归又名全当归、当归身、当归尾、油当归、酒当归、土炒当归,为伞形多年生草本植物当归的根,切片生用,或经酒拌、酒炒用。

【性味和归经】甘、辛,温。归肝、心、脾经。

【成分】含维生素 B_{12} 及叶酸类物质,有抗贫血作用。对子宫有"双向性"作用,其水溶性、非挥发性、结晶性成分能兴奋子宫肌肉而使其收缩加强,其挥发油能抑制子宫肌肉而使子宫弛缓。能保护肝脏,防止肝糖原减少。另外,尚有抗维生素 E 缺乏症和镇静、镇痛、消炎及扩张冠状动脉作用。

【功效】补血调经,活血止痛,润肠通便。

【用途】适用于肝血虚所致的头晕、目花、神疲乏力,月经延后或量少色淡、痛经等症,以及产后或老人便秘。现代也用于治疗血栓闭塞性脉管炎和血栓性静脉炎。

【用法】每日 3～12 克,煎汤饮服。

【注意事项】阴虚火旺者和腹泻者禁用。湿重者有腹胀,食欲不振者宜少用。

2. 熟地黄

熟地黄又名为熟地,为玄参科多年生草本植物地黄的根,经加工炮制而成。

【性味和归经】甘,微温。归心、肝、肾经。

【成分】含梓醇地黄素、维生素 A、糖类和氨基酸。有强心、利尿、降血糖和抗增生、渗出作用。

【功效】补血,滋阴。

【用途】适用于血虚所致的心悸、失眠、头晕、月经量少色淡,阴精不足所致的遗精、盗汗、脱发、腰膝酸痛。

【用法】每日 10～30 克,煎汤饮服。

【注意事项】本品补阴血而滋腻,痰湿所致的食欲不振、胀满、苔厚腻者忌用。

3. 阿胶

阿胶又名驴皮胶、阿胶珠,为马科动物驴的皮,经漂泡去毛后熬制的胶块。

【性味和归经】甘,平。归肺、肝、肾经。

【成分】含明胶原、骨胶原,水解后产生赖氨酸、精氨酸、组氨酸及胱氨酸,并含钙、硫等。有止血作用,能改善体内钙的平衡,促进钙的吸收,还有预防进行性肌营养障碍的作用。

【功效】补血止血,滋阴润肺。

【用途】适用于血虚萎黄、眩晕、心悸等症,以及虚劳咯血、吐血、尿血、便血、崩漏等多种出血证,阴虚火旺所致的心烦不眠、阴虚肺燥、咳嗽痰少、咽喉干燥。现代药理研究证实,本品有促进血凝固作用,故能止血;有加速血液中红细胞和血红蛋白生成的作用。

【用法】每日 6～15 克,另炖烊化后兑入药汁内饮服。

【注意事项】本品滋腻,凡脾胃虚寒、消化不良或有表证者禁用。

4. 何首乌

为蓼科多年生草本植物何首乌的块根,切片后晒干或微烘干,称为生首乌;若以黑豆煮汁拌蒸,晒后变为黑色,称为制首乌。

【性味和归经】甘、苦、涩,微温。归肝、心、肾经。

【成分】含蒽醌衍生物,如大黄酚及大黄酸等,并含卵磷脂等。能降低胆固醇,缓解动脉粥样硬化的形成。生首乌所含蒽醌类有泻下作用。本品对抗疲劳和强心作用显著。

【功效】补肝肾,益精血,润肠通便。

【用途】适用于肝肾两虚、精血不足所致的头昏眼花、耳鸣重听、失眠健忘、心悸怔忡、须发早白、腰膝酸软、梦遗滑精等症。对年老体虚的大便秘结,本品有缓泻通便作用。

【用法】每日 10～30 克,煎汤饮服。

【注意事项】脾胃虚寒、大便溏泄、痰湿较重者忌用。

5. 白芍

白芍又名炒白芍、生白芍、杭白芍、酒白芍、酒炒白芍、白芍炭,为毛茛科植物芍药的根。

【性味和归经】苦、酸,微寒。归肝、脾经。

【成分】含芍药苷、少量羟基芍药苷、芍药内酯苷、苯甲酰芍药苷。此外,还有苯甲酸、鞣质、β-谷甾醇及挥发油等。本品有解痉和降血压作用,还能较显著地扩张冠状血管和对多种细菌有抗菌作用。

【功效】养血敛阴,柔肝止痛,平抑肝阳。

【用途】适用于月经不调、崩漏、多汗、多尿,肝阴血虚、肝阳上亢和肝气不和所致的头痛、头晕、胁痛、胃痛、腹痛、肌肉挛痛等症。

【用法】每日 5~10 克,煎汤饮服。

【注意事项】本品反藜芦,不宜同用。

6. 枸杞

枸杞又名枸杞子、甘枸杞,为茄科落叶灌木植物宁夏枸杞和枸杞的成熟果实。

【性味和归经】甘,平。归肝、肾经。

【成分】含胡萝卜素、维生素(B_1、B_2、C)、烟酸、钙、磷、铁及亚油酸。枸杞子有降低血糖和降低胆固醇作用,并有轻微抑制脂肪在肝细胞内沉积和促进肝细胞新生的作用。

【功效】养阴补血,益精明目。

【用途】适用于肝肾虚损、精血不足所致的腰膝酸软、头晕、耳鸣、遗精等症,肝肾不足、精血不能上升于目所致的眼目昏花、视力减退等症。现代医学尚用于治疗慢性肝炎和糖尿病。

【用法】每日 10~20 克,煎汤饮服。

【注意事项】本品滋腻,便溏、腹泻者宜少用。

7. 桑葚子

为桑树的成熟果穗,晒干生用,或加蜂蜜熬膏用。

【性味和归经】甘,寒。归肝、肾经。

【成分】含葡萄糖、果糖、鞣酸、苹果酸、维生素(B_1、B_2、C)和胡萝卜素。有激发淋巴细胞转化的作用。

【功效】滋阴补血,润肠通便。

【用途】适用于肝肾虚损、阴血不足所致的头晕目眩耳鸣、虚烦失眠、须发早白等症,尚可用于消渴病,阴虚津少、口干舌燥和肠燥便秘。

【用法】每日 15~30 克,煎汤饮服。

【注意事项】脾胃虚寒、大便溏泻者禁用。

8. 鸡血藤

为豆科攀援灌木植物鸡血藤和山鸡血藤的藤茎。切片生用或熬制鸡血藤膏用。

【性味和归经】苦、微甘，温。归肝经。

【成分】含无羁萜及其醇类,此外含蒲公英赛酮、菜油固醇、豆固醇和谷固醇。有补血作用,能促进血红蛋白升高,还有降血压和兴奋子宫作用。

【功效】补血行血,舒筋活络。

【用途】适用于血虚或兼有瘀滞的闭经、月经不调、痛经、肢体麻木、腰膝酸痛和风湿痹痛等症。现代医学尚用于治疗因放疗引起的白细胞减少症。

【用法】每日 10～30 克,煎汤饮服;或鸡血藤膏 10～15 克,烊化冲服。

四、补阴药

1. 沙参

沙参又名北沙参、银沙参、南沙参、大沙参,为伞形科草本植物珊瑚菜(北沙参)和桔梗科草本植物轮叶沙参、杏叶沙参的根(南沙参)。

【性味和归经】甘,微寒。归肺、胃经。

【成分】北沙参含淀粉、生物碱、挥发油、豆甾醇,有祛痰、解热、镇痛作用,能提高淋巴细胞转化率,升高白细胞,延长抗体存在时间,有助于增强免疫功能。南沙参含沙参皂苷,有祛痰、强心、抗真菌等作用。

【功效】清热养阴,润肺养胃。

【用途】适用于肺阴不足引起的咳嗽、咯血及胃阴不足所致的口渴、食欲减退等症。

【用法】每日 10～15 克,煎汤饮服,鲜者用量加倍。

【注意事项】本品反藜芦,不宜同用。寒性咳嗽者禁用。注意南北沙参的区别,北沙参滋阴作用强,南沙参清肺作用强。

2. 麦冬

麦冬又名寸麦冬、麦门冬,为百合科草本植物沿阶草以及同科多种植物的块根。

【性味和归经】甘,微寒,微苦。归心、肺、胃经。

【成分】含多种甾体皂苷、维生素 A、黏液质、葡萄糖、β-谷甾醇。本品对白色葡萄球菌、枯草杆菌、大肠埃希菌及伤寒杆菌有抑制作用,尚能升高外周白细胞,增强体液免疫,提高机体适应性。

【功效】清热养阴,润肺养胃,清心除烦,润肠通便。

【用途】适用于肺阴不足、内有燥热的干咳少痰、津少口渴、烦躁失眠、肠燥便秘等症。

【用法】每日 3～10 克,煎汤饮服。

【注意事项】本品滋腻,湿痰内盛者禁用。

3. 天冬

天冬又名天门冬,为百合科草本植物天门冬的块根。

【性味和归经】甘、苦,寒。归肺、肾经。

【成分】含多量葡萄糖、天门冬酰胺、黏液质等。本品有镇咳、解热,利尿和抑菌作用。

【功效】清热养阴,润肺益肾,润肠通便。

【用途】适用于肺阴不足、咳嗽咯血、热病伤阴,或阴虚内热、口渴欲饮、夜寐盗汗、肠燥便秘等症。

【用法】每日 3～10 克,煎汤饮服。

【注意事项】本品性寒,寒性病症及泄泻者禁用。

4. 玉竹

玉竹又名肥玉竹、萎蕤,为百合科草本植物玉竹的根茎。

【性味和归经】甘,平。归肺、胃经。

【成分】含铃兰苷、铃兰苦苷、皂苷、黏液质、葡萄糖、胡萝卜素、维生素(C、B_1)等。所含铃兰苷有强心作用,小剂量可使心搏加强,大剂量则对心脏有抑制作用。此外,玉竹对肾上腺素、葡萄糖及四氧嘧啶引起的动物高血糖有抑制作用。

【功效】润肺,养胃。

【用途】适用于肺阴不足、干咳少痰、胃阴不足、津少口渴,亦可用于糖尿病消谷善饥,冠心病心悸、胸闷、胸痛等症。

【用途】每日 10～15 克,煎汤饮服。

【注意事项】煎本品忌铁器及咸卤;湿痰内盛者禁用。

5. 石斛

石斛又名金石斛、川石斛、鲜石斛、铁皮石斛,为兰科草本植物环草石斛、马鞭石斛、铁皮石斛或金钗石斛的茎。

【性味和归经】甘,微寒。归胃、肾经。

【成分】含石斛碱、金石斛碱、石斛星碱、石斛胺碱等多种生物碱。本品有镇痛解热作用,能促进胃液分泌而助消化,至肠道则使其蠕动亢进而通便。尚能使外周白细胞升高。

【功效】清热养阴,养胃益肾,明目益精。

【用途】适用于热病伤阴或胃阴不足的口渴、胃痛,阴虚津亏的虚热不退,肝肾阴虚所致的目疾和男子精少等症。

【用法】每日 3～10 克,煎汤饮服。鲜者用量加倍。

【注意事项】本品不宜与凝水石、巴豆、雷丸、僵蚕同用。

6. 女贞子

女贞子又名熟女贞,为木犀科灌木或乔木女贞的成熟果实。

【性味和归经】甘、苦,凉。归肝、肾经。

【成分】含齐墩果酸、乙酰齐墩果酸、白桦酯醇、羽毛豆醇、柳得洛苷、甘露醇、油酸、亚麻仁酸、棕榈酸等。本品对化疗或放疗所致的白细胞减少有升高作用,并能促进健康人淋巴细胞母细胞的转化作用。另外,其所含甘露醇有缓泻作用,柳得洛苷有消除疲劳作用。

【功效】补肾滋阴,养肝明目。

【用途】适用于肝肾阴亏、耳鸣眩晕、腰膝酸软、须发早白、眼目昏糊等症。

【用法】每日 10～15 克,煎汤饮服。

【注意事项】本品多用易致滑肠,脾胃虚寒泄泻者不宜应用。

7. 墨旱莲

墨旱莲又名旱莲草,为菊科草本植物鳢肠的地上部分。

【性味和归经】甘、酸,寒。归肝、肾经。

【成分】含维生素 A 类物质、挥发油、鞣质、苦味质及旱莲草素。本品对机体免疫力有影响,能升高外周白细胞,提高淋巴细胞转化率。

【功效】补益肝肾,凉血止血。

【用途】适用于肝肾不足、头晕目眩、头发早白,以及能治疗各种血热妄行之症。另外,遇外伤出血,可用鲜草洗净,捣烂外敷;或晒干研细末,外敷伤口,能止血止痛。

【用法】每日 10～15 克,煎汤饮服。

【注意事项】脾胃虚寒、大便溏泄者禁用。

8. 黄精

黄精又名制黄精,为百合科多年生草本植物黄精或囊丝黄精、金氏黄精的根茎。

【性味和归经】甘,平。归肺、肾、脾经。

【成分】含黏液质、淀粉、糖分和生物碱等。本品有降血压作用,并对肾上腺素引起的血糖过高有抑制作用,能防止动脉粥样硬化及肝脏脂肪浸润。

【功效】润肺,滋阴,补脾。

【用途】适用于阴虚肺燥所致的咳嗽痰少或干咳无痰,阴血不足所致的腰膝酸软、头晕目糊、脾胃虚弱、神疲乏力、饮食减少等症。

【用法】每日 10～30 克,煎汤饮服。

【注意事项】本品性较滋腻,易助湿邪,凡脾虚有湿、咳嗽痰多者禁用。

9. 灵芝

灵芝,古称之为芝,为多孔菌科真菌赤芝或紫芝的子实体。

【性味和归经】甘,平。归心、肝、脾、肺、肾经。

【成分】含糖类、水溶性蛋白质、有机酸、甘露醇、树脂、麦角甾醇、生物碱、内酯、香豆精、酶类等。本品有提高机体免疫功能及耐缺氧、耐寒作用,从而增强抗病能力;有强心、降血压、降血脂、增加冠状动脉血流量及抗心律失常作用;有镇静、镇痛作用;有祛痰、止咳、平喘及助消化作用。

【功效】补脾肺,益肝肾,宁心神,强身体。

【用途】适用于虚劳、咳喘、心悸、失眠、健忘、腰膝酸软、耳鸣、尿多、食欲不振、消化不良。现代常用于慢性支气管炎、肝炎、哮喘、糖尿病、高血压、高胆固醇血症、冠心病、心律失常、神经衰弱等虚证者。

【用法】每日 5～10 克,煎汤饮服。

【注意事项】外感初起者不宜应用。

10. 龟板

龟板又名炙龟板、败龟板、生龟板,为龟科动物乌龟的腹甲。

【性味和归经】咸、甘,平。归肾、心、肝经。

【成分】含动物胶、角质、蛋白质、脂肪以及钙、磷等。本品能提高机体抗肿瘤的免疫能力。

【功效】滋补肾阴,益肾健骨,补血止血。

【用途】适用于肾阴虚所致的遗精、潮热、盗汗,肝肾阴虚肝风内动所致的眩晕、耳鸣、抽搐、拘挛,肾阴虚不养骨所致的骨软、行迟、小儿齿迟、囟门不闭合等,以及阴虚血热崩漏等症。

【用法】每日 10～30 克,生用宜先煎。

【注意事项】本品滋腻,痰湿盛者禁用,孕妇禁用。

【附药】龟板胶,即龟板煎熬而成的胶块。功效与龟板同,但滋补作用较强,对肾阴虚所致的痿弱、崩漏等症尤为适宜。一般用量每日 3～10 克,烊化冲服。

11. 鳖甲

鳖甲又名炙鳖甲,为鳖科类动物的背甲。

【性味和归经】咸,平。归肝、脾、肾经。

【成分】含动物胶、角质、蛋白质、碘质、维生素 D 等。本品能抑制结缔组织增生,起到软化肝、脾的作用,故对肝硬化、肝脾肿大有治疗作用。另外,尚有增强体液免疫作用。

【功效】滋补肾阴,散结消症。

【用途】适用于肾阴不足、潮热盗汗、阴虚阳亢、热病伤阴、阴虚动风、手指蠕动、慢性肝炎肝脏肿大、白蛋白降低、白球蛋白比例倒置、久疟脾肿大、妇女月经不调、肿瘤等。

【用法】每日 10~30 克,生用宜先煎。

【注意事项】脾胃虚寒、食少便溏禁用,孕妇禁用。

【附药】鳖甲胶,即鳖甲熬制而成的胶块,功能滋补肾阴。适用于肾阴虚亏。每日用量 3~10 克,烊化冲服。

五、补阳药

1. 鹿茸

鹿茸又名黄毛茸、青毛茸,为脊椎动物鹿科梅花鹿或马鹿等雄鹿头上尚未骨化而带毛的幼角。

【性味和归经】甘、咸,温。归肾、肝经。

【成分】含极少量的卵泡激素"雌酮"、磷酸钙、碳酸钙、胶质、蛋白质。本品能增强机体工作能力,消除疲劳,改善食欲和睡眠,能促进红细胞、血红蛋白、网状红细胞新生,提高子宫的张力和增强其节律性收缩,并具有促进创伤骨折和溃疡的愈合。

【功效】补肾阳,益精血,强筋骨。

【用途】适用于肾阳不足、精血亏虚的畏寒肢冷,阳痿早泄,宫冷不孕,小便频数,腰膝酸软,头晕耳鸣,筋骨痿软,小儿发育不良、行迟齿迟、囟门不闭、崩漏失血、疮疡久溃不敛、阴疽疮肿内陷不起等症。

【用法】每次 0.5~1 克,研细末吞服,或入丸、散剂。

【注意事项】火热证者禁用。

【附药】① 鹿角。为梅花鹿和各种雄鹿已长成骨化的角。用时以水浸软加工成饮片，或制为粉末。

本品味咸性温，补肾阳、强筋骨，功效似鹿茸，可作为鹿茸代用品，但作用较弱。用于虚寒性的疮疡阴疽，也可单用醋磨外敷。用量，每日 3～9 克，研细末服，每次 1～1.5 克。外用适量。

② 鹿角胶。为鹿角煎熬浓缩而成的胶体物。

本品味咸，性微温。有补肾阳、益精血和较强的止血作用。主要用于肾虚或气血虚寒，症见阳痿、遗精、尿频、眩晕、耳鸣，及崩漏下血，便血、尿血等。用量，每日 3～9 克，烊化服。脾胃湿盛，食少便溏者禁用。

③ 鹿角霜。为鹿角熬胶后所存残渣。

本品性味功用近于鹿角，效力次之，但具收敛作用。内服对于遗精、崩漏等症有一定的疗效；外用对创伤出血、疮疡多黄水或久不愈合，有良好收敛止血和敛疮的作用。用量，每日 10～15 克，内服。外用适量。

2. 黄狗肾

黄狗肾又名狗鞭，为哺乳动物犬科黄狗的阴茎和睾丸。

【性味和归经】甘、咸，温。归肾经。

【成分】含雄激素、蛋白质、脂肪、钙、磷、铁等。有兴奋性功能作用。

【功效】补肾壮阳。

【用途】主要用于肾虚阳衰所致的男子阳痿、阴冷，以及畏寒肢冷、腰酸尿频等症。

【用法】每日 1.5～3 克。黄狗肾 1 具，锅内放沙，加热，将黄狗肾放入锅中炒至松泡后研末。开水送服。亦可研末后入胶囊剂吞服。

【注意事项】本品性温热，火热证禁用。

3. 海马

为鱼类海龙科克氏海马或斑海马的全体。药用其去内脏的干燥体。

【性味和归经】甘、咸，温。归肾、肝经。

【成分】含蛋白质、脂肪、多种维生素、糖类。海马提取液有雄激素样作用。

【功效】补肾壮阳，活血散瘀。

【用途】适用于肾阳虚衰所致的腰膝酸软、阳痿、尿频等症，症瘕痞块，跌打损伤，尚可治疗瘰疬、瘿瘤，外用治阴疽疮肿、外伤出血等。

【用法】每次 1～1.5 克，研末吞服，或浸酒服。外用适量。

【注意事项】本品有活血散瘀作用，孕妇禁用。本品性温热，故火热证禁用。

4. 海狗肾

海狗肾又名腽肭脐,为哺乳动物海豹科雄性海狗的外生殖器,药用其阴茎和睾丸。

【性味和归经】咸,热。归肾、肝经。

【成分】含雄激素、蛋白质、脂肪等。有兴奋性功能作用。

【功效】温肾壮阳,固精补髓。

【用途】适用于肾阳虚衰所致阳痿遗精、畏寒肢冷、腰膝酸软等症。

【用法】每次 1～1.5 克,研末吞服。

【注意事项】本品性热,故火热证,如目赤、咽痛、咯血、便秘、阳事易举者禁用。

5. 紫河车

紫河车又名人胞衣、胎盘,为人的胎盘干燥品。

【性味和归经】甘、咸,温。归心、肺、肾经。

【成分】含蛋白质、糖、钙、维生素、免疫因子、雌激素、助孕酮、类固醇激素、促性腺激素、促肾上腺皮质激素。本品能促进乳腺、子宫、阴道、睾丸的发育,有提高机体免疫力、增强抵抗力作用,尚有抗过敏作用。

【功效】补肾益精,益气养血。

【用途】适用于肾气(肾阳)不足、精血衰少所致的不育不孕或阳痿、遗精、耳鸣、头昏等,虚损羸瘦、体倦乏力和肺虚咳喘、脾虚食少,以及产后缺乳等气血不足的症候。

【用法】每次 1.5～3 克,入丸、散或片剂,吞服。

【注意事项】阴虚火旺者需配伍养阴清热药同用,不宜单独使用。

6. 冬虫夏草

冬虫夏草又名虫草,为麦角菌科植物冬虫夏草菌的子座及其寄主蝙蝠蛾科昆虫绿蝙蝠蛾幼虫的尸体。

【性味和归经】甘,温。归肺、肾经。

【成分】含虫草酸、冬虫夏草素、蛋白质、脂肪、维生素 B_{12}。能扩张支气管、加强肾上腺素作用;有镇静、催眠作用;对结核杆菌、肺炎球菌、链球菌等有抑制作用。

【功效】补肺肾,止喘咳。

【用途】适用于肾虚阳痿、遗精、腰膝酸痛,肺气虚或肺肾两虚之喘咳短气,或劳嗽痰血及病后虚弱、神疲少食等症。

【用法】每日 6～15 克。研末服,每次 1.5～3 克。

【注意事项】感冒发热、伤风咳嗽者禁用。

7. 蛤蚧

蛤蚧又名蛤蚧尾,为脊椎动物守宫科动物蛤蚧已除去内脏的干燥体。

【性味和归经】咸,平。归肺、肾经。

【成分】含蛋白质、脂肪、动物淀粉,有雄激素样作用。

【功效】补肾益肺,纳气定喘。

【用途】适用于肺肾两虚、喘咳短气,及虚劳咳嗽、咯血、肾虚阳痿、尿频等症。

【用法】每次 1～1.5 克,研末服。

【注意事项】本品眼有毒,用时需去除。风寒、实热、喘咳禁用。

8. 补骨脂

为豆科一年生草本植物补骨脂的种子。生用,炒或盐水炒用。

【性味和归经】辛,苦,大温。归肾、脾经。

【成分】含挥发油、树脂及香豆精衍生物和黄酮类化合物。本品有扩张冠状动脉、兴奋心脏、提高心脏功能作用;其挥发油有抗癌作用;有收缩子宫及缩短出血时间、减少出血量的作用。

【功效】补肾助阳,温脾止泻。

【用途】适用于肾阳不足、命门火衰所致的腰膝冷痛、小便频数、遗尿、阳痿、遗精等症,脾肾阳虚,久泻便溏或五更泻。现代医学尚用于癣、脚气、白癜风、斑秃等多种皮肤病有较好疗效。

【用法】每日 3～10 克,煎汤饮服。

【注意事项】阴虚火旺、大便秘结者禁用。

9. 蛇床子

为伞形科一年生草本植物蛇床的果实。

【性味和归经】辛,苦,温。归肾经。

【成分】含香豆精类成分蛇床子素及挥发油。本品有雄激素样作用,及驱蛔作用。

【功效】温肾壮阳(内服),燥湿杀虫(外用)。

【用途】适用于肾虚阳痿、腰膝酸软、尿频以及宫寒不孕等症,还可用于白带阴痒、阴囊湿疹、疮癣瘙痒等症。本品对阴道滴虫、致病性皮肤真菌有抑制作用,并能减少炎症分泌物或渗出物。

【用法】每日 6～12 克,煎汤饮服。外用适量。

【注意事项】本品性温热,故火热证者禁用。

10. 巴戟天

巴戟天又名巴戟、巴戟肉,为茜草科多年生藤本植物巴戟天的根。

【性味和归经】辛、甘,微温。归肾、肝经。

【成分】含维生素 C、糖类、树脂等。有皮质激素样作用和降压作用。能提高机体免疫功能,增强正气,健身强神。

【功效】补肾阳,强筋骨,祛风湿。

【用途】适用于肾虚阳痿、遗精早泄、腰膝酸软、尿频遗尿等症,肝肾不足所致的筋骨痿软、行步艰难,或久患风湿而肝肾虚损。

【用法】每日 6～12 克,煎汤饮服。

【注意事项】阴虚火旺及湿热下注所致下肢关节红肿疼痛者禁用。

11. 淫羊藿

淫羊藿又名仙灵脾,为小檗科草本植物淫羊藿、箭叶淫羊藿或心叶淫羊藿的地上部分。

【性味和归经】辛、甘,温。归肝、肾经。

【成分】含淫羊藿苷、去氧甲基淫羊藿苷及木兰碱等。本品有激素样作用和祛痰镇咳、降压作用,并能增强冠脉流量,对神经垂体素所致的急性心肌缺血亦有保护作用。同时有降低 β-脂蛋白、胆固醇和血糖的作用。

【功效】温肾壮阳,祛寒除湿。

【用途】适用于阳痿遗精、小便频数、不孕不育、风湿痹痛偏于寒湿者以及妇女更年期高血压症。

【用法】每日 3～10 克,煎汤饮服。

【注意事项】阴虚火旺者禁用。

12. 仙茅

为石蒜科草本植物仙茅的根茎。

【性味和归经】辛,热,有小毒。归肾经。

【成分】含树脂、鞣质、淀粉、脂肪油等。本品有增强体液免疫作用。

【功效】温肾壮阳,祛寒除湿。

【用途】适用于肾阳不足、命门火衰所致的阳痿精冷、小便频数、腰膝冷痛、肢体拘挛麻木等。

【用法】每日 3～10 克,煎汤饮服。

【注意事项】本品药性辛燥,易于伤阴,故阴虚火旺者禁用。

13.胡芦巴

为豆科草本植物胡芦巴的成熟种子。

【性味和归经】苦,大温。归肝、肾经。

【成分】含胡芦巴碱、胆碱、皂苷、脂肪油、蛋白质、黏液质、维生素 B_1 等。

【功效】温肾壮阳,祛寒除湿。

【用途】适用于阳痿遗精、寒疝腹痛、寒湿脚气等症。

【用法】每日 3～10 克,煎汤饮服。

【注意事项】本品温热刚烈,只适用于阳气衰微、阴寒内盛者,若挟湿热或见阴虚之症均禁用。

14.韭菜子

韭菜子又名韭子,为百合科草本植物韭菜的成熟种子。

【性味和归经】辛、甘,温。归肝、肾经。

【成分】含硫化物、苷类物质、蛋白质、维生素 C 等。

【功效】温肾壮阳。

【用途】适用于肾阳虚衰的阳痿、遗精、遗尿、尿频、白带过多、腰膝酸软冷痛等症。

【用法】每日 3～10 克,煎汤饮服。

【注意事项】阴虚火旺者禁用。

15.阳起石

为硅酸盐类矿物阳起石或阳起石石棉的矿石。

【性味和归经】咸,微温。归肾经。

【成分】含硅酸镁、硅酸钙等。

【功效】温肾壮阳。

【用途】适用于阳痿遗精、腰痛膝冷、湿痹、月经紊乱等症。

【用法】每日 3～10 克,煎汤饮服。

【注意事项】阴虚火旺者禁用。

16.益智仁

益智仁又名煨益智仁,为姜科植物草本植物益智的成熟果实。

【性味和归经】辛,温。归脾、肾经。

【成分】含挥发油,油中主要为萜烯、倍半萜烯、倍半萜醇,尚含有苷类。本品有升高外周白细胞作用。

【功效】补肾固精缩尿，温脾止泻摄涎。

【用途】适用于肾阳不足、失于固摄的遗精、滑精、遗尿、尿有余沥、夜尿增多，脾阳虚弱的泄泻腹痛、口涎自流等。

【用法】每日 3～10 克，煎汤饮服。

【注意事项】阴虚火旺者禁用。

17. 杜仲

杜仲又名厚杜仲、绵杜仲、炙杜仲、炒杜仲，为杜仲科乔木杜仲的树皮。

【性味和归经】甘，温。归肝、肾经。

【成分】含松脂醇二葡萄糖苷、杜仲苷、杜仲胶、生物碱、有机酸等。本品有降压、降低血清胆固醇、镇静、镇痛、利尿和抗炎作用，并有增强机体免疫功能的作用。

【功效】补肝肾，强筋骨，安胎。

【用途】适用于腰膝酸痛、脚膝无力等症，孕妇胎动不安兼有肝肾不足病症者。

【用法】每日 10～15 克，煎汤饮服。

【注意事项】本品性温，火热内盛者禁用。

18. 续断

续断又名川断肉、川断，为川续断科草本植物川续断的根。

【性味和归经】苦、甘、辛，微温。归肝、肾经。

【成分】含续断碱、挥发油、维生素 E 及有色物质等。本品对痈疡有排脓、止血、镇痛、促进组织再生等作用。

【功效】补肝肾，强筋骨，续筋接骨，安胎止血。

【用途】适用于腰膝酸痛、脚膝无力、骨折筋伤、跌仆伤痛、胎动不安、胎漏下血、妇女崩漏等症。

【用法】每日 10～15 克，煎汤饮服。

【注意事项】用于崩漏下血者宜炒用。

19. 骨碎补

骨碎补又名申姜、毛姜、猴姜，为水龙骨科蕨类植物槲蕨或中华槲蕨的根茎。

【性味和归经】苦，温。归肝、肾经。

【成分】含淀粉、葡萄糖及柚皮苷等。能抑制葡萄球菌生长。

【功效】补益肝肾，续筋接骨。

【用途】适用于耳鸣耳聋、牙齿松动、久泻、骨损伤、筋骨损伤等症。用酒浸汁，外搽可治秃发。

【用法】每日 10～15 克，煎汤饮服。外用适量。

【注意事项】本品性温,阴虚内热者禁用。

20. 狗脊

狗脊又名金毛狗脊、制狗脊,为蚌壳蕨科树状蕨类植物金毛狗脊的根茎。

【性味和归经】苦、甘,温。归肝、肾经。

【成分】含淀粉、绵马酚、鞣质。

【功效】补肝肾,强筋骨,祛风湿。

【用途】适用于肝肾不足所致的腰脊酸痛、足软无力,及肾虚小便不禁、妇女带下等症。

【用法】每日 10～15 克,煎汤饮服。

【注意事项】本品性温热,火热证禁用。

21. 肉苁蓉

肉苁蓉又名淡苁蓉,为列当科一年生寄生草本植物肉苁蓉的带鳞叶的肉质茎。

【性味和归经】甘、咸,温。归肾、大肠经。

【成分】含生物碱及结晶性中性物质。其水浸出液及乙醇浸出液均有降血压作用。本品有提高细胞免疫和体液免疫的作用,能增强抗病能力。

【功效】补肾益精,润肠通便。

【用途】适用于肾虚阳痿、遗精早泄、女子不孕、肝肾不足所致的筋骨痿弱、腰膝冷痛,老年虚弱及病后、产后血虚或津液不足、肠燥便秘。

【用法】每日 9～18 克,煎汤饮服。

【注意事项】阴虚火旺及大便溏薄者禁用。

22. 锁阳

为锁阳科肉质寄生植物锁阳的肉质茎。

【性味和归经】甘,温。归肝、肾、大肠经。

【成分】含花色苷、三萜皂苷和鞣质。有降血压和提高机体免疫能力作用。

【功效】补益肝肾,润肠通便。

【用途】适用于肾阳不足、精血亏虚的阳痿遗精、不孕不育、筋骨痿弱、行步艰难及肠燥津枯的大便秘结。

【用法】每日 9～15 克,煎汤饮服。

【注意事项】阴虚火旺、脾虚泄泻、实热便秘者禁用。

23. 沙苑子

沙苑子又名沙蒺藜、沙苑蒺藜,为豆科一年生草本植物扁茎黄芪的成熟种子。

【性味和归经】甘,温。归肝、肾经。

【成分】含维生素 A 类物质、脂肪油、鞣质。有收缩子宫和抗利尿作用。

【功效】补肾固精,养肝明目。

【用途】适用于肾虚腰痛、遗精早泄、小便频数,以及肝肾不足、目昏眼花、视力减退等症。

【用法】每日 9～15 克,煎汤饮服。

【注意事项】本品温补固涩,阴虚火旺、小便不利者均禁用。

24. 菟丝子

为旋花科一年生寄生性蔓草菟丝子的成熟种子。

【性味和归经】辛、甘,平。归肝、肾经。

【成分】含树脂苷、糖苷、维生素 A 类物质。本品有降血压和增强心脏收缩力作用,并有提高巨噬细胞吞噬率作用,从而增强机体免疫力。

【功效】补益肝肾,养肝明目。

【用途】适用于肾虚阳痿、遗精早泄、耳鸣头昏、小便频数、肾虚腰痛、白带过多、肝肾不足、两目昏花、脾肾两虚、便溏腹泻。

【用法】每日 9～15 克,煎汤饮服。

【注意事项】阴虚火旺,大便燥结者禁用。

25. 山茱萸

为山茱萸科落叶小乔木植物山茱萸除去果核的果肉。

【性味和归经】甘、酸,温。归肝、肾经。

【成分】含维生素 A、山茱萸苷、皂苷、鞣质、苹果酸等。有利尿和降压作用。对于因化学疗法及放射疗法起的白细胞下降,有使其升高作用。抗菌试验表明,对痢疾杆菌、金黄色葡萄球菌及某些皮肤真菌有抑制作用。

【功效】补益肝肾,收敛固涩。

【用途】适用于肝肾两虚所致的腰膝酸软、阳痿、头昏、耳鸣等症,阳气虚衰之遗精、尿频、虚汗不止,以及血经量多、崩漏等症。

【用法】每日 6～12 克,煎汤饮服。

【注意事项】火热证者慎用。

六、药补的不良反应

进补的目的是为了补虚扶正、祛病延年。但药补不当,即可产生种种不良反应,如口干咽燥、头胀目眩,甚则心烦失眠、胃脘胀满、食欲减退等。这些不良反应多由下列因素造成。

1. 不虚误补 有些人,体质本来不虚,适当进补也是必要的,但是滥用补剂,以为凡是补药就一定有益无害,结果造成"虚不受补"。有些人虽然有病,但并非虚证,却认为用补药对身体有益,就随便服用,结果扰乱了机体的阴阳平衡。

2. 补而不当 虚证有阴虚、阳虚、气虚、血虚以及各脏腑间盛衰变化,不经辨证或辨证不当,造成补而不当。如有些青年遗精患者,羞于求医,只知是肾虚,便自用补肾药。然而,一般补肾药以温补肾阳居多,而青年人遗精,以肾阴不足为多。这样进补,就事与愿违,反而会加重病情。

3. 虚实夹杂,补虚碍邪 有很多患者或病症,常表现为虚实夹杂证,此时补虚可碍其邪、祛邪则伤其正,治法上多攻补兼施。如一味进补而不祛邪,以为通过进补,正气充实,邪自会消退,这是错误的观点。单用药补可使病邪内伏不去,反而会加重病情。

4. 大剂蛮补 有些人急于求成,进补时药力过猛,结果机体不能承受,就会欲速则不达,蛮补只会产生不良反应而不会起正常的补益作用。所以,冬令进补宜在中医师的指导下进行,才能取得较好的作用,否则带有相当大的风险和盲目性。

有些人若服用滋补药后产生不良反应,应马上停止服用补药,此时可选用适宜的药物调治。例如,因服用人参、黄芪之类补气药后出现腹胀饱满、食欲减退者,可食用白萝卜或用莱菔子9克、陈皮6克,煎汤代茶以消食下气;如因服用地黄、麦冬、枸杞子等滋腻药后而出现腹痛腹泻、食欲不振等反应时,可用生姜加红糖煎汤代茶以温中和胃;如出现大便秘结、少腹作胀等症候时,可选用生大黄6克泡茶以清腑通便;如见牙龈出血或牙龈虚浮等症候时,可用鲜芦根或鲜茅根等煎汤代茶,严重时可加生石膏30克一起煎汤饮服。

第二节 食 补

一、概要

人们通常认为治病须用药物,其实不然。黄宫绣《本草求真》中曾云:"食物入口,等于药之治病同为一理,合则于人脏腑有宜,而可却病卫生,不合则于人脏腑有损,而即增病促死。"可见饮食是否得当,对人体的影响是很大的。如果选择食物正确,则能"用食平疴",达到治病目的。如果选择失当,则可导致病情加重、失治。食物同药物一样,具有性味、归经、升降沉浮的特性和治病防病的功能。这些均符合中医的基础理论,是选择食物进补的理论依据。

(一) 食补的理论基础

1. 四性 食物的性,是指食物所具有的寒、热、温、凉的四种性质。将四者归纳起来可分寒、热、平(不寒不热)三种。其中寒与凉,温与热只是程度上的区别。属于寒性和凉性的食物具有清热、泻火、解毒、养阴的功效;属于热性和温性的食物具有温阳,散寒、补虚的功效。而平性的食物一般具有健脾、和胃、补虚的功效。

2. 五味 食物的味,是指食物所具有的辛、甘、酸、苦、咸五种基本的滋味。此外,还有淡味、涩味。习惯上把淡味归于甘味,涩味归于酸味。古人根据各种食物的不同味道,总结出各种味道的不同作用。《黄帝内经·素问》的至真要大论中指出"辛甘发散为阳,酸苦涌泄为阴,咸味涌泄为阴,淡味渗泄为阳"。可见辛、苦、淡味属阳,酸、苦、咸味属阴。《本草备要》中述:"凡药酸者能涩能收,苦者能泻能燥能坚,甘者能补能和能缓,辛者能散能润能横行,咸者能下能软坚,淡者能利窍能渗泄,此五味之用也。"这充分说明了五味的功效。

3. 升降浮沉 食物的疗效,与它的升、降、浮、沉的作用有密切关系。大凡能升、能浮的食物,有向上、向外的作用趋势,具有发汗、解表、散寒、祛风、益气升阳的功效;能沉、能降的食物,有向下、向内的作用趋势,具有降气、敛汗、滋阴、清热、降逆、泻下的功效。

4. 归经 经络学说是中医的重要理论。人体的经络各有其循行路线,与不同的脏腑相连,具有不同的生理功能。食补中食物的归经体现了经络学说和藏象学说的结合,食物的归经又与其五味有密切关系。《黄帝内经·素问》的宣明五气篇中曰:"五味所入,酸入肝,辛入肺,苦入心,咸入肾,甘入脾,是谓五入。"这充分说明了五味对食物归属的影响作用。相反,各脏腑具有不同的生理功能,对食物也有不同的需要,这就是所谓"五味各归所喜"的理论。

由此看来,各种食物具有不同的性味、升降浮沉、归经及其功效,不同的饮食,对人体起着不同的作用。根据所患疾病的性质来选择食物进补,无病可防病,轻病可得到治疗,重病可达到辅助治疗的目的。

(二) 食补的特点和作用

1. 注意整体调节 整体观是中医学的基本观点。早在《黄帝内经·素问》

的生气通天论中即指出:"阴平阳秘,精神乃治,阴阳离决,精气乃绝。"而食补也以此为基本原则。人是一个统一体,人体内部的脏腑、经络、气血是相互联系,相互作用的。同时,人与自然也是密不可分的。食补就是从整体出发,使被破坏的或受干扰的阴阳双方保持动态平衡。如畏寒肢冷、腰膝酸软的患者,选用温中补虚壮阳的羊肉进行食补,调整其肾阳不足的一面,恢复阴阳平衡,则症状消除,食到病除。

2. 辨证施食 "辨证"是中医诊断和治疗疾病的方法,同样,食补也应遵循辨证这一点。根据疾病、病因、病机、症状及年龄、性别、季节、气候、地区等不同,进行施食,这样才能更好地发挥食补的作用。如冬季可选用大枣、桂圆、羊肉的温补;夏季宜多食绿豆、西瓜、百合以清暑;人体畏寒肢冷可选用鹿肉温热助阳;口干舌燥,可选用生梨生津止渴。

3. 饮食有节 科学的饮食,是强健身体、延年益寿的有力保证,而科学的饮食首先是有规律、有节制、搭配合理。人们的一日三餐应有规律,定时定量,不宜过饥过饱,特殊情况下可以加餐。古人云:"饮食自倍,肠胃乃伤。"说明饮食的失节,可以直接导致脾胃功能失调,造成多种胃肠功能紊乱、糖尿病、营养不良等病症。饮食有节的同时,还应注意其是否得当,不可偏食。因食物中所含的营养成分各不相同,一旦长期偏食,即可引起某些微量元素的缺乏,造成疾病。

4. 药食相结合 药物与食物相结合是食补的又一基本特点。药物的治疗作用较强,但不良反应也相对较多。而食物的治疗作用虽比药物弱,但伴随的不良反应也少。因此,在治病的时候,应药食相结合,尤其是在疾病初发、疾病较轻及恢复期,药物治疗的同时辅以食补,效果最佳。"药以祛之,食以随之"充分说明了这一点。

5. 注意脾胃的观点 脾胃是气血生化之源,能运化水谷,吸收精微,为"后天之本"。食物的摄入均有赖于脾胃的运化,才能充分消化吸收,从而达到补充营养、保健治病的目的。脾胃一旦受损,将直接影响食物的消化吸收,故在食补时,应注意避免过食伤脾败胃的食物,对一些滋腻、有刺激的药膳宜适量。对于一些脾胃功能较差的患者,应先予健脾开胃的食物,然后用食补的方法进行调养。

6. 取材方便经济 食用的蔬菜、谷物、水果、肉类等均能作为食补的原料。这些常见的食物,既能增加营养,又能防病治病,并且其价格便宜,经济实惠,在一般的市场上就能买到,在野外也能采集到。可见食补是一种切实可行的辅助治疗方法。

总之,食补具有许多优点,确实能在治病防病中起一定的作用,但不能片面地夸大其词,应根据具体情况,选择相应的食补,这样才能相得益彰。

二、进补食物

(一) 谷类

1. 粳米

粳米又名大米、硬米,为禾本科植物粳稻的种仁。

【性味和归经】甘,平。归脾、胃经。

【成分】本品含有蛋白质、脂肪、糖类、钙、磷、维生素 B_1、铁等。

【功效】补脾和胃,益精强志。

【用途】适用于食欲减退、消化不良、口渴烦闷、腹泻痢疾、补中气、益筋骨、通血脉。

【用法】常煮粥服食,男女老幼皆宜。

【注意事项】本品营养丰富,并大多存于谷皮中,故平时不宜多食细粮,以免由于谷皮的丢失,而减少无机盐和维生素的摄入。

2. 糯米

糯米又名江米、元米,为禾本科植物糯稻的种仁。

【性味和归经】甘,温。归脾、胃、肺经。

【成分】本品含有蛋白质、脂肪、糖类、钙、磷、铁,少量维生素(B_1、B_2)、粗纤维等。

【功效】补中益气,和胃止泻。

【用途】适用于脾胃虚寒引起的食后吐逆、大便溏薄、消化不良、乏力自汗、夜尿频繁、三消渴利。

【用法】常煮粥服食。

【注意事项】本品糯性黏滞难化,小儿患病期不宜服食。

3. 小麦

小麦又名淮小麦,为禾本科植物小麦的种子。

【性味和归经】甘,凉。归心、脾、肾经。

【成分】本品含蛋白质、脂肪、糖、钙、磷、铁、维生素 B_1、糊精、粗纤维等。

【功效】养心益肾,除热止渴。

【用途】适用于神志不安、虚烦不眠、心悸怔忡、脾虚泄泻、心烦口渴、夜寐盗汗、咽干舌燥。

【注意事项】小麦可分为冬小麦和春小麦,以冬小麦为主。小麦胚芽油中含有丰富的维生素 E,可抗劳防衰,宜老年人食用。

4. 大麦

大麦又名倮麦、饭麦、牟麦,为禾本科植物大麦的果实。

【性味和归经】甘、咸,凉。归脾、胃经。

【成分】本品含有蛋白质、脂肪、糖类、钙、磷、铁,以及少量维生素(B_1、B_2)、尿囊素等。

【功效】益气和胃,宽中消积。

【用途】适用于食积不化、腹部胀满、胸闷烦满、身热烦躁口渴、产后大便秘结、胃溃疡。

【用法】常煮饭服食。

【注意事项】大麦面味甘性凉滑腻,无燥热,常佐粳米同食。

5. 荞麦

荞麦又名乌麦、花荞、甜荞、荞子、荍麦,为蓼科植物荞麦的种子。

【性味和归经】甘、凉。归脾、胃、大肠经。

【成分】本品含有蛋白质、脂肪、糖类、钙、磷、铁,及少量维生素(B_1、B_2)等。

【功效】益气宽肠,清热解毒。

【用途】适用于小便短赤、水肿脚气、风湿痹痛、脾虚泄泻、肠胃积滞、男子白浊或女子赤白带下。

【用法】常煮粥服食。

【注意事项】脾胃虚寒者忌用。

6. 高粱

高粱又名蜀秫、番黍、秋粱,为禾本科植物蜀黍的种仁。

【性味和归经】甘、涩,温。归脾、胃经。

【成分】本品含有鞣酸、鞣酸蛋白、脂肪、糖类、钙、磷、铁、维生素(B_1、B_2)。

【功效】健脾和胃,消积止泻。

【用途】适用于消化不良,食积脘腹胀满及寒性腹泻、慢性肠炎。

【用法】常作糕煮粥服食,也可为酿酒原料。

7. 粟米

粟米又名小米,为禾本科植物粟的种仁。

【性味和归经】甘、咸,凉。归脾、胃、肾经。

【成分】本品含有蛋白质、脂肪、糖类、钙、磷、铁、胡萝卜素、维生素(B_1、B_2)。

【功效】补中益气,健脾益肾。

【用途】适用于病后和产后体虚、不思饮食、消化不良、反胃呕吐、形体消瘦、烦渴、小便不利、虚汗乏力。

【用法】常煮粥服食。

【注意事项】本品不宜与杏仁同食,食则令人呕吐腹泻。此外,发芽的粟米称为粟芽,内含淀粉酶、维生素。

8. 黄米

黄米又名黍米,为禾本科植物黍的种仁。

【性味和归经】甘,微寒。归脾、胃、肺经。

【成分】本品含蛋白质、脂肪、糖类、磷、钙、铁、胡萝卜素、维生素(B_1、B_2)。

【功效】补脾益肺,除热愈疮。

【用途】适用于脾胃虚弱、肉食成积、呃逆烦渴、肺虚咳嗽、潮热盗汗、妇女带下、筋脉挛急、疮疖热毒。

【用法】作糕服食。

【注意事项】小儿不宜久食。

9. 玉米

玉米又名玉蜀米、苞谷、苞米、珍珠米、西番麦,为禾本科植物玉蜀黍的种子。

【性味和归经】甘,平。归大肠、胃经。

【成分】本品含不饱和脂肪酸,是胆固醇吸收的抑制剂。玉米须含维生素K、谷固醇、葡萄糖、有机酸等,有利尿、降压、促进胆汁分泌、增加血中凝血酶原和加速血液凝固等作用。

【功效】调中和胃,除湿利尿。

【用途】适用于胃纳不佳,慢性肾炎引起的水肿,尿路结石,腹水尿少,高血压,糖尿病。

【用法】常煮食服用。

【注意事项】脾胃虚弱者,食后易腹泻。

10. 薏苡仁

薏苡仁又名薏米、米仁、苡米、六谷米、回回米,为禾本科植物薏苡的种仁。

【性味和归经】甘、淡,凉。归脾、肺、肾经。

【成分】本品含蛋白质、脂肪、糖类、少量维生素、无机物质、薏苡仁酯、薏苡仁素、谷甾醇、生物碱。

【功效】利水渗湿,健脾止泻,清热排脓。

【用途】适用于小便短赤、水肿脚气、风湿痹痛、筋脉挛急、心烦口渴、大便溏薄、肺脓肿、阑尾炎等。

【用法】常煮粥服食。

【注意事项】大便燥结、滑精、孕妇、精液不足、小便多者不宜服用。

(二) 豆类

1. 绿豆

绿豆又名青小豆,为豆科植物绿豆的种子。

【性味和归经】甘,凉。归心、胃经。

【成分】本品含蛋白质、糖类、钙、铁、磷、胡萝卜素、维生素(B_1、B_2)。

【功效】清热解毒,清暑利尿。

【用途】适用于热痱疮疡、水火烫伤、乳痈、痄腮、暑热烦渴、小便不利。

【用法】常煮汤、作糕服食。

【注意事项】脾胃虚寒滑泄忌用。

2. 赤豆

赤豆又名赤小豆、红豆,为豆科植物赤豆或赤小豆的种子。

【性味和归经】甘、酸,平。归心、小肠经。

【成分】本品含蛋白质、脂肪、糖类、钙、磷、铁、皂苷、粗纤维等。

【功效】健脾利水,清热利湿,解毒消痈。

【用途】适用于各种水肿、腹水、小便不利、产后缺乳、尿频涩痛、痈疮肿毒。

【用法】常煮汤、煮粥服食。

3. 黄豆

黄豆又名黄大豆,为豆科植物大豆的黄色种子。

【性味和归经】甘,平。归脾、大肠经。

【成分】本品含蛋白质、脂肪、糖类、钙、磷、铁、胡萝卜素、维生素(B_1、B_2)、胆碱、叶酸,以及各种人体必需的镁、锌、氟、硒等微量元素。

【功效】健脾益气,宽中,清热。

【用途】适用于面黄体弱、胃中积热、水肿、小便不利、心悸瘰咳、乳汁不下、习惯性便秘。

【用法】常熟食或磨豆成浆服食。

4. 黄豆芽

为黄豆浸水发芽而成。

【性味和归经】甘,寒。归脾、胃、膀胱经。

【成分】本品含蛋白质、脂肪、糖类、钙、磷、铁及少量 B 族维生素和维生素 C。

【功效】清热,利湿祛疣。

【用途】适用于寻常疣、湿痹挛痛、胃中积热、孕期高血压、小便不利。

【用法】常炒熟服食。

5. 豆腐

为豆浆用盐或石膏点后凝成豆腐花,再用布包裹,滤去部分水分而成。

【性味和归经】甘,凉。归脾、胃、大肠经。

【成分】本品含蛋白质、脂肪、糖类、钙、磷、铁。

【功效】寒中和脾,生津润燥,清热解毒。

【用途】目赤、消渴、大便秘结、咽喉疼痛、肺热痰多、胃火口臭、下痢、产后缺乳。

【用法】常煮汤服食。

【注意事项】疔疮病患者忌服。

6. 豆腐皮

豆腐皮又名腐竹,为豆腐浆煮沸后浆面所凝结之薄膜。

【性味和归经】甘、淡,平。归肺、胃经。

【成分】本品含蛋白质、脂肪、糖类、钙、磷、铁。

【功效】清肺养胃,止咳化痰,敛汗。

【用途】适用于肺热咳嗽、热病伤津、大便干结、胃热嘈杂、虚劳、自汗。

【用法】常包肉泥煮食,或炒菜服食。

7. 豆浆

为大豆加工制成的浆汁。

【性味和归经】甘,平。归肺、胃经。

【成分】本品含蛋白质、脂肪、糖类、钙、磷、铁及少量的维生素。

【功效】补虚,清火,化痰。

【用途】适用于虚劳咳嗽、痰火哮喘、大便秘结、淋浊,并可预防贫血、低血压、血小板减少、产后缺乳。

【用法】成人每天饮服 200～400 毫升,儿童 100～200 毫升。

8. 豆腐乳

豆腐乳又名乳腐、腐乳,为豆腐腌制而成。

【性味和归经】甘,平。归胃、脾经。

【成分】所含成分和豆腐相近。

【功效】养胃调中。

【用途】适用于病后纳食不香、小儿积食或疳积腹胀、大便溏薄、脾胃虚弱。

【用法】佐餐服食。

9. 蚕豆

蚕豆又名胡豆、南豆、佛豆，为豆科植物蚕豆的种子。

【性味和归经】甘，平。归脾、胃经。

【成分】本品含蛋白质、脂肪、糖类、钙、磷、铁，还含有磷脂、胆碱、植物凝集素等。

【功效】健脾利湿。

【用途】适用于水肿脚气、小便不利、脾胃虚弱、食少便溏、遗精、高血压、高血脂。

【用法】常炒熟食用。

【注意事项】老蚕豆多食易腹胀，需煮烂食用。极少数人食蚕豆后可引起急性溶血性贫血。

10. 豌豆

豌豆又名寒豆、青豆、雪豆，为豆科植物豌豆的种子。

【性味和归经】甘，平。归脾、胃经。

【成分】本品含蛋白质、糖类、钙、磷、铁、胡萝卜素、维生素 C、植物凝集素。

【功效】益气和中，利湿解毒。

【用途】适用于小便不畅、下腹胀满、产后乳汁不畅、糖尿病、呃逆呕吐、口渴泄痢。

【用法】常煮粥、作糕食用，也可作蔬菜食用。

11. 刀豆

刀豆又名刀豆子、大刀豆，为豆科植物刀豆的种子。

【性味和归经】甘，温。归肺、脾、肾经。

【成分】本品含蛋白质、脂肪、糖类、钙、磷、铁，维生素（B_1、B_2）、烟酸以及尿素酶、血球凝集素、刀豆氨酸。

【功效】温中益气，益肾补阳。

【用途】适用于呃逆、呕吐、肾虚腰痛、痰喘、胸中痞满。

【用法】常煮熟服食。

【注意事项】胃热盛者慎服。

12. 豇豆

豇豆又名豆角、饭豆、长豆、裙带豆,为豆科植物豇豆的嫩荚壳及种子。

【性味和归经】甘,平。归脾、肾经。

【成分】本品含蛋白质、脂肪、糖类、钙、磷、铁、维生素(B_1、B_2)。

【功效】健脾和胃,补肾止带。

【用途】适用于脾胃虚弱、食少脘胀、呕逆嗳气、泄泻消渴、小便频数、肾虚遗精、带下病、糖尿病。

【用法】常煮熟服食。

【注意事项】气滞便结者忌用。

13. 扁豆

扁豆又名茶豆、娥眉豆,为豆科植物豆角的嫩荚壳及种子。

【性味和归经】甘,平。归脾、胃经。

【成分】本品含蛋白质、糖类、钙、磷、铁、维生素C及泛酸、微量元素锌。

【功效】健脾和中,消暑化湿。

【用途】适用于暑湿杂症、脾虚泄泻、赤白带下、小儿疳积、水肿、气逆、小便不利。

【用法】常佐餐服食。

【注意事项】本品需烹制熟透后食用。

14. 黑豆

黑豆又名黑大豆、乌豆,为豆科植物大豆的黑色种子。

【性味和归经】甘,平。归脾、胃经。

【成分】本品含蛋白质、脂肪、糖、钠、氯、钾、钙、磷、铁、铜、维生素(A、B_1)。

【功效】活血利水,解毒。

【用途】适用于身面水肿、气虚自汗、肾虚腰痛、耳聋耳鸣、两目昏暗、小儿胎热、斑蝥中毒。

【用法】常煮熟服用。

【注意事项】本品恶五参、龙胆。

15. 豆豉

为黑大豆经蒸罨加工而成。

【性味和归经】苦,寒。归肝、肾经。

【成分】本品含蛋白质、脂肪、钙、磷、铁、糖类,胡萝卜素、维生素(B_1、B_2)、叶酸、大豆黄酮苷。

【功效】益肝补肾，利水止汗。

【用途】适用于腰膝酸痛、头昏耳鸣、脱发白发、自汗盗汗、水肿、贫血。

【用法】常佐餐服食。

（三）蔬菜类

1. 芹菜

芹菜又名水芹、旱芹、早芹，为伞形科植物芹菜的全草。

【性味和归经】甘、辛，凉。归肺、胃经。

【成分】本品含丰富的矿物质、多种维生素、胡萝卜素及芹菜苷、挥发油等。

【功效】清热利湿，平肝凉血。

【用途】适用于头痛眩晕、目赤目痛、高血压、冠状动脉硬化心脏病、牙痛眼肿、小便淋痛、白浊、黄疸、月经不调、小儿软骨病、缺铁性贫血等。

【用法】常炒熟食用，药用煎汤。

【注意事项】脾胃虚弱、大便溏薄不宜多食。

2. 菠菜

菠菜又名菠薐、赤根菜，为藜科植物菠菜的带根全草。

【性味和归经】甘，凉。归肠、胃经。

【成分】本品含蛋白质、脂肪、糖类、铁、钙、磷、钠、氯、钾、碘、铜、维生素（A、B_1、B_2）、叶酸、烟酸、草酸、云香苷、生物素。

【功效】养阴润燥，清热泻火，补肝养血。

【用途】适用于肠燥便秘、糖尿病、高血压、贫血、衄血、便血，以及肝阳上亢引起的目赤、头痛、夜盲症。

【用法】常炒熟食用或煮食。

【注意事项】肾炎和肾结石患者忌食，体虚便溏者不宜多食，不宜与鳝鱼同食。

3. 苋菜

苋菜又名紫苋菜、青香苋，为苋科植物苋的茎叶。

【性味和归经】甘，凉。归大肠、小肠经。

【成分】本品含多种维生素和丰富的矿物质，及钙、磷、铁、胡萝卜素、赖氨酸等。

【功效】清热解毒，利尿，透疹。

【用途】适用于目赤目痛、咽喉肿痛、头昏耳鸣、二便不利、麻疹未透、热结胃肠所致赤白痢疾。

【用法】常炒熟食用或煮食。

【注意事项】孕妇忌服,慢性腹泻者慎服。

4. 蕹菜

蕹菜又名空心菜、瓮菜,为旋花科植物蕹菜的茎叶。

【性味和归经】微甘,寒。归肠、胃经。

【成分】本品含蛋白质、脂肪、糖类、钙、磷、铁,胡萝卜素、抗坏血酸、核黄素、烟酸。

【功效】清热凉血,解毒消痈。

【用途】适用于鼻衄、便秘、便血、小便赤涩、疮痈肿毒、糖尿病、妇女白带。

【用法】常炒熟食用。

【注意事项】脾虚泄泻者不宜多食。

5. 白菜

白菜又名菘菜、黄芽白菜,为十字花科植物白菜及其变种山东大白菜、浙江黄芽菜的叶球。

【性味和归经】甘,平。归胃、肠、肝、肾、膀胱经。

【成分】本品含钙、磷、铁、粗纤维、胡萝卜素,少量蛋白质、脂肪、糖类、维生素等。

【功效】清热利水,养胃,解毒。

【用途】适用于发热口渴、胸闷心烦、咳嗽多痰、小便不利、大便干结,可解酒毒。

【用法】常炒熟食用或煮食。

【注意事项】气虚胃寒者不宜多食。

6. 包心菜

包心菜又名卷心菜、洋白菜,为十字花科植物甘蓝的叶。

【性味和归经】甘,平。归肝、肠、胃经。

【成分】本品含蛋白质、糖类、钙、磷、铁及维生素、抗甲状腺素物质等。

【功效】清热散结,健胃通络。

【用途】适用于胃及十二指肠溃疡、慢性胆囊炎、甲状腺功能亢进。

【用法】常炒熟食用,或生拌或作泡菜食用。

【注意事项】对甲亢患者,以拌吃为好。

7. 洋葱

洋葱又名玉葱、球葱,为百合科植物洋葱的鳞茎。

【性味和归经】辛,温。归肺经。

【成分】本品含挥发油、前列腺素样物质及能激活血溶纤维蛋白活性的成分,以及维生素 C 和多种氨基酸。

【功效】清热化痰,解毒杀虫。

【用途】适用于胸闷脘痞、咳嗽痰多、小便不利、高胆固醇血症、高血压、冠心病、糖尿病、肠炎、白喉、滴虫性阴道炎。

【用法】常炒熟食用。

【注意事项】热病后不宜食用。

8. 蓬蒿菜

蓬蒿菜又名蒿菜、蒿子秆,为菊科植物茼蒿的茎叶。

【性味和归经】辛、甘,平。归肝、肺经。

【成分】本品含蛋白质、糖类、钙、铁、磷、胡萝卜素、多种氨基酸、胆碱。

【功效】健脾和胃,化痰利气。

【用途】适用于腹胀脘闷、纳食不香、咳嗽痰多、高血压、习惯性便秘等。

【用法】常炒熟服食。

【注意事项】阴虚有热之人慎用。

9. 韭菜

韭菜又名壮阳草、扁菜、草钟乳,为百合科植物韭菜的叶。

【性味和归经】辛,温。归肝、胃、肾经。

【成分】本品含蛋白质、糖类、钙、磷、铁、胡萝卜素、维生素 C 以及大量的粗纤维。

【功效】温补肾阳,健脾和胃,行气理血。

【用途】适用于腰膝酸软、小腹冷痛、小便频数、遗精阳痿,脾胃虚寒所致的噎膈反胃,呕血、吐血、衄血、尿血,以及高脂血症、胸痹急痛。

【用法】炒熟服食,或捣汁饮服。

【注意事项】阴虚内热及疮疡、目疾者忌服。

10. 金针菜

金针菜又名黄花菜、忘忧草、真金花,为百合科植物萱草、黄花萱草或小萱草的花蕾。

【性味和归经】甘,凉。归肝、肾经。

【成分】本品含蛋白质、钙、磷、铁、胡萝卜素、维生素 C 及花粉、脂肪、糖类等。

【功效】清热解毒,养血止血。

【用途】适用于头晕耳鸣、胸膈烦热、吐血衄血,大便下血、贫血、胎动不安、营养不良性水肿、黄疸肝炎、乳汁不下、记忆力减退,以及疮痈肿毒。

【用法】本品水浸洗净后,宜煎炒熟食,或与肉炖食。

【注意事项】本品不宜单炒食。

11. 香椿

香椿又名香椿芽、红椿,为楝科植物香椿的嫩芽。

【性味和归经】苦,平。归肝、胃、肾经。

【成分】本品含蛋白质、脂肪、钙、磷、铁、维生素(B_1、B_2、C)及少量的胡萝卜素。

【功效】清热化湿,解毒杀虫。

【用途】适用于赤白痢疾、小便短赤涩痛、疔疽疮疥、食欲不振,以及尿道炎、宫颈炎。

【用法】常作摊鸡蛋、盐渍、凉拌食用。

【注意事项】慢性病者不宜食用。

12. 芥菜

芥菜又名雪里蕻,为十字花科植物的芥菜的嫩叶。

【性味和归经】辛,温。归肺、大肠经。

【成分】本品含糖类、胡萝卜素,以及少量的蛋白质、脂肪、大蒜素等。

【功效】宣肺豁痰,温中利气。

【用途】适用于咳喘多痰,胸膈满闷,外感风寒、感冒无汗。

【用法】鲜芥菜辛辣,盐腌后可作炒菜。

【注意事项】疮疡、目疾、痔疮及平素热盛者忌服。

13. 莴苣

莴苣又名莴笋,为菊科植物莴苣的根和叶。

【性味和归经】甘、苦,凉。归肠、胃经。

【成分】本品含钙、磷、铁,以及多种维生素、蛋白质、糖类、胡萝卜素。

【功效】清热利水,通络下乳。

【用途】适用于胸膈烦热,咳嗽痰多,小便不利,脘闷食少,乳汁不通,乳腺炎、水肿。

【用法】常作凉拌,或炒熟食用。

【注意事项】多食使人目糊,停食自复。

14. 大蒜

大蒜又名胡蒜、蒜头，为百合科植物大蒜的鳞茎。

【性味和归经】辛，温。归脾、胃、肺经。

【成分】本品含蒜素、蒜辣素以及蛋白质、钙、磷、铁、多种维生素。

【功效】温中行滞，解毒杀虫。

【用途】适用于心腹冷痛、水肿胀满、痞闷食少、肠炎痢疾、高脂血症、糖尿病、冠心病、流行性感冒、痈肿，可解鱼蟹毒。

【用法】常作为烹饪调味品，也可生食。

【注意事项】肝、眼疾病及内有积热者忌食。

15. 茭白

茭白又名茭笋、茭瓜，为禾本科植物茭白的肥厚嫩茎。

【性味和归经】甘，寒。归肺、脾经。

【成分】本品含蛋白质、脂肪、糖类、磷、钙、铁及少量的胡萝卜素、维生素。

【功效】清热除烦，通乳，解毒。

【用途】适用于热病烦热口渴、目赤、黄疸、痢疾、小便短赤、高血压、酒渣鼻、便秘、产后缺乳。

【用法】常炒熟食用。

【注意事项】脾胃虚寒、滑精便溏者忌食。

16. 芫荽

芫荽又名香菜、胡荽，为伞形科植物芫荽的带根全草。

【性味和归经】辛，温。归肺、脾经。

【成分】本品含蛋白质、糖类、脂肪、钙、磷、铁、胡萝卜素、维生素C、挥发油等。

【功效】健脾和胃，发汗透疹。

【用途】适用于脘闷腹满、食欲不振、小便不利、脱肛、伤风感冒、小儿痘麻透发不畅。

【用法】常作为调味品食用。

【注意事项】痘疹已透，或虽未透出而热毒壅滞者忌服。胃溃疡患者不宜多食。

17. 茴香菜

茴香菜又名莳香、香丝菜，为伞形科植物茴香的茎叶。

【性味和归经】甘、辛，温。归肾经。

【成分】本品含蛋白质、糖类、钙、磷、铁,及少量胡萝卜素、维生素。

【功效】行气止痛,解毒消痈。

【用途】适用于下焦虚寒、小肠气痛、疝气、痈肿。

【用法】本品为夏季蔬菜,一般多做馅食用。

【注意事项】素体阳盛,宿有湿热痰火者不宜多食。

18. 莼菜

莼菜又名水葵,为睡莲科植物莼菜的茎叶。

【性味和归经】甘,寒。归肝、脾经。

【成分】本品含维生素 B_{12}、多种氨基酸、黏液质。

【功效】清热解毒,利水消肿。

【用途】适用于热病烦渴、暑疖痱子、热痢、黄疸、肿瘤、慢性胃炎、胃溃疡、高血压。

【用法】常和姜、醋作羹食。

【注意事项】痔漏、脚气者不宜多食。

19. 芦笋

芦笋又名石刁柏、龙须菜,为百合科植物石刁柏的嫩茎。

【性味和归经】苦、甘,微温。归肺经。

【成分】本品含蛋白质、脂肪、糖类以及维生素、矿物质、叶酸、核酸、硒等。

【功效】抗痨,抗癌。

【用途】适用于肺结核、心脏病、高血压、动脉硬化、心动过速、水肿尿少、尿路结石、慢性肝病,及癌症患者。

【用法】常烩制食用。

20. 竹笋

竹笋又名笋,为禾本科植物淡竹或毛竹的苗。

【性味和归经】甘,寒。归胃、大肠经。

【成分】本品含蛋白质、糖类、钙、磷以及少量铁、维生素、粗纤维、草酸。

【功效】清热化痰,利尿消肿。

【用途】适用于支气管炎痰多、肺热咳嗽、胃热嘈杂、食欲不振、大便秘结、水肿、肾炎、心脏病。

【用法】常炒熟食用。

【注意事项】便溏腹泻者不宜食用。

21. 荠菜

荠菜又名护生草,为十字花科植物荠菜的带根全草。

【性味和归经】甘,寒。归肝、肾经。

【成分】本品含蛋白质、钙、铁、维生素 C。

【功效】清热解毒,利湿通淋。

【用途】适用于目赤肿痛、吐血、便血、月经过多、痢疾、小便短赤、肾炎水肿、高血压。

【用法】常作馅食用,或作汤羹食用。

22. 马齿苋

马齿苋又名马齿菜、长寿菜,为马齿苋科植物马齿苋的全草。

【性味和归经】酸,寒。归肺、大肠经。

【成分】本品含蛋白质、脂肪、糖类、钙、磷、铁、胡萝卜素、维生素 C 及少量钾盐、去甲肾上腺素。

【功效】清热解毒,散血消肿。

【用途】适用于急性肠炎、赤白痢疾、疮疡肿毒、丹毒、阑尾炎、产后虚汗。

【用法】本品常蒸食。

23. 白萝卜

白萝卜又名莱菔,为十字花科植物莱菔的根。

【性味和归经】辛、甘,凉。归肺、胃经。

【成分】本品含蛋白质、糖类、钙、磷、铁、维生素 C 及莱菔苷。

【功效】下气化痰,化积宽中。

【用途】适用于咳喘痰多、肺痨咯血、食积气滞、胸腹胀闷、鼻衄、感冒。

【用法】生吃、熟食均可。

【注意事项】脾胃虚寒、大便溏薄者不宜多食、生食。

24. 胡萝卜

胡萝卜又名红萝卜、金笋,为伞形科植物胡萝卜的根。

【性味和归经】甘,平。归肺、脾经。

【成分】本品含多种维生素(尤其是维生素 A)、叶酸、磷、钠、钾、铁、锌以及糖类、脂肪油、挥发油。

【功效】健脾化滞,养肝明目。

【用途】适用于夜盲症、干眼病、胸满脘闷、食欲不振、消化不良、咳嗽、糖尿病、高脂血症、高血压。

【用法】常炒熟或与肉同煮食用,也可生食。

【注意事项】患者不宜生食。

25. 慈姑

慈姑又名茨菰,为泽泻科植物慈姑的球茎。

【性味和归经】苦、甘,微寒。归心、肝、肺经。

【成分】本品含蛋白质、糖类、磷、铁、钙等。

【功效】润肺止咳、通淋行血。

【用途】适用于咳嗽咯血、小便频数涩痛、石淋、血淋、疮毒湿疹、产后血闭、胎衣不下。

【用法】常炒菜食用,或煮熟食用。

【注意事项】本品应去皮食用。

26. 芋艿

芋艿又名芋头、芋,为天南星科植物芋的根茎。

【性味和归经】甘、辛,平。归脾、胃经。

【成分】本品含蛋白质、脂肪、糖类、钙、磷、铁及少量胡萝卜素、维生素、黏液质及皂素。

【功效】健脾和胃,软坚散结。

【用途】适用于口渴欲饮、大便秘结、淋巴结结核、淋巴结肿大。

【用法】常作甜羹或和肉同煮食用。

【注意事项】本品不宜多食,多食滞气困脾。

27. 藕

藕又名莲藕、莲根,为睡莲科植物莲的肥大根茎。

【性味和归经】甘,寒。归心、脾、胃经。

【成分】本品含糖类、钙、磷、铁、维生素 C、天冬素、多氧化酶。

【功效】生用:清热润肺,凉血行瘀;熟用:健脾开胃,止泻固精。

【用途】适用于久嗽劳咳,热病身热口渴,食欲不振;吐血、衄血、咯血、血淋;久痢久泻,疮溃不收。

【用法】清热止血宜生用,补虚开胃宜熟食。

【注意事项】忌用铁器加工。

28. 百合

为百合科植物百合的鳞茎。

【性味和归经】甘、微苦,平。归心、肺经。

【成分】本品含淀粉、蛋白质、脂肪以及少量矿物质、秋水仙碱等多种生物碱。

【功效】润肺止咳,清心安神。

【用途】适用于肺虚久咳、痰中带血、虚烦不眠、低热不退、烦渴乏力、咽喉干痛。

【用法】本品常在暑季和绿豆共煮汤饮服。

【注意事项】风寒痰嗽、大便溏薄者忌服。

29. 甘薯

甘薯又名番薯、红薯、白薯、山芋、土瓜、地瓜,为旋花科植物甘薯的块根。

【性味和归经】甘,平。归脾、肾经。

【成分】本品含糖类、粗纤维、钙、磷、铁、胡萝卜素及少量蛋白质、脂肪。

【功效】健脾益胃,解毒消痈。

【用途】适用于气短乏力、神倦食少、肿胀、口渴欲饮、大便干结、湿热黄疸、乳痈疮毒、小儿疳积。

【用法】本品常蒸、烤、煮汤食用。

【注意事项】消化性溃疡、腹胀、泛酸者不宜食用。

30. 马铃薯

马铃薯又名土豆、洋山芋,为茄科植物马铃薯的块茎。

【性味和归经】甘,平。归胃、大肠经。

【成分】本品含淀粉、蛋白质、糖类、磷、维生素 C、柠檬酸、乳酸、钾盐。

【功效】益气健脾,调中和胃。

【用途】适用于胃及十二指肠溃疡、慢性胃痛、习惯性便秘、气短乏力、皮肤湿疹。

【用法】常和猪肉等同煮食用。

【注意事项】脾胃虚寒腹泻者不宜食用。发芽的马铃薯含有较多的龙葵素,有毒,不宜食用。

31. 山药

山药又名薯药、土薯,为薯蓣科植物薯蓣的根茎。

【性味和归经】甘,平。归肺、脾、肾经。

【成分】本品含糖、钙、磷、维生素 C 以及黏液质、皂苷等。

【功效】健脾补肺,益精固肾。

【用途】适用于脾虚泄泻、虚劳咳嗽、遗精带下、小便频数、消渴久痢。

【用法】本品常作糕或煮粥食用。

【注意事项】湿重者不宜食用。

32. 鲜姜

鲜姜又名生姜、姜,为多年生草本植物姜的新鲜根茎。

【性味和归经】辛,温。归脾、胃、肺经。

【成分】本品含挥发油,主要成分为姜醇、姜烯等。挥发油能刺激胃液分泌,促进消化,有健胃作用。生姜对血管运动中枢和呼吸中枢有兴奋作用。

【功效】止呕,化痰,发汗,解毒。

【用途】适用于脾胃虚寒、呕吐恶心、心脘痞满、食欲不振、咳嗽喘促、风寒感冒、细菌性痢疾、风湿性腰痛。

【用法】常作菜肴的调味品,或煎汤饮服。

【注意事项】脏腑有热者慎用。

(四) 瓜茄类、菌类

1. 冬瓜

冬瓜又名白冬瓜、水芝,为葫芦科植物冬瓜的果实。

【性味和归经】甘、淡,凉。归肺、大肠、膀胱经。

【成分】本品含蛋白质、糖类、钙、磷、铁及少量胡萝卜素、维生素(B_1、B_2、C)等。

【功效】清热利水,解毒,生津。

【用途】适用于水肿胀满、水泻、痢疾、小便不利、发热口渴、小儿惊风、糖尿病、高血压、冠状动脉粥样硬化性心脏病、火眼赤痛、热毒疮疖、痰火哮喘。

【用法】常煮熟食用,或煮汤食用。

【注意事项】虚寒、久病滑泄者忌用。

2. 丝瓜

丝瓜又名水瓜、天罗、布瓜,为葫芦科植物丝瓜的嫩果实。

【性味和归经】甘,凉。归肝、胃经。

【成分】本品含蛋白质、脂肪、糖类、钙、磷、铁及少量维生素(C、B_1、B_2)、瓜氨酸。

【功效】清热凉血,化痰,解毒。

【用途】适用于热痢、血淋、黄疸、肠风便血、崩漏带下、乳痈、乳汁不通、痈疖疮毒、热病烦渴、痰喘咳嗽、经脉不通。

【用法】常炒熟食用,或煮汤食用。

【注意事项】体虚内寒者慎用。

3. 黄瓜

黄瓜又名王瓜、胡瓜,为葫芦科植物黄瓜的果实。

【性味和归经】甘,寒。归胃、小肠经。

【成分】本品含蛋白质、脂肪、钙、磷、铁、葡萄糖、半乳糖、精氨酸、核黄素及维生素 C、葫芦素(A、B、C、D)。

【功效】清热止渴,利水,解毒。

【用途】适用于热病口渴、胸中烦热、四肢水肿、小便不利、烫伤疮肿、咽喉肿痛、小儿热痢、高血压、高脂血症。

【用法】本品生熟均能食用。

【注意事项】老年慢性支气管炎发作期忌服。

4. 南瓜

南瓜又名倭瓜、北瓜、饭瓜,为葫芦科植物南瓜的果实。

【性味和归经】甘,温。归脾、胃经。

【成分】本品含蛋白质、淀粉、葡萄糖、钙、磷、铁、胡萝卜素以及少量维生素 C 和 B 族维生素。

【功效】健脾利水,解毒杀虫。

【用途】适用于气短倦怠、食少腹胀、水肿尿少、慢性腹泻、哮喘冬季严重者、肺痈、蛔虫病。

【用法】本品常煮汤食用。

【注意事项】气滞湿阻者忌服。

5. 苦瓜

苦瓜又名凉瓜、癞瓜,为葫芦科植物苦瓜的果实。

【性味和归经】苦,寒。归心、脾、胃经。

【成分】本品含蛋白质、脂肪、糖类以及少量钙、磷、铁、B 族维生素、维生素 C、苦瓜苷、β-谷甾醇葡萄糖苷。

【功效】清热祛暑,明目,解毒。

【用途】适用于中暑发热、热病口渴、目亦目痛、胃热脘痛、湿热痢疾、热毒疮疖、糖尿病。

【用法】常炒熟食用,或煮汤食用。

【注意事项】脾胃虚寒者慎服。

6. 番茄

番茄又名西红柿,为茄科植物番茄的成熟果实。

【性味和归经】甘、酸，微寒。归肝、脾、胃经。

【成分】本品含蛋白质、脂肪、磷、铁、葡萄糖、果糖、有机酸、苹果酸脱氢酶、抗坏血酸氧化酶、番茄素以及多种维生素。

【功效】生津止咳，健胃消食。

【用途】适用于胃热口苦、发热烦渴、食欲不振、高血压、眼底出血、夜盲症。

【用法】本品可生食，也可炒熟或煮汤食用。

【注意事项】未成熟番茄含龙葵素，有毒性，勿食。

7. 茄子

茄子又名落苏、矮瓜，为茄科植物茄的果实。

【性味和归经】甘，凉。归脾、胃、大肠经。

【成分】本品含蛋白质、脂肪、糖类、钙、磷、铁及少量多种维生素、生物碱等。

【功效】清热解毒，活血止痛。

【用途】适用于肠风下血、热毒疮痈、皮肤溃疡、冻疮、小便不利、水肿、黄疸肝炎、脘闷腹胀、食欲不振。

【用法】本品常炒熟食用。

【注意事项】慢性腹泻者应慎食。

8. 菜瓜

菜瓜又名生瓜、越瓜，为葫芦科植物菜瓜的果实。

【性味和归经】甘，寒。归脾、胃经。

【成分】本品含蛋白质、脂肪、糖类、钙、磷、铁、多种维生素及胡萝卜素。

【功效】清热利尿，生津，解毒。

【用途】适用于热病烦渴、小便短少、便秘肠燥、醉酒头晕等。

【用法】常生食。

【注意事项】脾胃虚寒者慎食。

9. 辣椒

辣椒又名秦椒、辣茄，为茄科植物辣椒的果实。

【性味和归经】辛，热。归心、脾经。

【成分】本品含蛋白质、脂肪、糖类、钙、磷、铁、胡萝卜素、B族维生素和维生素 C。

【功效】温中散寒，开胃除湿。

【用途】适用于胃寒饱胀、消化不良、食欲不振、风寒感冒、痢疾水泻、疟疾等。

【用法】常作调味品应用。

【注意事项】阴虚有热者忌服。

10. 木耳

木耳又名黑木耳、云耳,为木耳科植物木耳的子实体。

【性味和归经】甘,平。归胃、大肠经。

【成分】本品含蛋白质、糖类、钙、磷、铁以及少量维生素、烟酸、卵磷脂、脑磷脂、胶质。

【功效】补气益智,凉血止血。

【用途】适用于腰膝酸软、肢体麻木、大便燥涩、肺虚咳嗽、痰中带血、便血、血痢、血淋、崩漏、痔疮、贫血、高血压、冠心病。

【用法】宜先用温水浸发,洗净杂质后熟食。

【注意事项】大便不实者忌服。

11. 银耳

银耳又名白木耳,为银耳科植物银耳的子实体。

【性味和归经】甘、淡,平。归肺、胃、肾经。

【成分】本品含蛋白质、糖类、钙、矿物质、维生素、17种氨基酸、粗纤维。

【功效】滋阴润肺,益胃生津。

【用途】适用于肺燥咳嗽、痰中带血、咯血、衄血、肺结核、老年性喘息、便秘口渴、食欲不振、高血压。

【用法】常作羹服食。

【注意事项】风寒咳嗽、湿热生痰者忌用。

12. 香菇

香菇又名香蕈、冬菇,为侧耳科植物香蕈的子实体。

【性味和归经】甘,平。归胃经。

【成分】本品含蛋白质、糖类、钙、磷、铁及维生素、氨基酸、香蕈素。

【功效】补气益胃,托痘毒。

【用途】适用于气短乏力、食欲不振、小便频数、高脂血症、高血压、动脉硬化、糖尿病、功能性子宫出血、小儿痘疹干瘪、托毒外出、小儿佝偻病。

【用法】常和肉类同煮食用。

【注意事项】产后、痧痘后、病后忌用野生香菇。

13. 蘑菇

蘑菇又名肉蕈、口蘑,为黑伞科植物蘑菇的子实体。

【性味和归经】甘,凉。归肠、胃、肺经。

【成分】本品含蛋白质、糖类、钙、磷、铁、维生素 C 以及烟酸、氨基酸。

【功效】补气益胃,化痰理气。

【用途】适用于咳嗽痰多、胸膈满闷、肺炎、肠炎、白细胞减少症、糖尿病以及急性、慢性肝炎。

【用法】常与肉同炖食用。

【注意事项】大便干结者不宜多食。

(五) 果品类

1. 荸荠

荸荠又名马蹄、地栗,为莎草科植物荸荠的球茎。

【性味和归经】甘,寒。归肺、胃经。

【成分】本品含糖类、磷及少量蛋白质、铁、维生素、胡萝卜素、荸荠英等。

【功效】清热生津,消积化痰。

【用途】适用于热病烦渴、咽喉肿痛、风火眼疾、小便赤痛、咳嗽痰多、赤白血痢、高血压、痔疮、腹满胀大、湿热黄疸、便秘。

【用法】常煮熟食用,或作馅食用。

【注意事项】虚寒及血虚者慎服。

2. 甘蔗

甘蔗又名竿蔗、糖梗,为禾本科植物甘蔗的茎秆。

【性味和归经】甘,寒。归肺、胃经。

【成分】本品含糖类、水分、蛋白质、脂肪、钙、磷、铁、硒、多种氨基酸、琥珀酸、乌头酸、甘醇酸、苹果酸、柠檬酸、草酸、多种维生素。

【功效】生津润燥,益气和中。

【用途】适用于热病伤津、心烦口渴、身热尿赤、肺燥咳嗽、大便秘结、心悸气短、反胃呕吐、泄痢日久以及中风失音。

【用法】常嚼服,或榨汁饮服。

【注意事项】脾胃虚寒者慎服。

3. 香蕉

香蕉又名蕉子、蕉果,为芭蕉科植物甘蕉的果实。

【性味和归经】甘,寒。归脾、胃经。

【成分】本品含糖类、蛋白质、钙、磷以及少量维生素、5-羟色胺。

【功效】清热生津,润肠。

【用途】适用于热病口渴、肠燥便秘、醉酒、牙痛、痔疮、高血压、冠心病。

【用法】可生食,也可熟食。

【注意事项】进食过多,会导致胃肠功能障碍,脾虚便溏者忌服。

4. 李子

李子又名李实、嘉庆子,为蔷薇科植物李的果实。

【性味和归经】甘、酸,平。归肝、肾经。

【成分】本品含糖类、磷、铁,以及少量胡萝卜素、维生素等。

【功效】清热生津,泻肝利水。

【用途】适用于阴虚内热、骨蒸劳热、消渴引饮、腹水、小便不利。

【用法】成熟后生食。

【注意事项】脾胃虚弱者不宜多食。

5. 柿子

柿子又名猴枣,为柿科植物柿的果实。

【性味和归经】甘、涩,寒。归心、肺、大肠经。

【成分】本品含糖类、维生素 C、胡萝卜素、铁、钙以及蛋白质、脂肪、淀粉、果胶、碘。

【功效】润肺止咳,清热生津,化痰软坚。

【用途】适用于慢性支气管炎、虚劳咯血、高血压、动脉硬化、痔疮出血、热病烦渴、口干唇烂、心中烦热、热痢、地方性甲状腺肿。

【用法】成熟后生食。

【注意事项】外感咳嗽、中寒腹痛、脾虚下利者忌服。本品不可与蟹及酒同食。

6. 梅

梅又名青梅、乌梅、春梅,为蔷薇科植物梅的果实。

【性味和归经】酸、涩,平。归脾、肺、大肠经。

【成分】本品含柠檬酸、苹果酸,以及糖类、蛋白质、脂肪、矿物质等。

【功效】收敛生津,安蛔止泻。

【用途】适用于虚热烦渴、肺虚久咳、久泄久痢,便血、尿血、妇人血崩、胆道蛔虫症、梅核气、风湿性关节痛、腰痛,坐骨神经痛。

【用法】暑夏时煮乌梅水当饮料服。

【注意事项】咳嗽,妇女经期、产前、产后忌服。

7. 杏

杏又名杏子、杏实,为蔷薇科植物杏的果实。

【性味和归经】酸、甘，温。归肝、肾经。

【成分】本品含蛋白质、糖类、钙、铁、胡萝卜素，并含有多种维生素、粗纤维等。

【功效】生津止渴，润肺定喘。

【用途】适用于口干烦渴、咳嗽气喘、慢性泄泻。

【注意事项】素体内热者慎服。

8. 杨梅

杨梅又名机子、圣生梅、白蒂梅、朱红、树梅，为杨梅科植物杨梅的果实。

【性味和归经】甘、酸，温。归肺、胃经。

【成分】本品含蛋白质、糖类、矿物质、柠檬酸等。

【功效】生津和胃，消食止痢。

【用途】适用于暑热生津、口干舌燥、食欲不振、胃肠胀满、痢疾、吐泻。

【用法】成熟后生食，或浸酒服食。

【注意事项】本品不可多食，多食能伤齿及筋，血热火旺者慎用，忌生葱。

9. 山楂

山楂又名山里红，为蔷薇科植物山楂或野山楂的果实。

【性味和归经】酸、甘，微温。归脾、胃、肝经。

【成分】本品含糖类、钙、磷、铁、胡萝卜素、维生素 C 以及柠檬酸、山楂酸。

【功效】消食和中，行气散瘀。

【用途】适用于肉食积滞而致胃脘饱满胀痛、产后恶露不尽、痰饮痞满、小儿脾虚久泻、高血压、高脂血症、冠心病。

【用法】成熟或生食，或蜜渍后食用。

【注意事项】脾胃虚弱者不宜多食。

10. 橘

橘又名黄橘、福橘、朱橘，为芸香科植物福橘或朱橘等多种橘类的成熟果实。

【性味和归经】甘、酸，凉。归肺、胃经。

【成分】本品含蛋白质、糖类、钙、磷、铁、维生素 C 及枸橼酸，少量 B 族维生素。

【功效】生津和胃，润肺化痰。

【用途】适用于肺胃蕴热、咳嗽痰多、胸中结气、口渴烦热、胸膈痞满、呕逆食少、坏血病。

【用法】成熟后生食或制橘饼食用。

【注意事项】风寒咳嗽及有痰饮者不宜食用。

11. 橙子

橙子又名黄果、新会橙,为芸香科植物香橙的果实。

【性味和归经】酸,凉。归肺经。

【成分】本品含糖类、钙、维生素(B_1、C)、橙皮苷、柠檬酸、苹果酸、琥珀酸和果胶。

【功效】消痰降气,和中开胃,醒酒止咳。

【用途】适用于咳嗽痰喘、纳呆脘闷、酒醉口渴、痔疮肿痛、痛经、乳房胀痛、偏头痛。

【用法】成熟后生食。

【注意事项】疟寒热者忌食。

12. 柚

柚又名文旦、柚子、胡柑,为芸香科植物柚的果实。

【性味和归经】甘、酸,寒。归脾、肝经。

【成分】本品含糖类、钙、铁、维生素 C、胡萝卜素以及柚皮苷、挥发油、维生素 B_1、B_2。

【功效】消食和胃,理气化痰。

【用途】适用于食积不化、咳嗽痰多、热病口渴、咽喉痒痛、糖尿病、冠心病、醉酒。

【用法】成熟后吃果肉。

【注意事项】气虚者不宜多食。

13. 梨

梨又名快果,为蔷薇科植物白梨、沙梨、秋子梨的果实。

【性味和归经】甘、微酸,凉。归肺、胃经。

【成分】本品含糖类、钙、磷、铁、维生素 C 以及少量 B 族维生素。

【功效】养阴清热,润肺止咳。

【用途】适用于邪热伤阴、口渴欲饮、心中烦热、肺燥咳嗽、咽干喑哑、目赤、喘促气急、大便干结、醉酒。

【用法】成熟后生食,或蒸食,或和米煮粥。

【注意事项】脾虚便溏及寒嗽者忌服。

14. 桃子

桃子又名桃实,为蔷薇科植物桃的果实。

【性味和归经】甘、酸，温。归肝、大肠经。

【成分】本品含蛋白质、糖类、钙、磷、铁、钾，以及维生素、胡萝卜素。

【功效】益气生津，活血润肠。

【用途】适用于肠燥便秘、肝脾肿大、虚劳咳喘、痛经、水肿、高血压、冠心病。

【用法】常作鲜食或作脯食。

【注意事项】因其性温，多食易使人腹胀并易生痈疖。

15. 桑葚

桑葚又名桑实、桑果、桑葚子，为桑科植物桑的果穗。

【性味和归经】甘，寒。归肝、肾经。

【成分】本品含葡萄糖、蔗糖、果糖、鞣质、苹果酸以及钙质、维生素等。

【功效】滋阴养血，补益肝肾。

【用途】适用于消渴、便秘、头昏目暗、耳聋耳鸣、脱发早白、关节不利、贫血、血虚腹痛、神经痛。

【用法】可生食、煎汤，或熬膏服食。

【注意事项】脾胃虚寒泄泻者慎用。

16. 柠檬

柠檬又名宜母子、里木子、黎檬子、药果、柠果，为芸香科植物黎檬或洋柠檬的果实。

【性味和归经】酸，平。归肺、胃经。

【成分】本品含柠檬酸、苹果酸、奎宁酸、糖类及多种维生素、矿物质。

【功效】生津止渴，安胎。

【用途】适用于暑热烦渴、胃热呕哕、胎动不安、高脂血症、肥胖症、胆石症等。

【用法】常作清凉饮料饮服。

【注意事项】多食宜伤筋损齿。

17. 苹果

苹果又名柰子、天然子，为蔷薇科植物苹果的果实。

【性味和归经】甘，凉。归肺、胃经。

【成分】本品含糖、钙、磷、铁，以及胡萝卜素、维生素、有机酸、芳香醇、果胶。

【功效】健脾益胃，生津润燥。

【用途】适用于中气不足、精神疲倦、不思饮食、脘闷纳呆、暑热心烦、口渴、咳嗽、盗汗、慢性腹泻。

【用法】成熟后生食。

18. 橄榄

橄榄又名青果、甘榄、白榄,为橄榄科植物橄榄的果实。

【性味和归经】甘、涩、酸,平。归肺、胃经。

【成分】本品含糖类、钙、磷、铁、维生素 C。

【功效】清肺利咽,解毒。

【用途】适用于咽喉肿痛、烦渴、咳嗽咯血、酒中毒、河豚鱼中毒、上呼吸道感染、细菌性痢疾。

【用法】鲜果去皮、核,入糖或盐煮,制成甜、咸味橄榄食用。

【注意事项】热性咳嗽不宜食用。

19. 樱桃

樱桃又名含桃、荆桃、樱珠,为蔷薇科植物樱桃的果实。

【性味和归经】甘,温。归肺经。

【成分】本品含铁、钙、磷、B族维生素、维生素(A、C)。

【功效】补气益中,祛风湿。

【用途】适用于病后体虚气弱、脾失健运、气短心悸、倦怠食少、咽干失眠、腰腿疼痛、四肢不仁、关节屈伸不利、贫血、疹发不出(闷疹)。

【用法】常食其果肉。

【注意事项】素体热者不宜多食。

20. 葡萄

葡萄又名草龙珠、蒲桃,为葡萄科植物葡萄的果实。

【性味和归经】甘、酸,平。归肺、脾、肾经。

【成分】本品含果糖、蛋白质、维生素(A、B_1、B_2、C)、烟酸、钙、磷、铁、钾、钠、氯。

【功效】益气健脾,滋补肝肾,利尿安胎。

【用途】适用于肝肾阴虚、心悸盗汗、干咳痨嗽、腰腿酸痛、筋骨无力,脾虚气弱、气短乏力、四肢水肿、小便不利,发热口渴、贫血、血小板减少、粒细胞减少、胎气上逆,胆囊炎、胆石症。

【用法】成熟后生食。

【注意事项】有眼疾者不宜多食。

21. 枇杷

枇杷又名枇杷果,为蔷薇科植物枇杷的果实。

【性味和归经】甘、酸,凉。归脾、肺、肝经。

【成分】本品含胡萝卜素、B族维生素以及苹果酸、柠檬酸、钙、磷、铁。

【功效】润肺止咳,和胃生津。

【用途】适用于肺热咳嗽、虚热肺痿、肺燥咯血、胃热胃燥、口渴、呕逆食少以及吐血等症。

【用法】鲜枇杷去皮生食。

【注意事项】脾虚泄泻者忌食。

22. 龙眼肉

龙眼肉又名桂圆、益智、木弹、蜜脾、荔枝奴,为无患子科植物龙眼的假种皮。

【性味和归经】甘,温。归心、脾经。

【成分】本品含葡萄糖、蔗糖、B族维生素、维生素A、酒石酸、蛋白质、脂肪。

【功效】补益心脾,养血安神。

【用途】适用于食欲不振、产后水肿、心悸、失眠、健忘、贫血。

【用法】鲜桂圆生食,或煮汤食用。

【注意事项】外感表证初起,热盛所致的痰黄黏者忌食。

23. 荔枝

荔枝又名离支、丹荔、火山荔、丽枝,为无患子科植物荔枝的果实。

【性味和归经】甘、酸,温。归脾、肝经。

【成分】本品含葡萄糖、蔗糖、蛋白质、脂肪、B族维生素、维生素(A、C)、叶酸、柠檬酸、皂苷、鞣质。

【功效】益气健脾,养血补肝,理气止痛。

【用途】适用于病后体虚、口渴欲饮、产后水肿、妇女崩漏、脾虚泄泻、疝气肝胃气痛。

【用法】鲜荔枝生食。

【注意事项】阴虚火旺者慎服。

24. 石榴

石榴又名金庞、金罂、安石榴,为石榴科植物石榴的果实。

【性味和归经】甘、酸,温。归大肠、肾经。

【成分】本品含磷、钙、维生素C以及石榴酸、雌酮、雌二醇、甘露醇等。

【功效】生津,止血,杀虫,涩肠。

【用途】适用于津液不足、口燥咽干、小儿疳积、久痢久泻、口舌生疮、崩漏带下。

【用法】去皮吃果肉。

【注意事项】多食易伤肺,生痰,损齿。

25. 猕猴桃

猕猴桃又名藤梨、金梨,为猕猴桃科植物猕猴桃的果实。

【性味和归经】甘、酸,寒。归脾、胃经。

【成分】本品含蛋白质、糖类、脂肪和钙、磷、铁等矿物质,尤其维生素C含量非常丰富,以及多种氨基酸。

【功效】清热,止渴,通淋。

【用途】适用于烦热、消渴、黄疸、石淋尿痛、痔疮出血,食欲不振、消化不良、呃逆、干呕。

【用法】本品常鲜食。

【注意事项】脾胃虚寒者慎服。

26. 罗汉果

罗汉果又名拉汉果、假苦瓜,为葫芦科植物罗汉果的果实。

【性味和归经】甘,凉。归肺、脾经。

【成分】本品含丰富的葡萄糖及其他营养物质。

【功效】清肺,润肠,止咳。

【用途】适用于肺燥咳嗽、肠燥便秘、支气管炎、扁桃体炎、喉痛失音。

【用法】本品常鲜食。

27. 椰子

为棕榈科植物椰子的果实。

【性味和归经】甘,温。归心、脾经。

【成分】本品含蛋白质、脂肪、糖类以及多种维生素、矿物质。

【功效】益气生津,消疳杀虫。

【用途】适用于脾虚倦怠、食欲不振、四肢乏力、暑热口渴、小儿疳积、姜片虫病、绦虫病、胃肠炎。

【用法】常作饮料、干果、糕点食用。

【注意事项】多食动气。

28. 白果

白果又名银杏、灵眼、佛指甲,为银杏科植物银杏的种子。

【性味和归经】甘、涩、苦,平。归肺、肾经。

【成分】本品含淀粉、蛋白质、脂肪、蔗糖、银杏酸、银杏醇以及钾、钙、磷、鞣质等。

【功效】敛肺定喘,止带缩便。

【用途】适用于哮喘痰多、小便频数、白带白浊、遗精遗尿、肺结核、小儿腹泻。

【用法】常煮食或炒熟食用。

【注意事项】有实邪者忌服。

29. 榧子

榧子又名香榧、细榧、赤果,为红豆杉科植物榧的种子。

【性味和归经】甘,平。归肺、胃、大肠经。

【成分】本品含脂肪油、草酸、葡萄糖、多糖、鞣质、挥发油等。

【功效】杀虫消积,滋阴润燥。

【用途】适用于蛔虫、钩虫、姜片虫、绦虫等多种寄生虫病以及痔疾、小儿疳积、慢性咳嗽、肠燥便秘。

【用法】常炒熟食用。

【注意事项】脾虚泻泄者忌服。

30. 胡桃仁

胡桃仁又名胡桃肉,为胡桃科植物胡桃的种仁。

【性味和归经】甘,温。归肾、肺经。

【成分】本品含蛋白质、脂肪、糖类、维生素(A、B_1、B_2、C、E)、钙、磷、铁、镁、锰等多种矿物质。

【功效】温补肺肾,润肠通便,排石通淋。

【用途】适用于肺肾不足之咳嗽气喘、腰膝酸软、头晕目花、阳痿遗精、小便频数、尿路结石、肠燥便秘、肌肤干燥、须发早白。

【用法】常炒熟食用,也可油炸、盐煮食用。

【注意事项】素体热盛及痰湿重者忌食。

31. 大枣

大枣又名干枣、美枣、红枣,为鼠李科植物枣的成熟果实。

【性味和归经】甘,温。归脾、胃经。

【成分】本品含蛋白质、糖类、有机酸、黏液质、维生素(A、B_1、B_2、C)及微量的钙、磷、铁。

【功效】补益脾胃,滋阴养血。

【用途】适用于食欲不振、泄泻、妇女脏躁证(表现为容易悲伤哭泣,不能自主,心中烦乱)、贫血、血小板减少性紫癜、惊悸失眠。

【用法】常煮熟或煮汤食用。

【注意事项】胃肠积滞、小儿疳积、齿痛、痰湿盛者忌食。

32．栗子

栗子又名板栗，为壳斗科植物栗的种仁。

【性味和归经】甘，温。归脾、胃、肾经。

【成分】本品含蛋白质、脂肪、糖类、维生素（A、B_1、B_2、C）、钙、磷、铁等。

【功效】健脾养胃，补肾强筋，活血止血。

【用途】适用于脾胃虚弱、羸瘦乏力、气怯食少、反胃泄泻、老年体虚、腰膝酸软、气喘咳嗽、吐血、衄血。

【用法】常炒熟或煮熟食用。

【注意事项】消化不良、湿热内蕴、面目水肿、风湿痛者忌食。

33．菱角

菱角又名菱实、水菱、沙角，为菱科植物菱的果肉。

【性味和归经】甘，凉。归肠、胃经。

【成分】本品含淀粉、蛋白质、葡萄糖等。

【功效】生食清暑解热，熟食益气健脾。

【用途】适用于暑热伤津、身热心烦、口渴自汗、食欲不振、脾虚泄泻、痔疮出血、宫颈癌、胃癌、食管癌。

【用法】可生食，也可煮熟食用。

【注意事项】胸腹痞满者不宜多食。

34．葵花子

葵花子又名天葵子、葵瓜子，为菊科植物向日葵的种子。

【性味和归经】甘，平。归肺、胃、肝经。

【成分】本品含亚油酸、磷酸、蛋白质、糖、β-胡萝卜素。

【功效】降压，止痢，润肠。

【用途】适用于高血压、痢疾、蛲虫病、便秘、高脂血症。

【用法】常炒熟食用。

【注意事项】用于驱蛲虫时需生吃。

35．莲子

莲子又名莲实、泽芝，为睡莲科植物莲的果实或种子。

【性味和归经】甘、涩，平。归心、脾、肾经。

【成分】本品含糖类、蛋白质、脂肪、天门冬素、钙、磷、铁、棉子糖。

【功效】补脾涩肠，养心益肾。

【用途】适用于除烦止渴、久泄久痢、遗精、崩漏带下、失眠多梦、小便黄赤、淋浊涩痛。

【用法】常煮熟食用。

【注意事项】外感初起表证、大便干结、疳积、疟疾等症忌食。

36. 芡实

芡实又名鸡头米,为睡莲科植物芡的成熟种仁。

【性味和归经】甘、涩,平。归脾、肾经。

【成分】本品含淀粉以及少量蛋白质、磷、钙、烟酸、核黄素、胡萝卜素。

【功效】固肾涩精,补脾止泻,收敛止带。

【用途】适用于慢性泄泻或五更泻、遗精、滑精、早泄、白带、小便频数、脱肛。

【用法】常煮熟食用。

【注意事项】消化不良者、产妇忌食。

37. 松子

松子又名松子仁、新罗松子,为松科植物红松的种子。

【性味和归经】甘,温。归肝、肺、大肠经。

【成分】本品含蛋白质、脂肪、糖类。

【功效】补益润肠,滋阴养液。

【用途】适用于病后体虚、羸瘦少气、燥咳痰少、皮肤干燥、头晕目眩、口渴便秘、盗汗心悸。

【用法】炒熟食用。

【注意事项】脾胃虚弱所致的腹泻以及湿痰所致胸脘胀满、呕吐、食欲不振者忌食。

38. 落花生

落花生又名花生、长生果、番豆、落地松、地果,为豆科植物落花生的种子。

【性味和归经】甘,平。归脾、肺经。

【成分】本品含蛋白质、脂肪、氨基酸、卵磷脂、嘌呤、生物碱、维生素(A、B_1、B_2、C)、泛酸、三萜皂苷、钙、磷、铁。

【功效】醒脾和胃,润肺止咳。

【用途】适用于脾胃不和、气机不舒、食欲不振、脘腹胀满、产后缺乳、肠燥便秘、肺痨燥咳、久咳、小儿百日咳、血小板减少性紫癜。

【用法】炒熟食用,或煮熟食用。

【注意事项】寒湿停滞及腹泻者忌食。

39．南瓜子

南瓜子又名南瓜仁、白瓜子，为葫芦科植物南瓜的种子。

【性味和归经】甘，平。归脾、胃经。

【成分】本品含氨基酸、脂肪酸、蛋白质及 B 族维生素、维生素（A、C）、胡萝卜素等。

【功效】驱虫，催乳，止咳。

【用途】适用于蛔虫病、绦虫病、血吸虫病、营养不良、面色萎黄、产后缺乳、百日咳。

【用法】炒熟食用。

【注意事项】多食容易壅气滞膈。

40．甜杏仁

甜杏仁又名杏核，为蔷薇科植物杏或山杏的部分栽培种味甜的干燥种子。

【性味和归经】甘，平。归肺、大肠经。

【成分】本品含蛋白质、糖类、钙、磷、铁、胡萝卜素以及多种维生素、粗纤维等。

【功效】和胃润肠，润肺止咳。

【用途】适用于脾胃失调、心腹满闷、食欲不振、肠燥便秘、咳嗽喘逆。

【用法】常作为干果食用，也可供汤羹食用。

【注意事项】大便溏泄者忌食。

41．西瓜

西瓜又名寒瓜、水瓜、夏瓜，为葫芦科植物西瓜的果实。

【性味和归经】甘，寒。归心、胃、膀胱经。

【成分】本品含大量的蔗糖、果糖、葡萄糖，丰富的维生素（A、C）和 B 族维生素，多量的有机酸、氨基酸以及钙、磷、铁等矿物质。

【功效】清热解暑，生津利尿。

【用途】适用于中暑内热，心烦口渴，小便短赤，醉酒，口舌生疮，急、慢性肾炎，高血压。

【用法】成熟后食其果肉。

【注意事项】脾胃虚寒、大便溏泄者慎食。

42．甜瓜

甜瓜又名香瓜、甘瓜、果瓜，为葫芦科植物甜瓜的果实。

【性味和归经】甘，寒。归心、胃经。

【成分】本品含糖类、钙、磷、铁、维生素(C、B₁、B₂)、胡萝卜素、柠檬酸及球蛋白。

【功效】清暑止渴,通利小便。

【用途】适用于暑热烦渴、胸膈满闷不舒、小便不利、大便干结、食欲不振。

【用法】洗净消毒后可生食。

【注意事项】脾胃虚寒、腹胀便溏者慎服。

(六) 畜肉类

1. 猪肉

猪肉又名豚肉、豕肉,为猪科动物猪的肉。

【性味和归经】甘、咸,平。归脾、胃、肾经。

【成分】本品含蛋白质、脂肪、钙、磷、铁、钾、铜、硒、维生素(B₁、B₂、C)以及多种氨基酸。

【功效】补中益气,滋阴润燥。

【用途】适用于病后体弱、产后血虚、津干血枯、难产不下以及消渴、干咳、便秘。

【用法】常煮熟食用。

【注意事项】体胖多痰及素体内蕴湿热者慎用。动脉硬化、冠心病、高血压者宜少食。

2. 猪肚

猪肚又名猪胃,为猪科动物猪的胃。

【性味和归经】甘,温。归脾、胃经。

【成分】本品含蛋白质、脂肪、钙、磷、铁、维生素(B₁、B₂)、烟酸。

【功效】补虚损,健脾胃。

【用途】适用于胃下垂、胃脘痛、泄泻、小便频数、虚劳羸瘦、神疲乏力、消渴。

【用法】洗净煮烂后切小片蘸醋食用。

3. 猪肝

为猪科动物猪的肝脏。

【性味和归经】甘、苦,温。归肝经。

【成分】本品含蛋白质、脂肪、糖类、钙、磷、铁、维生素(A、B₂、C)、烟酸。

【功效】补肝,养血,明目,利尿。

【用途】适用于血虚萎黄、夜盲、目赤、水肿、脚气、产后缺乳。

【用法】常煮熟食用或煮汤食用。

【注意事项】泄泻者不宜食用。

4. 猪心

为猪科动物猪的心脏。

【性味和归经】甘、咸,平。归心经。

【成分】本品含蛋白质、脂肪、钙、磷、铁、维生素(B_1、B_2、C)、烟酸。

【功效】补虚养心,安神定惊。

【用途】适用于血虚惊悸、神疲乏力、失眠、自汗、精神恍惚。

【用法】常煮熟或炒熟食用。

【注意事项】不宜与吴茱萸同食。

5. 猪肾

猪肾又名猪腰子,为猪科动物猪的肾脏。

【性味和归经】咸,平。归肾经。

【成分】本品含蛋白质、脂肪、钙、磷、铁、维生素(B_1、B_2、C)、烟酸。

【功效】补肾养阴。

【用途】适用于肾虚腰酸腰痛、遗精盗汗、老年性耳聋、小便不利、身面水肿。

【用法】常炒熟或煮汤食用。

6. 猪肤

猪肤又名猪皮,为猪科动物猪的皮肤。

【性味和归经】甘,凉。归肾经。

【成分】本品含蛋白质、脂肪、动物胶质。

【功效】滋阴养血,利咽除烦。

【用途】适用于出血性疾病、妇女崩漏、贫血、咽喉肿痛、胸闷心烦。

【用法】常煮汤食用。

【注意事项】风热痰湿较重者不宜食用。

7. 猪肠

猪肠又名猪脏,为猪科动物猪的肠脏。

【性味和归经】甘,微寒。归大肠经。

【成分】本品含蛋白质、脂肪、钙、磷、铁。

【功效】补虚润肠。

【用途】适用于便血、血痢、痔疮、脱肛。

【用法】常煮熟食用。

【注意事项】外感、脾虚泄泻者忌食。

8. 猪肺

为猪科动物猪的肺脏。

【性味和归经】甘,平。归肺经。

【成分】本品含蛋白质、脂肪、钙、磷、铁、维生素(B_1、B_2)、烟酸。

【功效】补肺,止咳。

【用途】适用于肺虚咳嗽、痰少、咯血、喘促。

【用法】常煮熟食用。

【注意事项】不宜与饴糖、花菜同食。

9. 猪髓

为猪科动物猪的脊髓、骨髓、脑髓。

【性味和归经】甘,寒。归肾经。

【成分】本品含蛋白质、脂肪、钙、磷、铁。

【功效】养阴血,补骨髓。

【用途】适用于骨蒸潮热、消渴、带浊遗精、小儿软骨。

【用法】常煮食。

10. 猪蹄

猪蹄又名猪脚爪,为猪科动物猪的蹄。

【性味和归经】甘、咸,平。归胃经。

【成分】本品含蛋白质、脂肪、钙、镁、磷、铁、维生素(A、D、E、K)。

【功效】补血,通乳,托疮。

【用途】适用于皮肤干燥、贫血、产后缺乳、痈疽发背。

【用法】常煮汤食用。

11. 猪胰

猪胰又名肾脂,为猪科动物猪的胰脏。

【性味和归经】甘,平。归脾、肺经。

【成分】本品含蛋白质、脂肪、维生素(B_1、B_2)、烟酸、胰岛素。

【功效】滋阴润燥,益肺止咳。

【用途】适用于肺虚咳嗽、脾虚泄泻、乳汁不通、皮肤皲裂及糖尿病。

【用法】常煮食。

12. 牛肉

为牛科动物黄牛或水牛的肉。

【性味和归经】甘,平。归脾、胃经。

【成分】本品含蛋白质、脂肪、维生素(B_1、B_2)、钙、磷、铁、胆固醇。

【功效】补脾胃,益气血,强筋骨。

【用途】适用于病后虚劳羸瘦、食少气怯、腰膝酸软,以及消渴、水肿、泄泻、脱肛。

【用法】常煮熟食用。

【注意事项】火热之证者,痰火、湿热者不宜食用。

13. 牛肚

为牛科动物牛的胃。

【性味和归经】甘,平。归胃经。

【成分】本品含蛋白质、脂肪、钙、磷、铁、维生素(B_1、B_2)、烟酸。

【功效】健脾养胃,补益气血。

【用途】适用于脾胃虚弱所致消化不良、食后饱胀、不思饮食、病后羸瘦、气短乏力、消渴、胃下垂。

【用法】常煮熟食用。

14. 牛肝

为牛科动物牛的肝脏。

【性味和归经】甘,平。归肝经。

【成分】本品含蛋白质、脂肪、糖类、钙、磷、铁、镁、维生素(A、B_1、B_2、C、E)、多种酶、磷脂。

【功效】滋阴养血,补肝明目。

【用途】适用于肝血不足之头晕眼花、体虚乏力,维生素 A 缺乏引起的雀目夜盲、皮肤干燥以及营养不良性贫血、产后血亏。

【用法】常煮熟食用。

15. 羊肉

为羊科动物山羊或绵羊的肉。

【性味和归经】甘,温。归脾、肾经。

【成分】本品含蛋白质、脂肪、糖类、维生素 B_2 及少量钙、磷等矿物质、胆固醇。

【功效】益气补血,温中暖肾。

【用途】适用于久病体弱、虚劳羸瘦、崩漏失血、虚寒吐利、寒疝腹痛、阳痿早泄、形寒肢冷。

【用法】常煮熟食用。

【注意事项】素体内有积热者慎服。

16．羊肝

为羊科动物羊的肝脏。

【性味和归经】甘、苦，寒。归肝经。

【成分】本品含蛋白质、脂肪、糖类、钙、磷、铁、烟酸、维生素(B_1、C)。

【功效】养血，补肝，明目。

【用途】适用于目暗昏花、夜盲、血虚萎黄、虚劳羸瘦、贫血。

【用法】常煮熟食用。

【注意事项】本品不宜与梅子、小豆、生椒同食。

17．狗肉·

狗肉又名犬肉，为犬科动物狗的肉。

【性味和归经】咸，温。归脾、胃、肾经。

【成分】本品含蛋白质、脂肪、嘌呤类、肌肽、肌酸、钠、钾、氯。

【功效】补中益气，温肾助阳。

【用途】适用于久病气虚、脾胃虚寒、气怯食少、胸腹胀满以及肾虚下寒、腰膝酸软、少腹积冷、阳痿滑精。

【用法】常煮食或煨熟食用。

【注意事项】本品不宜与杏仁、菱同食。阳盛及内热之症者不宜服食。

18．兔肉

为兔科动物蒙古兔、东北兔、高原兔、华南兔、家兔的肉。

【性味和归经】甘，凉。归肝、大肠经。

【成分】本品含蛋白质、脂肪、糖类、鞣酸、枣酸、黏液质、钙、磷、铁、B族维生素、维生素(A、C)。

【功效】补中益气，清热凉血。

【用途】适用于久病体虚、瘦弱乏力、气怯食少、消渴、肠风便血、反胃便秘。

【用法】常煮熟食用。

【注意事项】本品不宜与鸡心、鸡肝、橘同食。脾胃虚寒者慎服。

19．鹿肉

为鹿科动物梅花鹿或马鹿的肉。

【性味和归经】甘，温。归脾、胃、肾经。

【成分】本品含蛋白质、脂肪、钙、磷、铁。

【功效】益气养血，温补肾阳。

【用途】适用于肾虚精少、健忘、畏寒、体倦乏力、月经量少、产后缺乳。

【用法】常煮熟食用。

【注意事项】本品不宜与雉肉、虾同食。阳盛者和内热甚者忌食。

20. 驴肉

驴肉又名毛驴肉,为马科动物驴的肉。

【性味和归经】甘、酸,平。归心经。

【成分】本品含蛋白质、脂肪、钙、磷、铁。

【功效】补血益气,养心安神。

【用途】适用于体倦乏力、心悸烦闷、失眠健忘。

【用法】常煮熟食用。

(七) 禽肉类

1. 鸡肉

鸡肉又名家鸡肉,为雉科动物家鸡的肉。

【性味和归经】甘,温。归脾、胃经。

【成分】本品含蛋白质、脂肪、钙、磷、铁、钾、钠、氯、硫、氧化镁、氧化铁、维生素(A、B_1、B_2、C、E)、烟酸。

【功效】温中益气,补精填髓。

【用途】适用于虚劳羸瘦、食欲不振、泄泻下痢、消渴水肿、小便频数、崩漏带下、产后缺乳、病后体弱。

【用法】常煮食或炖汤食用。

【注意事项】实证、邪毒未清者不宜食用。

2. 鸭肉

鸭肉又名家鸭肉,为鸭科动物鸭的肉。

【性味和归经】甘、咸,平。归脾、胃、肺、肾经。

【成分】本品含蛋白质、脂肪、钙、磷、铁、维生素(B_1、B_2)、烟酸。

【功效】滋阴养胃,利水消肿。

【用途】适用于久病气虚、脾胃不足、羸瘦乏力、气短食少、虚热多痰、小便不利、咳嗽水肿、劳热骨蒸、消渴、咯血。

【用法】常煮食或炖汤食用。

【注意事项】虚寒腹泻者忌食。

3. 鹅肉

鹅肉又名家雁肉、舒雁肉,为鸭科动物鹅的肉。

【性味和归经】甘,平。归脾、肺经。

【成分】本品含蛋白质、脂肪、钙、磷、铁、维生素(A、B₁、B₂、C)。

【功效】益气补虚,和胃止渴。

【用途】适用于气阴两虚之羸瘦、消渴、食欲不振、神疲乏力。

【用法】常煮熟食用。

【注意事项】湿热内蕴者慎食。

4. 鹌鹑

鹌鹑又名鹑鸟,为雉科动物鹌鹑的肉或全体。

【性味和归经】甘,平。归脾、胃、心、肝、肾经。

【成分】本品含蛋白质、脂肪、维生素(B₁、B₂)、钙、磷、铁。

【功效】健脾消积,滋补肝肾。

【用途】适用于食欲不振、气短、四肢乏力、泄泻、筋骨酸软、腰痛、神经衰弱、高血压、妇女月经不调、小儿消化不良、慢性胃炎。

【用法】常炖食。

【注意事项】外感、痰热未清时不宜食用。

5. 鸽肉

为鸠鸽科动物原鸽、家鸽、岩鸽的肉。

【性味和归经】咸,平。归肝、肾经。

【成分】本品含蛋白质、少量脂肪及钙、磷、铁、维生素(B₁、B₂)等。

【功效】滋阴补肾,益气补中,祛风解毒。

【用途】适用于久病虚羸、久疟不愈、气怯食少、消渴、妇女血虚经闭、腰膝酸软、白癜风、斑疹、肠风下血、解诸药之毒。

【用法】常炖食或煮汤食用。

(八) 水产品类

1. 海参

海参又名海鼠,为刺参科动物刺参或其他种海参的全体。

【性味和归经】咸,温。归心、肾经。

【成分】本品含蛋白质、脂肪、糖类、钙、磷、铁。

【功效】补肾益精,养血润燥。

【用途】适用于眩晕耳鸣、腰酸乏力、梦遗滑精、小便频数、肺痨咳嗽、潮热咯血、食少羸瘦、产后便秘。

【用法】常与火腿或猪羊肉煨食。

【注意事项】泻痢者忌食。

2. 海蜇

海蜇又名海蛇、水母，为海蜇科动物海蜇的口腕部、伞部。

【性味和归经】咸，平。归肝、肾经。

【成分】本品含蛋白质、脂肪、糖类、钙、铁、磷、烟酸、碘、胆碱。

【功效】清热化痰，消积软坚。

【用途】适用于肺热痰壅、咳嗽痰多、喘急胀满、大便燥结、小儿痰积食滞、妇人癥瘕、崩漏带浊。

【用法】用清水浸漂洗净，以姜、醋等凉拌生食。

【注意事项】脾胃虚寒者、甲亢患者忌食。

3. 虾

虾又名青虾、米虾、海米，为长臂虾科动物青虾等多种淡水虾的全体或肉。

【性味和归经】甘，温。归肝、肾经。

【成分】本品含蛋白质、脂肪、钙、磷、铁、钾、维生素（A、B_1、B_2）、烟酸。

【功效】补肾助阳，益气托脓。

【用途】适用于肾虚阳痿、遗精早泄、小便频数、腰膝酸软、痈疽肿毒、产后缺乳。

【用法】常烹烩食用。

【注意事项】阴虚火旺者忌食。

4. 对虾

对虾又名大虾、明虾，为对虾科动物对虾的全体或肉。

【性味和归经】甘，咸。归肝、肾经。

【成分】本品含蛋氨酸、赖氨酸、亮氨酸等多种氨基酸以及多种矿物质和维生素。

【功效】补肾壮阳，益气开胃。

【用途】适用于久病体虚、气短乏力、食欲不振、面黄羸瘦、肾虚下寒、腰膝酸软、阳痿早泄。

【用法】常烹烩食用。

【注意事项】阴虚火旺者忌食。

5. 蟹

蟹又名螃蟹，为方蟹科动物中华绒螯蟹的肉和内脏。

【性味和归经】咸，寒。归肝、胃经。

【成分】本品含蛋白质、脂肪、糖类、钙、磷、铁、维生素（A、B₂）。

【功效】益阴补髓，清热化痰，养筋行血。

【用途】适用于腰膝酸软、眩晕健忘、无名肿毒、下肢溃疡、跌打损伤、湿热黄疸。

【用法】常蒸熟食用。

【注意事项】脾胃虚寒、大便溏薄者慎用。

6. 鲍鱼

鲍鱼又名鳆鱼、九孔鲍，为鲍科动物九孔鲍的肉。

【性味和归经】咸，温。归肝经。

【成分】本品含蛋白质、脂肪、糖类，以及多种矿物质、鲍灵素（Ⅰ、Ⅱ）等。

【功效】养血调经，补虚通乳，益精明目。

【用途】适用于血枯经闭、乳汁不足、虚劳体弱、血虚肝硬化、高血压。

【用法】常煮食。

7. 螺蛳

螺蛳又名师螺、方田螺、蜗螺，为田螺科动物方形环棱螺或其他同属动物的全体。

【性味和归经】甘，寒。归膀胱经。

【成分】本品含蛋白质、脂肪、糖类、钙、磷、铁、维生素（A、B₁、B₂）。

【功效】清热利水，解毒消痈。

【用途】适用于黄疸、五淋、水肿、小便赤涩不利、痔疮便血、目赤。

【用法】常炒熟食用。

【注意事项】脾胃虚寒者忌食。

8. 蚶

蚶又名蚶子、魁蛤、瓦屋子，为蚶科动物魁蚶、泥蚶、毛蚶等的肉。

【性味和归经】甘，温。归肝、肾经。

【成分】本品含蛋白质、脂肪、糖类、钙、磷、铁。

【功效】温中健胃，补血散瘀。

【用途】适用于心腹冷气、疼痛胀满、食少乏力、大便溏薄、腰脊酸软、阳痿早泄、肢体麻木、下痢脓血。

【用法】常炒熟食用。

【注意事项】湿热内盛者忌服。

9. 蛏

蛏又名缢蛏、蛏肠，为竹蛏科动物缢蛏的肉。

【性味和归经】甘、咸,寒。归心、肝、肾经。

【成分】本品含蛋白质、脂肪、糖类、钙、磷、铁、碘。

【功效】滋阴除烦,清热利湿。

【用途】适用于胸中烦热、咽干口渴、中暑血痢、产后虚烦、少乳、湿热水肿。

【用法】常炒熟食用。

【注意事项】脾胃虚寒者、甲亢患者忌食。

10. 淡菜

淡菜又名红蛤,为贻贝科动物厚壳贻贝及其他贻贝类的肉。

【性味和归经】咸,温。归肝、肾经。

【成分】本品含蛋白质、脂肪、糖类、钙、磷、铁、维生素 B_2、碘。

【功效】滋养肝肾,益血填精。

【用途】适用于功能性子宫出血、头晕、盗汗、神经衰弱、阳痿早泄、腰膝酸软、崩漏带下。

【用法】常炒食或煮汤食用。

【注意事项】湿热盛者、甲亢患者忌食。

11. 蛤蜊

蛤蜊又名蛤、蛤仔、吹潮、沙蛤,为蛤蜊科动物四角蛤蜊或其他蛤蜊的肉。

【性味和归经】咸,寒。归胃经。

【成分】本品含蛋白质、脂肪、糖类、钙、磷、铁、维生素 A、维生素 B_2。

【功效】滋阴利水,化痰软坚。

【用途】适用于腹胀水肿、小便不利、消渴、黄疸、癥瘕痞块、崩漏带下、肺痨。

【用法】常炒熟食用。

【注意事项】脾胃虚寒者忌食。

12. 田螺

为田螺科动物中国圆田螺或同属其他动物的全体。

【性味和归经】甘、咸,寒。归膀胱、肠、胃、肝、脾经。

【成分】本品含蛋白质、脂肪、糖类、钙、磷、铁。

【功效】清热利水,退黄止血。

【用途】适用于小便赤涩不利、黄疸、水肿、消渴、目赤、肠风下血。

【用法】常炒熟食用。

【注意事项】脾胃虚弱者慎食。

13. 乌贼鱼

乌贼鱼又名墨鱼、目鱼、墨斗鱼、缆鱼,为乌贼科动物无针乌贼或金乌贼的肉。

【性味和归经】咸,平。归肝、肾经。

【成分】本品含蛋白质、脂肪、糖类、钙、磷、铁、碘。

【功效】养血滋阴,通经,制酸。

【用途】适用于月经失调、闭经、崩漏带下、遗精、腰膝酸软、贫血头晕、胃痛泛酸。

【用法】常炒熟食用。

【注意事项】甲亢患者忌食。

14. 带鱼

带鱼又名鞭鱼、海刀鱼,为带鱼科动物带鱼的肉。

【性味和归经】甘,温。归胃经。

【成分】本品含蛋白质、脂肪、钙、磷、铁、碘、维生素(B_1、B_2)、烟酸、6-硫代鸟嘌呤。

【功效】补益气血,滋养肝脏。

【用途】适用于食欲不振、胃脘胀痛、气短乏力、皮肤干燥、产后缺乳、病毒性肝炎。

【用法】宜烹食。

【注意事项】体胖有痰火之人不宜多食。

15. 黄花鱼

黄花鱼又名石首鱼,为石首鱼科动物大黄鱼或小黄鱼的肉。

【性味和归经】甘,平。归胃、脾经。

【成分】本品含蛋白质、脂肪、钙、磷、铁、维生素 B_2 及微量元素碘。

【功效】健脾开胃,补肾壮阳。

【用途】适用于久病体虚、面黄羸瘦、消化不良、食欲不振、腰膝酸软、阳痿早泄。

【用法】宜烹食。

【注意事项】体胖有内热者不宜多食。

16. 银鱼

银鱼又名银条鱼、面条鱼,为银鱼科动物银鱼的全体。

【性味和归经】甘,平。归脾、胃经。

【成分】本品含蛋白质、脂肪、糖类、钙、磷、铁以及少量维生素（B_1、B_2）。

【功效】健胃益肺，利水，消积。

【用途】适用于脾胃虚弱、食欲不振、虚劳咳嗽、小便不利、腹胀肤肿、小儿疳积。

【用法】宜烹食。

【注意事项】胃寒者宜加葱、姜同食。

17. 鲳鱼

鲳鱼又名平鱼、白鲳、镜鱼，为鲳科动物银鲳的肉。

【性味和归经】甘、淡，平。归胃经。

【成分】本品含蛋白质、脂肪、钙、磷、铁以及少量维生素。

【功效】益气养血，充精利骨。

【用途】适用于久病体虚、气血不足、食少赢瘦、气短乏力、头晕心悸、失眠健忘、筋骨酸痛、阳痿早泄。

【用法】宜烹食。

【注意事项】高脂血症及冠心病者不宜多食。

18. 鲫鱼

鲫鱼又名鲋鱼、喜头，为鲤科动物鲫鱼的肉或全体。

【性味和归经】甘，平。归脾、胃、大肠经。

【成分】本品含蛋白质、脂肪、糖类、钙、磷、铁、烟酸、维生素（A、B_1、B_2）。

【功效】温中补虚，健脾利水。

【用途】适用于虚劳赢瘦、不思饮食、反胃呃逆、水肿臌胀、小便不利、消渴、产后缺乳。

【用法】宜烹食或煮汤食。

【注意事项】阳盛体质或素有内热者不宜多食。

19. 鲤鱼

鲤鱼又名赤鲤鱼，为鲤科动物鲤鱼的肉或全体。

【性味和归经】甘，平。归脾、肾经。

【成分】本品含蛋白质、脂肪、钙、磷、铁、维生素（A、B_2）。

【功效】利水消肿，下气通乳。

【用途】适用于水肿胀满、小便不利、黄疸、胎动不安、乳汁不通、咳嗽气喘、癫痫。

【用法】宜烹食或煮汤食。

20. 鲢鱼

鲢鱼又名白脚鲢鱼,为鲤科动物鲢鱼的肉。

【性味和归经】甘,温。归脾、肺经。

【成分】本品含蛋白质、脂肪、维生素(B_1、B_2)。

【功效】温中益气,润肤利水。

【用途】适用于气短乏力、不思饮食、水肿、大便溏薄、咳嗽、皮肤粗糙。

【用法】宜烹食。

【注意事项】素体阳盛和内热盛者不宜多食。

21. 鳙鱼

鳙鱼又名胖头鱼、花鲢,为鲤科动物鳙鱼的肉。

【性味和归经】甘,温。归胃经。

【成分】本品含蛋白质、脂肪、钙、磷、铁、维生素 B_2、烟酸。

【功效】暖胃,补虚,化痰平喘。

【用途】适用于肾虚下寒、眩晕健忘、赢瘦乏力、腹胀食少、老年多痰、寻常疣等。

【用法】宜烹食或煮汤食。

【注意事项】热病及内热重者不宜多食。

22. 鲥鱼

为鲱科动物鲥鱼的肉或全体。

【性味和归经】甘,平。归脾、肺经。

【成分】本品含蛋白质、脂肪,以及钙、磷、铁、维生素(B_1、B_2)。

【功效】益气补虚,清热解毒。

【用途】适用于脾胃虚弱、食少腹胀、体虚无力以及火烫伤、痈疽、疔疮。

【用法】宜烹食或蒸煮食用。

23. 鲩鱼

鲩鱼又名草鱼、厚鱼,为鲤科动物草鱼的肉。

【性味和归经】甘,温。归脾、胃经。

【成分】本品含蛋白质、脂肪、钙、磷、铁以及少量维生素。

【功效】暖胃和中,截疟,祛风。

【用途】适用于体虚气弱、食少赢瘦、胃寒冷痛、体虚头痛、疟疾日久不愈。

【用法】宜烹食。

【注意事项】鲩鱼胆不宜生吞食。

24. 鳗鲡鱼

鳗鲡鱼又名白鳝、鳗鱼，为鳗鲡科动物鳗鲡的全体或肉。

【性味和归经】甘，平。归肝、肾、脾经。

【成分】本品含蛋白质、脂肪、钙、磷、铁、维生素（A、B_2）。

【功效】补虚扶羸，杀虫，祛风湿。

【用途】适用于羸瘦倦怠、虚劳骨蒸、妇人崩漏带下、肠风便血、疮疡不愈、风湿痹阻、关节疼痛、虫积内扰所致小儿疳积、蛔虫上扰之胃脘疼痛。

【用法】宜蒸食。

【注意事项】病后脾胃虚弱、痰多泄泻者忌食。

25. 鳝鱼

鳝鱼又名黄鳝、鲖，为鳝科动物黄鳝的肉或全体。

【性味和归经】甘，温。归肝、脾、肾经。

【成分】本品含蛋白质、脂肪、钙、磷、铁、维生素（A、B_1、B_2）、烟酸。

【功效】补虚损，除风湿，强筋骨，止痔血。

【用途】适用于身倦乏力、头晕目眩、食欲不振、肠鸣泄泻、腰膝酸软、足痿无力、内痔出血、子宫脱垂、风寒湿痹所致关节疼痛。

【用法】宜烹食或煮汤食用。

【注意事项】阴虚火旺者忌食。

26. 鳖

鳖又名水鱼、团鱼、圆鱼、甲鱼、王八，为鳖科动物中华鳖的肉。

【性味和归经】甘，平。归肝经。

【成分】本品含蛋白质、脂肪、钙、磷、铁、碘、维生素（A、B_1、B_2、D）、烟酸。

【功效】益气补虚，滋阴养血。

【用途】适用于羸瘦乏力、气怯喘促、久痢喘促、肝肾亏损、阴虚内热、虚劳骨蒸、胁腹痞块、崩漏带下。

【用法】宜蒸食或煮汤食用。

【注意事项】外感初起、寒湿内盛者忌食。

27. 龟肉

龟肉又名金龟、神龟、元绪，为龟科动物乌龟的肉。

【性味和归经】咸、甘，平。归肝、肾经。

【成分】本品含蛋白质、脂肪、维生素（B_1、B_2）、烟酸。

【功效】滋阴补血，补益肝肾。

【用途】适用于神经衰弱、胃下垂、遗尿、腰膝酸软、虚劳咳嗽、痢疾便血、筋骨疼痛。

【用法】宜蒸食或煮汤食用。

【注意事项】本品不宜与猪肉、苋菜同食。

28. 泥鳅

泥鳅又名鳅、鳅鱼,为鳅科动物泥鳅的肉或全体。

【性味和归经】甘,平。归脾、肺经。

【成分】本品含蛋白质、脂肪、钙、磷、铁、维生素(A、B_1、B_2)、烟酸。

【功效】益肾壮阳,清热祛湿。

【用途】适用于阳痿早泄、腰膝酸软、小便频数、口渴欲饮、黄疸湿热、皮肤痒疹、肝炎、脱肛。

【用法】宜煮汤食用。

29. 鲚鱼

鲚鱼又名凤尾鱼、刀鱼,为鳀科动物鲚鱼的肉。

【性味和归经】甘,温。归脾、胃经。

【成分】本品含蛋白质、脂肪、糖类以及微量元素锌、硒、磷。

【功效】补气活血,泻火解毒,健脾开胃。

【用途】适用于羸瘦乏力、食少腹胀、呃逆喘促、痈疽、痔瘘以及提高人体对化疗的耐受力。

【用法】宜烹食。

【注意事项】有湿病疮疥者忌食。

30. 鳢鱼

鳢鱼又名黑鱼、文鱼,为鳢科动物乌鳢的肉或全体。

【性味和归经】甘,寒。归肺、脾、胃、大肠经。

【成分】本品含蛋白质、脂肪、钙、磷、铁以及少量维生素。

【功效】养血补虚,健脾利水。

【用途】适用于久病气血亏虚,妇人崩漏带下、腰膝酸软、水肿、湿痹、脚气、痔疮、癫痫。

【用法】宜煮汤食用。

【注意事项】脾胃虚寒者不宜多食。

31. 青鱼

青鱼又名乌鲭,为鲤科动物青鱼的肉。

【性味和归经】甘，平。归肝、胃经。

【成分】本品含蛋白质、脂肪、钙、磷、铁、维生素（B_1、B_2）、锌、核酸。

【功效】养肝补肾，益气化湿。

【用途】适用于肝肾亏虚、阴血不足、视物模糊、足软无力、脚气、水肿、头晕。

【用法】宜烹食。

32. 白鱼

白鱼又名鲌鱼、翘嘴鱼，为鲤科动物翘嘴红鲌的肉。

【性味和归经】甘，平。归脾、胃经。

【成分】本品含蛋白蛋、脂肪、钙、磷，铁、维生素 B_2、烟酸。

【功效】健脾利水，开胃消食。

【用途】适用于腹胀水肿、小便不利、视物模糊、体倦肢麻、食欲不振、痈肿不溃。

【用法】宜烹食。

【注意事项】疮疖初起者慎食。

33. 鳜鱼

鳜鱼又名桂鱼、季花鱼，为鮨科动物鳜鱼的肉。

【性味和归经】甘，平。归脾、胃经。

【成分】本品含蛋白质、脂肪、钙、磷、铁、维生素 B_2、烟酸。

【功效】补气血，养脾胃，化骨刺。

【用途】适用于虚劳体弱、食少羸瘦、气短乏力、咳嗽潮热、肠风便血、骨刺鲠喉。

【用法】宜烹食。

34. 紫菜

紫菜又名春菜，为红毛菜科植物甘紫菜的叶状体。

【性味和归经】甘、咸，寒。归肺经。

【成分】本品含蛋白质、脂肪、钙、磷、铁、碘。

【功效】化痰软坚，清热利水。

【用途】适用于缺碘所致的单纯性甲状腺肿、水肿、小便不利、泻痢、淋症、脚气、慢性支气管炎、咳嗽。

【用法】日常菜肴中多做辅料。

【注意事项】甲亢患者忌食。

35. 海带

海带又名昆布、海草，为大叶藻科植物大叶藻的全草。另一为海带科植物海带的叶状体。

【性味和归经】咸,寒。归肝、脾经。

【成分】本品含蛋白质、脂肪、钙、磷、铁、碘。

【功效】清热利水,软坚消肿。

【用途】适用于水肿臌胀、小便不利、淋病脚气、咳嗽喘息、缺碘引起的单纯性甲状腺肿、高血压、高脂血症。

【用法】宜煮食。

【注意事项】甲亢患者忌食。

36. 干贝

干贝又名江珧柱、干贝蛤,为江珧科动物栉江珧的后闭壳肌加工而成的干制品。

【性味和归经】甘、咸,平。归脾、胃、肾经。

【成分】本品含蛋白质、脂肪、钙、磷、铁以及少量维生素。

【功效】滋阴补肾,和胃调中。

【用途】适用于眩晕目昏、咽干口渴、小便不利、气短倦怠、食欲不振。

【用法】宜炒食或煮汤食。

37. 牡蛎

牡蛎又名海蛎子、蛎黄,为牡蛎科动物近江牡蛎等的肉。

【性味和归经】甘、咸,平。归肝、肾经。

【成分】本品含蛋白质、脂肪、糖类、钙、磷、铁、维生素(A、B$_1$、B$_2$)。

【功效】滋阴养血。

【用途】适用于羸瘦体弱、酒后烦热、心神不安。

【用法】宜炒食。

【注意事项】脾胃虚寒者忌食。

(九) 奶蛋类和蛇蛙类

1. 牛乳

牛乳又名牛奶,为牛科动物黄牛或水牛的乳汁。

【性味和归经】甘,平。归心、肺经。

【成分】本品含蛋白质(含8种人体必需的氨基酸)、脂肪、糖类、钙、磷、铁及多种维生素、泛酸、肌醇。

【功效】补虚益胃,生津润肤。

【用途】适用于病后体虚、羸瘦乏力、胃纳不振、消渴、便秘、皮肤干燥。

【用法】宜煮沸后饮服。

【注意事项】脾胃虚寒泄泻、中有痰湿积饮者慎用。

2. 羊乳

羊乳又名羊奶，为牛科动物山羊或绵羊的乳汁。

【性味和归经】甘，温。归心、肺经。

【成分】本品含蛋白质、脂肪、糖类、钙、磷、铁以及少量维生素。

【功效】补虚润燥。

【用途】适用于久病虚损、体弱羸瘦、小儿先天不足、消渴、反胃、哕逆、便秘。

【用法】宜煮沸后饮服。

【注意事项】内有实热者慎用。

3. 鸡蛋

鸡蛋又名鸡卵、鸡子，为雉科动物家鸡的卵。

【性味和归经】蛋清甘，凉。蛋黄甘，平。归心、肾经。

【成分】本品含蛋白质、脂肪、钙、磷、铁、钾、镁、碘、硒、维生素（A、B_1、B_2、B_6、B_{12}、E、K）、烟酸、叶酸、泛酸、卵磷脂。

【功效】滋阴润燥，养心安神。

【用途】适用于心烦失眠、手足心热、干咳、产后缺乳、病后体虚、眩晕、心悸、小儿消化不良。

【用法】宜炒食或煮汤食用。

【注意事项】脾胃虚弱者不宜多食。

4. 鸭蛋

鸭蛋又名鸭卵、鸭子，为鸭科动物家鸭的卵。

【性味和归经】甘，凉。归心、肺经。

【成分】本品含蛋白质、脂肪、维生素（A、B_1、B_2）、烟酸、钙、磷、铁、镁、钾、钠、氯。

【功效】滋阴，清肺，止咳，止痢。

【用途】适用于病后体虚、肺燥咳嗽、口渴咽痛、大便干结、赤白痢疾。

【用法】宜熟食。

【注意事项】脾阳不足、寒湿下痢或食后脘中痞满者应慎用。

5. 鸽蛋

鸽蛋又名鸽卵，为鸠鸽科动物原鸽或家鸽的卵。

【性味和归经】甘，平。归脾、肾经。

【成分】本品含蛋白质、脂肪、糖类、钙、铁。

【功效】补肾益气,解毒托脓。

【用途】适用于虚劳羸瘦、腰酸乏力、心悸头晕、体虚痈脓不溃者。

【用法】宜熟食。

【注意事项】素体阳盛之人应慎用。

6. 鹌鹑蛋

为雉科动物鹌鹑的卵。

【性味和归经】甘,平。归肺、脾经。

【成分】本品含蛋白质、脂肪、糖类、钙、磷、铁以及芦丁、芸香。

【功效】补五脏,益中气,实筋骨。

【用途】适用于贫血、小儿营养不良、神经衰弱、气管炎、结核病以及高血压、动脉硬化、冠心病、代谢功能障碍。

【用法】宜煮食或煮汤食用。

【注意事项】外感未清、痰热、痰湿甚者应慎用。

7. 蛇肉

蛇肉又名蚺蛇肉,为蟒蛇科动物蟒蛇的肉。

【性味和归经】甘,温。归脾、肾经。

【成分】本品含蛋白质、脂肪、糖类、钙、磷、铁、维生素(A、B_1、B_2)。

【功效】祛风散寒,解毒消肿。

【用途】适用于诸风瘫痪、筋挛骨痛、胃痉挛以及皮肤化脓性疾病。

【用法】宜熟食或煮汤食用。

8. 青蛙

青蛙又名田鸡,为蛙科动物黑斑青蛙或金钱蛙的全体。

【性味和归经】甘,凉。归膀胱、肠、胃经。

【成分】本品含蛋白质、脂肪、钙、磷、铁以及少量维生素。

【功效】滋阴补虚,清热利水,解毒消痈。

【用途】适用于阴虚内燥、虚劳烦热、食欲不振、噎膈反胃、水肿、小便不利、痢疾、闭经。

【用法】宜烹食。

【注意事项】湿热、痰热病症时不宜多食。

9. 蛤士蟆

蛤士蟆又名红肚田鸡、中国林蛙,为蛙科动物中国林蛙或黑龙江林蛙的除去内脏的全体。

【性味和归经】咸,凉。归肺、肾经。

【成分】本品含蛋白质、多种矿物质、少量脂肪。

【功效】养肺滋肾。

【用途】适用于体虚气弱、气血亏损、神经衰弱、消化不良、虚劳咳嗽。

【用法】宜烹食。

【注意事项】痰湿咳嗽及便溏者忌食。

10. 蛤蟆油

蛤蟆油又名田鸡油、蛤士蟆油,为蛙科动物中国林蛙或黑龙江林蛙雌性的干燥输卵管。

【性味和归经】甘、咸,平。归肺、肾经。

【成分】本品含蛋白质、糖类、少量脂肪以及硫、磷、维生素、多种激素。

【功效】补肾益精,润肺滋阴。

【用途】适用于肺虚咳嗽、神经衰弱、体虚乏力、病后失调、盗汗不止、产后无乳以及其他消耗性疾病。

【用法】宜蒸食。

【注意事项】外感初起及纳少便溏者慎用。

(十) 调味品及其他

1. 白糖

白糖又名石蜜、白砂糖,为禾本科植物甘蔗的茎叶提取精制而成的乳白色结晶体。

【性味和归经】甘,平。归脾经。

【成分】本品含糖类、少量蛋白质、磷等。

【功效】润肺生津,补益中气。

【用途】适用于口渴干咳、中虚脘痛、盐卤中毒、饥饿性晕厥。

【用法】常作为调味品或冲开水饮服。

【注意事项】痰湿中满者禁食。高血压、动脉硬化、冠心病患者不宜多食。

2. 红糖

红糖又名赤砂糖、紫砂糖、黑色糖,为禾本科植物甘蔗的茎叶提取炼制而成的,赤色结晶体。

【性味和归经】甘,温。归脾、胃、肝经。

【成分】本品含糖类、铁、核黄素、胡萝卜素、烟酸以及微量元素钙、锰、锌等。

【功效】温中散寒,和血化瘀。

【用途】适用于风寒感冒、胃寒作痛、妇女血虚、月经不调、产后腹痛。

【用法】常冲开水饮服。

【注意事项】痰湿者禁食。

3. 食盐

食盐又名盐、白盐，为海水或盐井、盐池、盐泉中的盐水经煎、晒而成的结晶。

【性味和归经】咸，寒。归胃、肾、大小肠经。

【成分】本品含氯化钠以及氯化镁、硫酸镁、硫酸钠、硫酸钙等。

【功效】清火凉血，通便解毒，滋肾固齿。

【用途】适用于咽痛、牙痛、牙龈出血、血痢不止、习惯性便秘、催吐解毒。

【用法】常作为调味品。

【注意事项】水肿及咳嗽患者忌食。

4. 酱油

酱油又名酱汁、豉油，为面粉或豆类经蒸煮或发酵，加盐、水后制成酱的上层液体物质（下层糊状物即为酱）。

【性味和归经】咸，寒。归脾、胃、肾经。

【成分】本品含蛋白质、糖类、钙、磷、铁、维生素 B_2 及盐分等。

【功效】清热，除烦，解毒。

【用途】适用于毒虫、蜂蝎咬伤、水火烫伤皮肤灼痛未溃、妊娠尿血。

【用法】常作为调味品。

【注意事项】痰湿者慎食。

5. 醋

醋又名米醋、苦酒、酢酒，为米、麦、高粱或酒、酒糟等酿制而成的含有乙酸的液体。

【性味和归经】酸、苦，温。归肝、胃经。

【成分】本品含乙酸、琥珀酸、草酸、酪醇、山梨糖，以及钙、磷、铁、少量维生素。

【功效】健胃消食，活血化瘀，解毒疗疮。

【用途】适用于纳呆食少、呕逆厌腻、蛔虫症、手足癣、鱼骨鲠喉、风湿痹痛。

【用法】常作为调味品佐餐。

【注意事项】胃酸过多、消化性溃疡、筋脉拘挛、外感初起者禁食。

6. 酒

为米、麦、高粱等和曲酿成的一种饮料。

【性味和归经】甘、苦、辛，温。归心、肝、肺、胃经。

【成分】本品含乙醇,以及高级醇类、脂肪酸类、酯类、醛类及葡萄糖、麦芽糖和糊精。

【功效】通血脉,御寒气,行药势。

【用途】适用于胸痹心痛、风虫牙痛、风疮作痒、急性扭伤、风寒痹痛。

【用法】常饮服,或作为调味品。

【注意事项】阴虚、失血及湿热甚者禁食。

7. 八角茴香

八角茴香又名大茴香、八角香,为木兰科植物八角茴香的果实。

【性味和归经】辛、甘,温。归脾、肾经。

【成分】本品含挥发油、脂肪油及蛋白质、树脂等。

【功效】温阳散寒,理气止痛。

【用途】适用于腰脊冷痛、腹胀暖气、胃脘胀痛、小肠气坠。

【用法】常作为调味品。

【注意事项】阴虚火旺者禁食。

8. 花椒

为芸香科植物花椒的果皮。

【性味和归经】辛,温。归脾、肺、肾经。

【成分】本品含蛋白质、脂肪、糖类、钙、磷、铁及挥发油、川椒素。

【功效】温中止痛,除湿杀虫,解鱼腥毒。

【用途】适用于脘腹冷痛、呕吐呃逆、风寒湿痹、蛔虫腹痛。

【用法】常作为调味品。

【注意事项】阴虚火旺者禁食。

9. 胡椒

胡椒又名浮椒,为胡椒科植物胡椒的果实。

【性味和归经】辛,热。归胃、大肠经。

【成分】本品含胡椒碱、胡椒脂碱、挥发油、脂肪、糖类、蛋白质等。

【功效】温中散寒,和胃止痛。

【用途】适用于胃寒疼痛、宿食不消、呕秽吐食、暑季冷泻、妇女痛经。

【用法】常作调味品。

【注意事项】阴虚火旺者禁食。

10. 茶叶

茶叶又名苦茶、腊茶、细茶、芽茶,为山茶科植物茶的叶。

【性味和归经】苦、甘,凉。归心、肺、胃经。

【成分】本品含蛋白质、脂肪、糖类、钙、磷、铁、胡萝卜素、维生素(B_2、C)、咖啡碱、茶碱、鞣质、挥发油、黄酮类化合物。

【功效】生津止渴,清热利水,化痰消食,和胃提神。

【用途】适用于头痛目昏、目赤涩痛、心烦口渴、小便不利、热毒下痢、肠炎腹泻、食积厌腻、神疲乏力。

【用法】常作饮料饮服。

【注意事项】失眠者禁食。

11. 蜂蜜

蜂蜜又名石蜜、石饴、食蜜、蜜糖、沙蜜,为蜜蜂科昆虫中华蜜蜂等所酿的蜜糖。

【性味和归经】甘、平。归肺、胃、大肠经。

【成分】本品含糖类(果糖、葡萄糖、蔗糖、麦芽糖)、蛋白质、钙、磷、铁、维生素(C、B_2、B_6、K)以及淀粉、苹果酸、酶类。

【功效】补中润燥,缓急止痛。

【用途】适用于心腹冷痛、饮食不下、头昏目暗、肺燥咳嗽、肠燥便秘、心悸失眠、鼻渊口疮、水火烫伤。

【用法】常加水冲饮。

【注意事项】痰湿内蕴、中满痞闷、肠滑泄泻者禁食。

12. 黑芝麻

黑芝麻又名胡麻、巨胜子,为胡麻科植物脂麻的种子。

【性味和归经】甘、平。归肝、肾经。

【成分】本品含脂肪油、维生素(E、B_1、B_2)、钙、磷、铁以及优质蛋白质和近十种主要氨基酸。

【功效】补益肝肾,滋润胃肠。

【用途】适用于五脏虚损、须发早白、皮肤干燥、大便干结、产后缺乳、贫血乏力。

【用法】常炒熟捣碎拌核桃肉食。

【注意事项】脾虚便溏者慎食。

13. 麻油

麻油又名香油,为胡麻科植物脂麻的种子榨取的脂肪油。

【性味和归经】甘,凉。归大肠经。

【成分】本品含油酸、亚油酸、棕榈酸、花生酸、植物甾醇、芝麻素、芝麻酚、维生素 E 等。

【功效】润肠通便,解毒生肌。

【用途】适用肠燥便秘、急性喉痹、鼻炎、癣疥秃疮、皮肤皲裂。

【用法】常作调味品。

【注意事项】脾虚泄泻者禁食。

14. 菜油

菜油又名菜子油,为十字花科植物油菜种子的脂肪油。

【性味和归经】辛,温。归肝、肺、脾经。

【成分】本品含油酸、亚油酸、亚麻酸以及 β-谷甾醇、菜油甾醇、维生素 E 等。

【功效】润燥,通便,解毒。

【用途】适用于烫伤、火伤、无名肿毒、风疹瘙痒、肠梗阻。

【用法】常用作调味品。

【注意事项】口服呕吐者不宜食用。

15. 花生油

为豆科植物落花生种子榨出的脂肪油。

【性味和归经】甘,平。归脾、肺经。

【成分】本品含油酸、亚油酸、棕榈酸、硬脂酸以及花生酸等。

【功效】滑肠消积。

【用途】适用于蛔虫性肠梗阻、胃痛、胃酸过多、胃及十二指肠球部溃疡等。

【用法】常作调味品。

【注意事项】服后呕吐者不宜食用。

第三节 粥 补

一、概要

用适当的中药和适量的米谷同煮为粥,叫做药粥。粥补在我国约有数千年历史,是我国劳动人民一种独特的传统饮食方法。我国最早的医学专著《黄帝内经》中说:"药以祛之,食以随之,""谷肉果菜,食养尽之。"这段论述,是粥补疗法最早的理论基础。粥补正是以药治病、以药补正的一种食养食疗的好方法。从长沙马王堆汉墓出土的十四种医书中，就有粥补治病的记载。据考证，这批出土的古医书约成书于春秋战国时期，也就是说，粥补这一古老疗法，远在两千多年前，我们的祖先就把它应用于防病进补了。

从我国历代医书所记载的粥补方来看，可分为植物类、动物类和矿物类三种，其中以植物类为最多。补粥的煮制，要根据不同药物的性能和特点，采用不同的配制煎煮方法。归纳起来，有以下几种。

（1）以中药直接与米谷同煮为粥。凡可供食用的中药，大部分均可采用这种煮制方法，例如山药、大枣、扁豆、百合、胡桃等，均可切碎或捣为粗末与米煮粥。

（2）先将中药研为细粉，再与米谷同煮，如"莲子粉粥"、"芡实粥"、"白茯苓粥"等。这类粥，为了便于煮制与服食，先把它们磨为粉状，与米一同煮为粥后食用。

（3）以原汁同米煮粥，如"牛乳粥"、"甜浆粥"、"鸡汁粥"等。

（4）先将中药制取药汁，待米粥煮成后兑入煎服，如"竹沥粥"、"蔗浆粥"等。

（5）把中药煎取浓汁后去渣，再与米谷同煮粥食。这种方法较为常用，例如"黄芪粥"、"麦冬粥"、"酸枣仁粥"等。

（6）取新鲜中药，趁其湿润未干时，切碎磨澄取细粉，晒干备用。需要时，酌量同米煮粥，如"葛根粉粥"等。

在应用补粥健体强身，防病治病时，必须以中医基础理论为指导，需因人因病。辨证选粥，因人因地，灵活选粥，强调整体观念，只有这样才能收到满意效果。

二、常用补粥

（一）补气药粥

1. 人参粥

【原料】人参3克（或党参15克），粳米100克。

【制法】将人参或党参研成末，和粳米一起入沙锅煮粥，加适量冰糖调味。

【功效】益元气，补五脏，抗衰老。

【用途】适用于年老体弱、五脏虚衰、久病羸瘦、劳伤亏损、食欲不振、慢性腹泻、心慌气短、失眠健忘，性功能减退等一切气血津液不足的病症。

【服法】宜秋冬季节早晨空腹食用。

【注意事项】凡属阴虚火旺体质或身体壮实的中老年人以及炎热的夏季，不宜服食。

2. 山药粥

【原料】生山药 15 克,粳米 50 克。

【制法】先将生山药切成小丁,与粳米同煮成粥即可。

【功效】健脾和中,补气益肺,益精固涩,强筋健骨。

【用途】适用于脾胃虚弱而致的面黄肌瘦以及慢性腹泻、久痢、糖尿病、虚劳咳嗽、遗精带下等。

【服法】每日早晚餐食用。

【注意事项】本品四季均可服食,需温热食用。

3. 白茯苓粥

【原料】白茯苓 15 克,粳米 60 克,白糖或冰糖适量。

【制法】将白茯苓研成细末,加适量水与粳米共煮粥,粥成后加入白糖或冰糖调味。

【功效】健脾益胃,利水消肿。

【用途】适用于老年性水肿、肥胖症、脾虚泄泻、小便不利、水肿。

【服法】每日早晚餐食用。

【注意事项】小便多者不宜食用。

4. 白扁豆粥

【原料】白扁豆 50 克或鲜白扁豆 100 克,粳米 100 克。

【制法】将粳米加水熬煮,待米将熟时加入白扁豆,同煮为粥。

【功效】健脾养胃,清暑止泻。

【用途】适用于脾胃虚弱、食少呕逆、慢性久泻、暑湿泻痢、夏季烦渴。

【服法】夏秋季节每日作早晚餐服食。

【注意事项】煮粥时扁豆一定要烧至烂熟食用。

5. 赤小豆粥

【原料】赤小豆适量,粳米 100 克。

【制法】先将赤小豆洗净,浸泡半日后,同粳米一起加水煮粥。

【功效】利水消肿,健脾益胃。

【用途】适用于老年性肥胖症、水肿病、脚气以及大便稀薄等。

【服法】每日早、晚温热服食。

6. 胡萝卜粥

【原料】胡萝卜、粳米均适量。

【制法】将新鲜胡萝卜洗净、切碎,同粳米一起加水煮粥。

【功效】健脾补肾,润肤,明目。

【用途】适用于老年人食欲不振或消化不良、皮肤干燥、老化、夜盲,以及高血压、糖尿病。

【服法】每日早、晚空腹温热服食。

7. 莲子粉粥

【原料】莲子50克,粳米100克。

【制法】莲子去皮及心,研成细粉备用。粳米淘洗干净,放入锅中,加莲子粉、清水,旺火烧沸后,再改用文火熬至粥成。

【功效】补虚涩肠,益肾固精。

【用途】适用于脾虚久泻久痢、肾虚遗精、淋浊、心神不宁、夜寐多梦。

【服法】每日晨起空腹食用。

【注意事项】气滞中满及大便涩滞者不宜食用。

8. 黄芪粥

【原料】黄芪30克,粳米50克,红糖适量,陈皮5克。

【制法】先将黄芪切片,洗净用纱布包好,置净沙锅中加清水200毫升,熬10分钟,收取药汁,如前法再熬一次,收取两次所熬药汁于一处备用。将沙锅置火上,加清水约800毫升,放入洗净的粳米,用中火烧开后改用文火煮至米烂汤稠,放入药汁、陈皮及红糖,再煮5分钟即可。

【功效】补中益气,健脾养胃,固表止汗,利水消肿。

【用途】适用于劳倦内伤、慢性腹泻、体虚自汗、老年性水肿、慢性肝炎、慢性肾炎、疮疡久溃不收口等一切气血不足的病症。

【服法】每日晨起空腹温热服食。

【注意事项】阴虚阳盛者禁食。不宜与萝卜和茶同食。

9. 甜浆粥

【原料】新鲜豆浆500毫升,粳米适量,白糖少许。

【制法】将大米淘净与豆浆同煮为粥,加白糖少许。

【功效】可供早晚餐温热服食。

【用途】适用于年老体衰、营养不良、高血压、冠心病、体虚久咳、便秘。

【服法】可供早晚餐温热服食。

10. 菱粉粥

【原料】菱粉30克,粳米100克,白糖适量。

【制法】先将粳米加清水煮粥,待米煮至半熟后,调入菱粉,加白糖,同煮为粥。

【功效】健脾胃,补气血。

【用途】适用于年老体虚、营养不良、慢性泄泻,并可作为防治胃癌、食管癌的辅助食疗方法。

【服法】每日晨起温热服食。

【注意事项】疟疾、菌痢者禁食。

11. 薏苡仁粥

【原料】薏苡仁、粳米各50克,白糖适量。

【制法】将薏苡仁、粳米分别用清水浸泡,放入锅内,加清水。先用旺火烧沸后,再改用文火煮至烂熟稠厚,加入白糖即可。

【功效】祛风除湿,利水消肿。

【用途】适用于风湿痹痛、筋脉拘挛、屈伸不利、水肿、脾虚泄泻,防治癌肿。

【服法】以粥代饭,早晚餐食用。

【注意事项】孕妇不宜食用。

12. 藕粥

【原料】新鲜老藕适量,粳米100克,白糖少许。

【制法】先将新鲜老藕洗净,切成薄片,加清水,粳米同入沙锅煮成粥,加白糖调味。

【功效】健脾开胃,益血止泻。

【用途】适用于年老体弱、食欲不佳、大便溏薄、热病后口干烦渴。

【服法】可供早晚餐或点心服食。

13. 陈皮粥

【原料】陈皮3～5克,粳米50克。

【制法】先将陈皮研为细末,粳米加清水煮粥,然后调入陈皮末,煮2～3沸即可。

【功效】顺气开胃,化痰止咳。

【用途】适用于中老年人脾胃气滞、消化不良、食欲不振、胸闷胃胀以及气管炎咳嗽痰多。

【服法】每日早晚餐服食。

14. 荷叶粥

【原料】新鲜荷叶1张,粳米100克,冰糖30克。

【制法】先将荷叶洗净煎汤,去荷叶放入粳米煮稀粥,待熟时加入冰糖,稍煮即成。

【功效】健脾胃,清暑热,降血脂,降血压。

【用途】适用于高血压、高血脂、肥胖症以及夏天感受暑热、头昏脑胀、胸闷烦渴、小便短赤等症。

【服法】每日1~2次,可当早晚餐食用,也可作夏季清凉解暑饮料,随意冷饮。

15. 黄精粥

【原料】炙黄精30克(鲜黄精亦可),陈皮5克,粳米100克,冰糖适量。

【制法】先将黄精用温水冲洗一次,用纱布包好置沙锅中,加清水500毫升,文火熬20分钟后,再加清水800毫升,同时入粳米,中火烧开,文火煮至米烂汤稠时入陈皮、冰糖,煮5分钟,除去药包后待温,即可服食。

【功效】健脾养胃,益气补虚。

【用途】适用于脾胃虚弱、饮食减少、体倦乏力、病后虚损、肺燥咳嗽、营养不良。

【服法】可作早晚餐服食。

【注意事项】脾虚湿困、中寒便溏者禁食。

16. 兔肉粥

【原料】兔肉100克,粳米100克,葱姜末5克,精盐少许,味精少许。

【制法】将兔肉切成豆粒大小的丁块备用,粳米淘洗干净下锅,加清水上火烧开,再加兔肉、精盐、葱姜末,熬煮成粥,调入味精即成。

【功效】补中益气,丰肌,减肥。

【用途】适用于形体羸瘦、神倦乏力、胃纳不振、口渴欲饮、肥胖。

【服法】供早餐服食。

【注意事项】脾胃阳虚者慎用。

17. 脊肉粥

【原料】猪脊肉50克,粳米80克,精盐少许,香油少许,川椒少许。

【制法】将猪脊肉洗净,切成小块,用少许香油翻炒一下后与粳米一起同煮成粥,再加入其余调味品约煮2分钟即成。

【功效】补中益气,润肤白面。

【用途】适用于神倦乏力、食欲不振、小便不畅、大便干结、口渴欲饮。

【服法】每日早晚空腹服食。

18. 猪肚粥

【原料】猪肚 500 克,粳米 100 克,葱姜少许,五味调料少许。

【制法】先加适量水将猪肚煮七成熟,捞出,切成细丝备用。将粳米淘净入锅,加入猪肚丝适量;煮成粥,再加入葱姜、五味调料即可食用。

【功效】补虚损,健脾胃,丰肌。

【用途】适用于食欲不振、消渴、泄泻、小儿疳积、尿频。

【服法】每日空腹早、午餐食用。

19. 番薯粥

【原料】番薯 100 克,粳米 50 克。

【制法】先将番薯洗净,切成小块状,与粳米同时入锅,加适量水煮粥,至米烂汤稠为度。

【功效】健脾养胃,益气补虚,润肤,悦色。

【用途】适用于面色萎黄、枯暗无华、肺燥咳嗽、大便干结、口渴欲饮。

【服法】每日早晚温热服食。

【注意事项】疟痢肿胀、中满者,不宜多食。

20. 黑芝麻粥

【原料】黑芝麻 25 克,粳米 100 克。

【制法】将黑芝麻炒后研细备用,粳米淘洗干净备用。黑芝麻与粳米放入锅内,加清水,旺火烧沸后,再改用文火熬至粥成。

【功效】补肾益气,润养五脏。

【用途】适用于年老体弱、虚风眩晕、肠燥便秘、干咳无痰、须发早白、产后缺乳。

【服法】可作点心或早晚餐,温热服食。

【注意事项】痰湿内盛、大便溏薄者不宜食用。

21. 鹌鹑粥

【原料】鹌鹑 2 只,粳米 100 克,生姜 10 克,精盐 1 克。

【制法】先将鹌鹑宰杀后,去毛及内脏、脚爪,洗净切成小块;生姜洗净拍碎;粳米淘洗干净。将沙锅置火上,加入清水 1 000 毫升,入粳米、鹌鹑、生姜,中火烧开,改用文火慢煮至米烂汤稠,表面浮起粥油时入精盐调味,拣出生姜即成。

【功效】健脾益气,利水除湿,减肥。

【用途】适用于形体肥胖、体倦乏力、腹胀、小儿疳积、体弱不耐寒热等症。

【服法】作早晚餐服食。

【注意事项】忌食生、冷、凉、硬、油炸之物。

22. 燕窝粥

【原料】燕窝15克,粳米250克,冰糖少许。

【制法】用温水将燕窝浸泡至透软后,除去杂毛,放入碗中继续发胀。将粳米淘洗后,加水煮沸,再用文火慢熬,同时放入洗发好的燕窝与粳米同煮约1小时,待米烂粥稠,放入少许冰糖拌匀即成。

【功效】益气补中,养阴润肤,延年益寿。

【用途】适用于素体虚弱、虚劳咯血、咳嗽气短、皮肤干燥。

【服法】每日晨起空腹食一小碗。

(二) 补血药粥

1. 大枣粥

【原料】大枣10~15个,粳米100克。

【制法】将大枣洗净备用。粳米淘洗干净,加水1 000毫升,旺火煮沸,加入大枣,改用文火慢熬至米烂汤稠枣熟即成。

【功效】补气血,健脾胃。

【用途】适用于老年人胃虚食少、脾虚便溏、气血不足以及血小板减少、贫血、慢性肝炎、过敏性紫癜、营养不良、病后体虚、羸瘦衰弱。

【服法】每日早晚温热服食。

【注意事项】痰湿较重的肥胖中老年人禁食。

2. 牛乳粥

【原料】牛乳250克,粳米100克,白糖适量。

【制法】粳米淘洗干净,放入锅中,加清水,煮至半熟时,再加牛乳,续煮至粥熟,加白糖调味。

【功效】补虚损,润五脏。

【用途】适用于中老年人体质衰弱、气血亏损、病后虚羸、口渴欲饮以及反胃噎嗝、大便燥结。

【服法】每日早晚温热服食。

【注意事项】脾胃虚寒泄泻及痰湿水饮者不宜食用。

3. 鸡汁粥

【原料】母鸡一只(约1 500克),粳米100克。

【制法】将母鸡宰杀后,剖洗干净,浓煎鸡汁,以原汁鸡汤分次同粳米煮粥。

先用旺火煮沸,再改用文火煮至粥稠即可。

【功效】滋养五脏,补气益血。

【用途】适用于年老体弱,病后羸瘦、气血亏损所引起的一切衰弱病症。

【服法】每日早晚温热服食。

【注意事项】伤风感冒、生病发热患者不宜食用。

4. 何首乌粥

【原料】制何首乌 30～60 克,粳米 100 克,大枣 3 个,冰糖适量。

【制法】将制何首乌加水入沙锅煎取浓汁,去渣取汁,粳米淘洗干净后加入药汁中煮粥,待半成熟时加入大枣,熬至粥稠枣烂,加冰糖调味。

【功效】滋补肝肾,益气养血。

【用途】适用于老年人肝肾不足、阴血亏损、头晕耳鸣、头发早白、贫血、神经衰弱,以及高血脂、血管硬化、大便干燥。

【服法】每日早晚温热服食。

【注意事项】大便溏薄者禁食。

5. 枸杞粥

【原料】枸杞子 30 克,粳米 100 克,白糖少许。

【制法】将枸杞子用温水洗净,粳米淘洗干净。沙锅置火上加清水约 1 000 毫升,入粳米、枸杞子,中火烧开,改用文火慢煮至米烂汤稠,表面浮起粥油时,加白糖少许调味。

【功效】补肾益血,养阴明目。

【用途】适用于老年人肝肾不足、腰膝酸软、头晕目眩、视物昏暗、糖尿病、高血脂。

【服法】每日早晚温热服食。

【注意事项】脾胃虚弱、大便溏薄者禁食。

6. 菠菜粥

【原料】菠菜 100 克,粳米 50 克。

【制法】将菠菜除去枯叶、杂质,洗净放入沸水中略烫数分钟,切细。粳米淘洗干净,入锅内煮粥,等米烂时入菠菜,再煮至粥稠即可。

【功效】养血止血,敛阴润燥。

【用途】适用于老年性便秘、痔疮便血、高血压。

【服法】每日早晚温热服食。

【注意事项】脾胃虚寒、大便溏薄者禁食。

7. 龙眼粥

【原料】龙眼肉 15～30 克,大枣 3～5 个,粳米 50 克。

【制法】将龙眼肉用清水洗净后,切成小粒。粳米淘洗干净后和龙眼肉同时入锅,加适量水煮成稀粥。

【功效】补血安神,养心健脾。

【用途】适用于老年人心脾两虚、心神失养所致的心悸、心慌、失眠、多梦、健忘、贫血、神经衰弱、自汗盗汗。

【服法】每日早晚温热服食。

【注意事项】感冒发热期间以及阴虚火旺者禁食。

8. 桑葚粥

【原料】桑葚子 30～60 克(鲜者 60～90 克),粳米 50 克,冰糖适量。

【制法】将桑葚子用清水洗净加水煎煮,取汁去渣。粳米淘洗干净加水煮粥,待粥半成熟时加入药汁,熬至米烂汤稠,加冰糖调味。

【功效】滋补肝肾,养血明目。

【用途】适用于中老年人肝肾不足、阴血两虚所致的头晕目眩、视力减弱、耳聋耳鸣、腰膝酸软、须发早白,以及肠燥便秘。

【服法】本粥可随意服食。

【注意事项】脾虚腹泻便溏者禁食。

9. 阿胶粥

【原料】阿胶 30 克,粳米 50 克。

【制法】先将粳米淘洗干净,加水煮粥,将熟前加入阿胶和匀即可。

【功效】补血,滋阴润肺。

【用途】适用于血虚眩晕、心烦失眠以及虚劳喘咳或阴虚燥咳、妇女崩漏、月经不调等症。

【服法】每日早晚温热服食。

10. 熟地粥

【原料】熟地黄 30 克,粳米 100 克,陈皮 5 克,冰糖适量。

【制法】先将熟地黄用温水清洗,再用纱布包好。粳米淘洗干净,陈皮洗净待用。然后将沙锅置火上,加清水 500 毫升,放入药包文火煎 20 分钟,再将沙锅内加清水 700 毫升,放入粳米中火烧开,改用文火慢熬至米烂汤稠,表面浮有粥油时入陈皮、冰糖,再煮 5 分钟即可。

【功效】补肝肾,益精血,聪耳目。

【用途】适用于心悸、眩晕、萎黄、骨蒸潮热、盗汗、遗精、腰膝酸软、月经不调、目糊、耳聋耳鸣。

【服法】每日早晚温热服食。

11. 猪肝蛋粥

【原料】猪肝 50 克,鸡蛋 1 只,粳米 50 克,精盐少许,姜少许,味精少许。

【制法】将猪肝洗净切细,与粳米同煮粥,将熟时,打入鸡蛋,并加精盐、姜、味精等佐料,调匀,再稍煮即可。

【功效】补肝养血,明目利咽。

【用途】适用于面色萎黄、视弱、夜盲、阴虚咽痛、声音嘶哑等。

【服法】每日晨起空腹食用。

12. 荔枝粥

【原料】干荔枝 5～7 个,粳米 100 克。

【制法】将荔枝去壳洗净。粳米淘洗干净加水适量煮粥,待半成熟时加入荔枝,煮至米烂汤稠即可。

【功效】温阳益气,生津养血。

【用途】适于老年人五更泄泻、口臭。

【服法】作晚餐食用,间断服食。

【注意事项】素体阴虚火旺者禁食。

13. 酥蜜粥

【原料】酥油 30 克,粳米 100 克,蜂蜜适量。

【制法】先将粳米加水煮粥,将熟时,入酥油及蜂蜜,稍煮即可。

【功效】润五脏,益气血,泽肌肤。

【用途】适用于消瘦乏力、皮肤枯槁、阴虚劳热、肺痿咳嗽、消渴、便秘等症。

【服法】每日早晚温热服食。

14. 紫河车粥

【原料】新鲜紫河车(人胎盘)1 具,小米 100 克。

【制法】将胎盘洗净切碎,每次约 100 克,与小米同煮粥,亦可用胎盘粉 10 克,调入小米粥中服食。

【功效】补肾益精,益气养血。

【用途】适用于不孕不育、阳痿、遗精、耳鸣、头昏、产后缺乳、肺痿咳喘、盗汗。

【服法】每日早中晚分 3 次服食。

(三) 补阴药粥

1. 木耳粥

【原料】银耳 5～10 克(或黑木耳 30 克),粳米 100 克,大枣 3～5 个,冰糖适量。

【制法】先将银耳(或黑木耳)浸泡半天洗净。再将粳米淘洗干净,和大枣一起加水煮粥,待煮沸后加入银耳、冰糖,同煮为粥。

【功效】润肺生津,滋阴养胃,益气止血,补脑强心。

【用途】适用于老年人体质衰弱、虚劳咳嗽、痰中带血、肺痨病阴虚内热以及慢性便血、痔疮出血等症。

【服法】每日早晚温热服食。

【注意事项】风寒感冒咳嗽者禁食。

2. 百合粉粥

【原料】百合干粉 30 克(或新鲜百合 60 克),冰糖适量。

【制法】先将粳米淘洗干净,加水常法煮粥,待煮沸后加入百合粉(或新鲜百合),待粥熟后加入冰糖即可。

【功效】润肺止咳,养心安神。

【用途】适用于老年慢性气管炎、肺热或肺燥干咳、涕泪过多以及神经衰弱、肺结核、妇女更年期综合征。

【服法】每日早晚温热服食。

【注意事项】风寒咳嗽及脾胃虚寒的老年人禁食。

3. 麦冬粥

【原料】麦冬 20～30 克,粳米 100 克,冰糖适量。

【制法】将麦冬加水煎汤,取汤去渣备用。将粳米淘洗干净,加水煮粥,待粥半熟,加入麦冬汁和冰糖,同煮为粥。

【功效】润肺,养胃,清心。

【用途】适用于肺痿肺燥、咳嗽咯血、虚劳烦热、胃阴不足、纳少反胃以及老人热病伤津、咽干口燥等症。

【服法】每日晨起作早餐服食或当点心服食。

【注意事项】老人风寒感冒、咳嗽痰多者禁食。

4. 松子粥

【原料】松子仁 15 克,粳米 100 克。

【制法】将松子仁研碎,粳米淘洗干净,然后一起放入锅中加清水适量煮粥。

【功效】补虚,润肺,滑肠。

【用途】适用于中老年人体弱早衰、头晕目眩、肺燥咳嗽、肠燥便秘。

【服法】每日早晚温热服食,或当点心服食。

【注意事项】痰湿咳嗽、大便溏薄者禁食。

5. 葛根粉粥

【原料】葛根适量,粳米 100 克。

【制法】先将新鲜葛根洗净切片,经水磨后澄取淀粉,晒干备用。每次用葛根粉 30 克和粳米一起常法煮粥。

【功效】清热,生津,止渴,降血压。

【用途】适用于高血压、冠心病、心绞痛、老年性糖尿病、脾虚泄泻、口干烦渴等症。

【服法】每日早晚温热服食或下午当点心服食。

6. 蔗浆粥

【原料】新鲜甘蔗适量,粳米 100 克。

【制法】将新鲜甘蔗洗净后榨取浆汁约 100 克。粳米淘洗干净后,加水适量,和蔗浆汁一起常法煮粥。

【功效】补脾养胃,生津止渴,润燥止咳。

【用途】适用于虚热咳嗽、烦热口渴、反胃呕吐以及老年人热病后期津伤、口干舌燥等症。

【服法】可供夏秋季节早晚餐或点心服食。

7. 酸枣仁粥

【原料】酸枣仁 30 克,粳米 100 克。

【制法】先将酸枣仁捣碎,加水浓煎取汁。粳米淘洗干净加水常法煮粥,待米半生半熟时,加入酸枣仁汤,同煮为粥。

【功效】养肝,宁心,安神,止汗。

【用途】适用于老年性失眠、心悸怔忡、自汗盗汗等症。

【服法】可供早晚餐温热服食。

8. 天冬粥

【原料】天冬 15 克,粳米 50 克,冰糖适量。

【制法】将天冬加水,煎取浓汁两次,合并后入粳米,如常法煮粥,沸后再加入冰糖适量,煮成稀粥。

【功效】滋阴生津,润肺止咳。

【用途】适用于老年人肺肾阴虚、津少口干、干咳少痰或无痰、痰中带血,以及中老年肺结核午后低热、盗汗咳嗽。

【服法】可当作晚餐或点心,趁热食用,连服 3～5 日为一疗程,间隔 2～3 日再服。

【注意事项】感受风寒引起的咳嗽,以及痰湿咳嗽者不宜食用。

9. 沙参粥

【原料】沙参 15 克(或新鲜沙参 30 克),粳米 50 克,冰糖适量。

【制法】将沙参洗净后切成薄片,煎取浓汁后同粳米煮粥,粥熟后加入冰糖再煮 1～2 沸即可。

【功效】润肺止咳,生津养胃。

【用途】适用于中老年人慢性支气管炎或肺结核出现肺热肺燥、干咳无痰,或肺气不足、肺胃阴虚的久咳少痰、咽干口渴等症。

【服法】可作为早晚餐温热服食,连吃 3～5 日为一疗程,稍停 2～3 日再服。

【注意事项】风寒感冒引起的外感咳嗽,不宜食用。

10. 桑白皮粥

【原料】桑白皮 30 克,粳米 50 克,冰糖适量。

【制法】将桑白皮加水煎汤,取汁去渣,粳米淘洗干净加药汁煮粥,待粥将熟时,加入冰糖调味,稍煮即成。

【功效】清肺热,止咳喘。

【用途】适用于中老年人急、慢性支气管炎,咳嗽气喘,咳吐黄稠脓性痰。

【服法】每日 1～2 次,当点心温热服食。

【注意事项】风寒或寒痰咳喘者不宜食用。

11. 牡蛎粥

【原料】牡蛎 250 克,里脊肉 100 克,鸡骨 1 只或肋骨 200 克,粳米 100 克,香菇 2 朵,香菜、葱、胡椒、精盐、香油、太白粉、酱油、姜汁、味精各少许。

【制法】先将牡蛎加精盐少许,轻轻用手揉搓,再反复用清水漂洗干净,捞出,沥干水,加胡椒、姜汁、精盐少许和太白粉拌匀,待用。香菇在温水中泡发后,去蒂洗净,切丝,加少许香油、酱油、太白粉拌匀。里脊肉切丝,加精盐、胡椒、香油、太白粉拌匀。粳米淘洗干净,用水浸泡,鸡骨或猪肋骨洗净后用刀背拍碎,放入大汤锅内旺火煮沸,改用文火煮 20 分钟。将骨头捞出,放入粳米,煮至米烂开花,入香菇丝、肉丝、牡蛎拌匀煮熟,再加入精盐、味精、胡椒及洗净切好的葱、香菜即可。

【功效】滋阴补虚。

【用途】适用于失眠、腰膝酸软、咽干口燥、胃痛反酸、醉酒以及体弱羸瘦者。

【服法】可供早晚餐食用。

12. 黑米粥

【原料】黑米 200 克。

【制法】将黑米淘洗干净,加水煮粥即成。

【功效】补肾健脾,滋阴养血,益肝明目。

【用途】适用于腰膝酸软、遗精、倦怠乏力、视物昏糊等症。

【服法】可供早晚餐食用。

13. 地骨皮粥

【原料】地骨皮 30 克,桑白皮 15 克,麦冬 15 克,粳米 100 克。

【制法】先将地骨皮、桑白皮、麦冬加水煎汤,去渣取汁,与粳米一起常法煮粥。

【功效】滋阴清热,生津止渴。

【用途】适用于肺热咳喘、高血压、糖尿病等症。

【服法】每日早晚温热服食。

【注意事项】外感风寒发热及脾虚便溏者不宜服食。

14. 马齿苋粥

【原料】马齿苋 150 克,粳米 100 克。

【制法】将马齿苋拣洗干净,切成碎段备用。粳米淘洗干净备用。马齿苋与粳米放入锅中,加清水适量,旺火煮沸后,再改用文火煮至粥成。

【功效】清热解毒,凉血止痢。

【用途】适用于老年人急、慢性细菌性痢疾和肠炎。

【服法】每日晨起空腹淡食。

【注意事项】慢性脾虚泄泻者禁食。

15. 梨粥

【原料】鸭梨 3 只,粳米 100 克。

【制法】将鸭梨冲洗干净,切碎,放入锅中,加清水煮半小时,捞去梨渣。再加入淘洗干净的粳米,煮至粥熟。

【功效】清热除烦,化痰止咳。

【用途】适用于小儿风热、神昏烦躁、肺热咳嗽。

【服法】每日早晚温热服食。

【注意事项】寒咳及脾虚便溏者不宜食用。

（四）补阳药粥

1. 羊肉粥

【原料】新鲜精羊肉 150～250 克,粳米 100 克。

【制法】将羊肉洗净切块。粳米淘洗干净加适量水,和羊肉一起常法煮粥。

【功效】益气血,补虚损,暖脾胃。

【用途】适用于中老年人阳气不足、气血亏损、体弱羸瘦、中虚反胃、恶寒怕冷、腰膝酸软等。

【服法】每日早晚温热服食。

【注意事项】忌服有半夏或菖蒲的中药方。以秋冬季节服食为宜。

2. 肉苁蓉粥

【原料】肉苁蓉 15 克,精羊肉 100 克,粳米 100 克,葱、姜少许。

【制法】先将精羊肉洗净切块。粳米淘洗干净,然后把肉苁蓉放入沙锅,加水煎熬,去渣取汁,再放入精羊肉、粳米常法煮粥。待粥将成时,加入葱、姜,再煮 1～2 沸即可。

【功效】益肝肾,补精血,润肠。

【用途】适用于性功能减退、肾虚阳痿、腰酸冷痛、筋骨痿弱、大便干结。

【服法】宜在秋冬季节供晚餐服食。

【注意事项】大便稀薄者禁食。

3. 芡实粉粥

【原料】芡实适量,粳米 100 克。

【制法】先将芡实煮熟,去壳,研粉,晒干备用。每次取芡实粉 30～60 克,和粳米一起常法煮粥。

【功效】益肾固精,健脾止泻。

【用途】适用于慢性腹泻、小便频数、遗尿。

【服法】每日早晚温热服食。

【注意事项】慢性便秘,感冒发热期间禁食。

4. 狗肉粥

【原料】狗肉 250 克,粳米 100 克,葱、姜少许。

【制法】先将狗肉洗净,切成小块。粳米淘净,加水适量,和狗肉一起常法煮粥,待煮将熟时,放入葱、姜,再煮 1～2 沸即可。

【功效】温补脾肾,去寒助阳。

【用途】适用于年老体弱、阳气不足、营养不良、畏寒肢冷、阳痿、腰膝酸软等症。

【服法】以秋冬季节每日早晚温热服食为宜。

【注意事项】发热期间禁食。

5. 胡桃粥

【原料】胡桃肉 10～15 个,粳米 100 克。

【制法】先将胡桃肉捣碎。粳米淘洗干净,加水适量,和捣碎的胡桃肉一起常法煮粥。

【功效】补肾,益肺,润肠。

【用途】适用于老年人腰腿酸痛、软弱无力、肺虚久咳、气短喘促、慢性便秘、小便不畅以及尿结石等。

【服法】可供早晚餐服食。

【注意事项】大便稀薄者禁食。

6. 栗子粥

【原料】栗子 10～15 个,粳米 100 克。

【制法】先将栗子风干后磨粉,每次用栗子粉 30 克。将粳米淘洗干净,加水适量,和栗子粉一起常法煮粥。

【功效】补肾强筋,健脾养胃。

【用途】适用于老年肾虚腰酸腰痛、腿脚无力、脾虚泄泻等症。

【服法】每日早晚温热服食。

7. 磁石粥

【原料】磁石 30～60 克,粳米 100 克,生姜、葱少许。

【制法】先将磁石捣碎,于沙锅内煎煮 1 小时,滤汁去渣,再入粳米(或加猪腰子 1 只,去筋膜,洗净,切细)、生姜、葱,同煮为粥。

【功效】养肾脏,强骨气。

【用途】适用于老年肾虚、耳聋耳鸣、头晕目眩、心悸失眠等症。

【服法】可供晚餐,温热服食。

8. 羊骨粥

【原料】新鲜羊脊骨或羊胫骨 500 克,粳米 100 克,精盐、生姜各少许。

【制法】将羊骨洗净后槌碎,加水煎汤,然后以汤代水,和淘净的粳米一起煮粥,待粥将成熟,加入精盐、生姜,再煮 2～3 沸即可。

【功效】补肾气,养胃气,壮筋骨。

【用途】适用于中老年人虚劳羸弱、肾气亏耗、腰脊转动不利、腿脚无力、筋骨挛痛、脾胃气虚、不能进食、久泻久痢等症。

【服法】可供早晚餐或点心,趁热空腹服食,以 10～15 日为一疗程。

【注意事项】此粥以秋冬季节为宜,夏季不宜选食。

9. 菟丝子粥

【原料】菟丝子 30～60 克,粳米 50 克,白糖适量。

【制法】将菟丝子洗净后捣碎,加水煎取浓汁,入淘净的粳米中煮粥,待粥将成时,加入白糖,再煮片刻即成。

【功效】补益肝肾,养髓明目。

【用途】适用于中老年人肝肾亏损、精血暗耗、腰膝酸痛、腿脚无力、头晕眼花、耳聋耳鸣、小便频数、尿后余沥、阳痿早泄等症。

【服法】每日早晚温热服食。

10. 鹿肾粥

【原料】鹿肾 1 对,淡豆豉汁 10 克,粳米 200 克。

【制法】将鹿肾洗净,剔去筋膜,切成 1 厘米大小的方丁,与粳米、淡豆豉汁同时入锅中,加水适量,煮粥。

【功效】补肾,壮阳,益精,聪耳,乌发。

【用途】适用于耳鸣耳聋,以及腰膝酸软、阳痿、早泄、滑精、宫冷不孕、乳汁不足、毛发早白等症。

【服法】每日作早餐服食。

(五) 其他补粥

1. 贝母粥

【原料】贝母粉 5～10 克,粳米 100 克,白糖适量。

【制法】先将粳米淘洗干净,加水适量煮粥,待粥将成时,加入白糖、贝母粉,再煮 2～3 沸即可。

【功效】润肺养胃,化痰止咳。

【用途】适用于老年慢性支气管炎、肺气肿、咳嗽气喘等症。

【服法】可供上、下午点心,温热服食。

2. 车前子粥

【原料】车前子 15～30 克,粳米 100 克。

【制法】先将车前子用布包扎,加水煎汤,去渣取汁,放入粳米常法煮粥。

【功效】利水消肿,养肝明目,祛痰止咳。

【用途】适用于老年人小便不利、淋漓涩痛、大便泄泻、目赤昏花以及慢性支气管炎咳嗽多痰、高血压、老年性水肿、尿道炎、膀胱炎。

【服法】可供早晚餐温热服食。

3. 生姜粥

【原料】生姜 6～9 克,粳米 100 克,大枣 2～5 个。

【制法】将生姜洗净切成薄片,粳米淘洗净,加水适量,和生姜片、大枣一起常法煮粥。

【功效】暖脾胃,散风寒。

【用途】适用脾胃虚寒、呕吐清水、腹痛泄泻、感受风寒、头痛鼻塞以及慢性支气管炎肺寒喘咳。

【服法】冬季可供早餐温热服食。

4. 石膏粥

【原料】生石膏 100～200 克,粳米 100 克。

【制法】先将石膏捣碎,入沙锅煎汁去渣,再和淘洗干净的粳米一起常法煮粥。

【功效】清热,止渴。

【用途】适用于中老年人高热不退、神昏谵语、烦躁不安、口渴多饮等发热性急病。

【服法】可供早晚餐温热服食。

【注意事项】胃肠功能差的老人不宜多食。

5. 竹沥粥

【原料】竹沥 100～150 克,粳米 100 克。

【制法】先将粳米淘洗干净,加水适量煮粥,待粥将成时,兑入竹沥,稍煮即可。

【功效】清热,化痰,开窍。

【用途】适用于中风昏迷、喉间痰鸣、高热烦渴、肺热咳嗽、气喘胸闷以及老年人肺炎和慢性支气管炎咳吐脓痰等症。

【服法】可供早晚餐服食。

【注意事项】脾虚便溏者禁食。

6. 苋粥

【原料】新鲜紫苋 150 克,粳米 100 克。

【制法】将紫苋去根,洗净切细。粳米淘洗干净,加水适量,和紫苋一起常法煮粥。

【功效】清热止痢。

【用途】适用于急性细菌性痢疾和肠炎。

【服法】可供早晚餐温热服食。

【注意事项】脾虚便溏者不宜多食。

7. 苏子粥

【原料】苏子 15～20 克,粳米 100 克,冰糖适量。

【制法】先将苏子捣烂如泥,加水煎取浓汁,去渣备用。粳米淘洗干净,和苏子汁一起常法煮粥,加冰糖适量,再煮 1～2 沸即可。

【功效】止咳平喘,养胃润肠。

【用途】适用于中老年人急慢性气管炎、咳嗽多痰、胸闷气喘以及大便干结难解等症。

【服法】可供早晚餐温热服食。

【注意事项】大便稀薄者禁食。

8. 芹菜粥

【原料】芹菜连根 100 克,粳米 200 克。

【制法】先将芹菜洗净切碎。粳米淘洗干净,加水适量,和切碎的芹菜一起常法煮粥。

【功效】清肝热,降血压。

【用途】适用于高血压、肝火头痛、眩晕目赤。

【服法】可供早晚餐温热服食。

9. 佛手柑粥

【原料】佛手柑 10～15 克,粳米 100 克。

【制法】先将佛手柑加水煎汤,去渣取汁。再入淘洗干净的粳米常法煮粥,待粥将成时加入冰糖,稍煮片刻即成。

【功效】健脾养胃,理气止痛。

【用途】适用于老年人脾胃虚弱、胸闷气滞、消化不良、食欲不振、嗳气呕吐等。

【服法】可供早晚餐温热服食。

10. 砂仁粥

【原料】砂仁细末 3～5 克,粳米 100 克。

【制法】先将粳米淘净,加水适量,常法煮粥,待粥将成时,调入砂仁末,再煮 1～2 沸即可。

【功效】暖脾胃,助消化,和中气。

【用途】适用于脾胃虚寒性腹痛泻痢、消化不良、脘腹胀满、食欲不振、气逆呕吐等症。

【服法】可供早晚餐温热服食。

11. 柿饼粥

【原料】柿饼 2～3 枚,粳米 100 克。

【制法】将柿饼切碎。粳米淘洗干净,加水适量,和柿饼一起常法煮粥。

【功效】健脾,润肺,涩肠,止血。

【用途】适用于老人吐血、干咳带血、久痢便血、小便血淋、痔漏下血等出血性疾病。

【服法】夏秋季节作早餐或点心服食。

【注意事项】有胃寒病的老年人禁食。忌吃螃蟹。

12. 荠菜粥

【原料】新鲜荠菜 250 克(或干荠菜 100 克),粳米 100 克。

【制法】先将荠菜洗净,切碎。粳米淘洗干净,加水适量,和荠菜一起常法煮粥。

【功效】补虚,健脾,明目,止血。

【用途】适用于年老体弱、水肿、乳糜尿、肺胃出血、便血、尿血、目赤目暗、视网膜出血以及老年性水肿、慢性肾炎等症。

【服法】可供早晚餐温热服食。

13. 薄荷粥

【原料】新鲜薄荷 30 克(或干薄荷 15 克),粳米 100 克,冰糖适量。

【制法】先将薄荷加水煎汤冷却。粳米淘洗干净,加水常法煮粥,待粥将成时,加入冰糖和薄荷汤,再煮 1～2 沸即可。

【功效】清热解暑,疏风散热,清利咽喉。

【用途】适用于老年人风热感冒、头痛目赤、咽喉肿痛,并可作夏季防暑解热饮料。

【服法】可供夏季午后凉服。

【注意事项】本品秋冬季节不宜服食,不宜久服多服。

14. 莱菔子粥

【原料】莱菔子适量,粳米 100 克。

【制法】先将莱菔子炒熟后研末,每次取 10～15 克。粳米淘洗干净,加水适量和莱菔子末一起常法煮粥。

【功效】化痰平喘,行气消食。

【用途】适用老年慢性支气管炎、肺气肿、咳嗽多痰、胸闷气喘、不思饮食、嗳气腹胀等症。

【服法】每日早晚温热服食。

【注意事项】气虚体弱者用量宜轻。

15. 萝卜粥

【原料】新鲜萝卜 250 克,粳米 100 克。

【制法】先将萝卜洗净,切碎,捣汁。粳米淘洗干净,加水适量常法煮粥,待粥将成时,加入萝卜汁,再煮 1～2 沸即可。

【功效】化痰止咳,消食利膈,止消渴。

【用途】适用于老年慢性支气管炎、咳喘多痰、胸膈满闷、食积饱胀以及老年性糖尿病等。

【服法】每日早晚温热服食。

【注意事项】忌吃含何首乌、地黄的中药。

16. 菊花粥

【原料】菊花适量,粳米 100 克。

【制法】秋季霜降前,将菊花采摘去蒂,烘干或蒸后晒干,亦可置通风处阴干,然后磨粉备用。先将粳米淘洗干净,加水适量煮粥,待粥将成时,调入菊花末 10 克,再煮 1～2 沸即可。

【功效】散风热,清肝火,降血压。

【用途】适用高血压、冠心病、肝火头痛、眩晕目暗、风热目赤等症。

【服法】每日早晚温热服食。

【注意事项】脾虚便溏者禁食。

17. 绿豆粥

【原料】绿豆适量,粳米 100 克。

【制法】将绿豆洗净后,和淘洗干净的粳米加水一起常法煮粥。

【功效】解热毒,止烦渴,消水肿。

【用途】适用于暑热烦渴、疮毒疖肿、老年水肿以及预防中暑、高热口渴等。

【服法】可作夏季清凉解热饮料,也可作早晚餐服食。

【注意事项】脾胃虚寒泄泻者禁食。

18. 葱白粥

【原料】新鲜连根葱白 15～20 根,粳米 100 克,淡豆豉 10～15 克。

【制法】将葱白洗净切段。粳米淘净后加水适量煮粥,待米半生半熟时,加入葱白,同煮为粥,受寒重者加淡豆豉同煮。

【功效】发汗散寒,温中止痛。

【用途】适用于风寒感冒、发热、恶寒、头痛、鼻塞流涕、腹痛泻痢等。

【服法】冬季趁热服食,以服后微微汗出为宜。

【注意事项】忌食蜂蜜。

19. 猪肺粥

【原料】猪肺 500 克,粳米 100 克。

【制法】将猪肺反复灌洗干净,放入水锅,煮至七成熟时捞出,切成丁块备用。粳米淘洗干净,放入猪肺汤中,煮至半熟时,再加猪肺,续煮至粥成。

【功效】补肺,止咳,止血。

【用途】适用于肺虚咳嗽、咯血。

【服法】每日早晚温热服食。

20. 桂花粥

【原料】桂花 3 克,粳米 50 克,红糖少许。

【制法】将桂花阴干后,与粳米一起加水常法煮粥,粥熟后,调入红糖即可食之。

【功效】醒脾悦神,清热除秽。

【用途】适用于牙痛、口臭、食欲不振、喘咳。

【服法】每日早晚服食。

21. 黄瓜粥

【原料】鲜嫩黄瓜 300 克,粳米 100 克,精盐 2 克,生姜 10 克。

【制法】将黄瓜洗净,去皮去心,切成薄片。粳米淘洗干净,生姜洗净拍破。锅内加水约 1 000 毫升,入粳米、生姜,旺火烧开后,改用文火慢慢煮至米烂时下黄瓜片,再煮至汤稠、表面浮有粥油时,入精盐调味即成。

【功效】健脾养胃,清热利湿,润肤减肥。

【用途】适用于咽喉肿痛、口燥烦渴、暑热吐泻、面部黑斑、肥胖。

【服法】每日早晚温热服食。

22. 藿香粥

【原料】藿香 15 克(鲜者 30 克),粳米 100 克。

【制法】先将藿香加水煎汤,取汁去渣。粳米淘洗干净后,加水煮粥,待粥将成时,加入藿香汁,再煮1~2沸即可。

【功效】解暑,祛湿,开胃,止呕。

【用途】适用于中老年人夏季感受暑热、头昏脑胀、胸脘痞闷、呕吐泄泻、精神不振、食欲减退等症。

【服法】每日早晚餐温热服食。

23. 山楂粥

【原料】山楂30克(或鲜山楂60克),粳米100克,白糖适量。

【制法】将山楂放入沙锅内加水煎取浓汁,去渣。粳米淘洗干净,加水和山楂汁一起煮粥。待粥将成时,加入白糖,再煮1~2沸即可。

【功效】健脾胃,助消化,降血脂。

【用途】适用于高血压、高脂血症、冠心病、心绞痛以及食积停滞、肉积不消等症。

【服法】当点心趁热服食。

【注意事项】不宜空腹食用或冷服。

24. 乌头粥

【原料】川乌适量,粳米100克,姜汁、蜂蜜各适量。

【制法】先将川乌捣碎,碾为极细粉末。粳米淘洗干净加水煮粥,煮沸后加入川乌末改用文火慢熬,待熟后加入姜汁及蜂蜜,搅匀,稍煮1~2沸即可。

【功效】祛风湿,温经络,利关节。

【用途】适用于老年人风寒湿痹、四肢关节疼痛以及风湿性关节炎。

【服法】每日分两次趁热服食。

【注意事项】关节红肿热痛者禁食。

25. 决明子粥

【原料】决明子15克,粳米100克。

【制法】先把决明子放入锅内炒至微有香气,取出晾凉,加水煎汁后去渣。粳米淘洗干净后和决明子汁一起煮粥,待粥将成时,加入冰糖少许,再煮1~2沸即可。

【功效】清泻肝火,润肠通便。

【用途】适用于高血压、高脂血症、冠心病以及中老年人习惯性便秘。

【服法】每日早晚餐趁热服食。

【注意事项】本品秋冬季节不宜选用,平素大便溏薄者禁食。

26. 枇杷叶粥

【原料】枇杷叶20克,粳米100克,冰糖适量。

【制法】先将枇杷叶用布包加水煎汤,取浓汁后去布包。粳米淘洗干净后和枇杷叶汁一起煮粥,待粥将成时,加入冰糖,再煮1～2沸即可。

【功效】清肺,化痰,止咳。

【用途】适用于急性支气管炎、老年慢性支气管炎急性发作、咳嗽气喘、痰多色黄稠或咯血等症。

【服法】每日早晚分2次温服,连用3～5天。

【注意事项】受凉感冒咳嗽者不宜选食。

27. 苦竹叶粥

【原料】苦竹叶12克,生石膏30克,粳米100克,砂糖适量。

【制法】先加水煎苦竹叶、生石膏,取汁去渣。粳米淘干净后和苦竹叶汁一起常法煮粥,临熟加入冰糖,再煮1～2沸即可。

【功效】疏风清热,明目。

【用途】适用于口渴欲饮、大便干结,以及肝胃火炽而致的目疾。

【服法】每日早晚温热服食。

28. 柏子仁粥

【原料】柏子仁25克,粳米100克,蜂蜜适量。

【制法】先将柏子仁捣碎,再把捣碎的柏子仁同粳米一起放入锅内,加水煮粥,待粥将成时,加入蜂蜜,再煮1～2沸即可。

【功效】养心安神,润肠通便。

【用途】适用于心悸失眠、健忘、习惯性便秘等。

【服法】可作早点或晚餐,温热饮服一小碗,连用3～5天。

【注意事项】大便溏薄者禁食。

29. 高良姜粥

【原料】高良姜10克,粳米100克。

【制法】先将高良姜加水煎汤,取汁去渣。粳米淘洗干净后,加水和高良姜汁一起常法煮粥。

【功效】温胃行气,散寒止痛。

【用途】适用于中老年人脾胃虚寒,或感受风寒引起脘腹冷痛、呕吐、呃逆、泛吐清水、肠鸣腹泻等症。

【服法】可作早晚餐温热服食。连用3～5天。

【注意事项】本品不宜冷食。若兼用呕吐恶心症状,可加入生姜3～5片,效果更好。

30. 神仙粥

【原料】山药 30 克,芡实 30 克,韭菜 30 克,粳米 100 克。

【制法】将韭菜洗净切成细末,芡实煮熟后去壳并捣碎,山药捣碎。以上三味与粳米一起加水常法煮粥。

【功效】壮阳补虚,益气健脾,润肤明目。

【用途】适用于腰膝酸软、阳痿早泄、虚劳羸瘦、气短乏力、泄泻日久。

【服法】每日 2 次温热服食。

【注意事项】食粥后饮少许热酒,效果更佳。

第四节 酒 补

一、概要

人们利用药酒来滋补身体,防病治病,延年益寿已有悠久的历史,补酒与其他补品一样,还需对证使用,才能收到满意的效果。合理选择补酒,应做到辨证用酒。此外,选用补酒还应注意个人的体质、生活习惯、性别、年龄等因素,因人而异。

酒补体现了药食同用的特点。许多平时属于食物的物品如荔枝、山药、龙眼等,既可食用,又可入药。用这类药物浸酒,既能防治疾病,又能达到滋补强身、延年益寿的目的。体现了药酒协调的特点,酒有行血脉、通经络作用,药酒粗浸,既能使药物的有效成分充分溶出,又能借酒力而行药势,两者相互促进,或相互制约,有相得益彰之妙。这体现了药性稳定、服用方便的特点。补酒可长期存放,与丸、散、膏等剂型相比,具有药效稳定、服用方便的优点,而且比较适宜于治疗慢性疾病,同时制作简单易行,可根据病情和季节灵活配方,成本较低,安全有效。

饮服补酒后,应禁服某些药物,特别是西药,如冬眠灵、安泰乐、奋乃静等药物。严重的肝肾功能衰退者应忌服补酒,酒精过敏者也应禁饮补酒。饮补酒时,禁服葛花、赤豆、绿豆等中药,以免降低或消除补酒的有效功能。

二、常用补酒

1. 人参酒

【原料】人参 50 克,白酒 500 毫升。

【制法】将人参与白酒装入瓷瓶中,密封,经常摇动,待 15 日后取服,可随饮随加白酒,续加至 500 毫升为止。

【功效】补益中气,延年益寿。

【用途】适用于中气不足,劳伤虚损引起的神疲乏力,心悸气短,失眠健忘,自汗气喘,早泄阳痿,或年老体虚,脱发白发,尿频遗尿,记忆减退等症。

【服法】每日晚餐时饮服 15～20 毫升。

【注意事项】感冒发热、高血压发作、纳呆泄泻者禁服。

2. 周公百岁酒

【原料】黄芪 60 克,茯苓 60 克,当归 30 克,生地黄 30 克,熟地黄 30 克,党参 30 克,白术 30 克,麦冬 30 克,陈皮 30 克,山茱萸 30 克,枸杞子 30 克,川芎 30 克,防风 30 克,龟板 30 克,五味子 20 克,羌活 20 克,肉桂 18 克,大枣 1 000 克,冰糖 1 000 克,高粱烧酒 10 升。

【制法】诸药研粗末,用绢袋盛放,浸入酒中泡 3 日,再隔水煮 2 小时,冷却后埋入土中,7 日后取用。

【功效】补益气血,滋阴壮阳,聪耳明目,健脾开胃。

【用途】适用于气血亏虚所致的四肢乏力、面白无华、耳聋目花、须发早白及肾气虚弱所致的腰膝酸软、关节酸痛、五更泄泻、诸风瘫痪等各种虚损之症。

【服法】每日 3 次,每次 20～30 毫升。

【注意事项】外感发热、阴虚内热、湿阻纳呆等症不宜服用。

3. 十全大补酒

【原料】当归 60 克,川芎 60 克,熟地黄 60 克,白芍 60 克,党参 60 克,白术 60 克,茯苓 60 克,甘草 20 克,黄芪 60 克,肉桂 20 克,白酒 1 500 毫升。

【制法】将上述药物切成粗末,装入纱布袋,扎口后浸泡于酒中,待一周后取服。

【功效】大补气血,助阳固卫。

【用途】适用于各种气血不足引起的神疲乏力、头晕眼花、腰膝酸软、面色苍白、虚劳久咳、遗精阳痿、月经不调、反复感冒、颈腰椎病、术后体虚(恢复期)等症。

【服法】每日 2 次,每次 10 毫升。

【注意事项】外感发热、中焦湿阻、月经过多、阴虚内热、孕妇、小儿等不宜服用。

4. 戊戌酒

【原料】黄狗 1 只,酒曲适量,糯米 15 千克。

【制法】将狗宰杀后,取出内脏,洗净切块,放入锅中煮烂,取出狗肉捣成泥,与汁一起拌入糯米中,加入适量酒曲,酿成戊戌酒。

【功效】大补元气,健脾温肾。

【用途】适用于腰膝酸软、畏寒肢冷、遗精早泄、阳痿遗尿、胃纳减退、大便溏薄、神疲乏力等症。

【服法】每日 2 次,空腹适量服用。

【注意事项】阴虚火旺、肾阴不足者不宜服用。

5. 蛤蚧酒

【原料】蛤蚧 1 对,人参 100 克,白酒 1 000 毫升。

【制法】先将蛤蚧洗净,不去头尾,切成小块,人参切成薄片,与白酒一起密封浸泡,待 1 个月后,即可取服。

【功效】补气温阳,补肺平喘,益肾纳气。

【用途】适用于虚喘久咳、心悸气短、神疲乏力、腰膝酸软、肢冷畏寒、慢性支气管炎、过敏性哮喘等症。

【服法】每日 2 次,每次 10 毫升。

【注意事项】外感咳嗽、湿热壅盛者不宜服用。

6. 千口一杯酒

【原料】人参 30 克,熟地黄 20 克,枸杞子 20 克,沙苑蒺藜 20 克,淫羊藿 10 克,远志 10 克,母丁香 10 克,沉香 5 克,荔枝肉 10 个,白酒 1 000 毫升。

【制法】将上述药物洗净切碎与白酒一起放入容器中,密封浸泡 2 周后即可服用。

【功效】益气补血,滋阴壮阳,补益肝肾。

【用途】适用于年老体虚、头晕眼花、面色苍白、腰膝酸软、须发早白、夜寐不安、胃纳欠佳、神疲乏力等症。

【服法】每日 2 次,每次 5～10 毫升。"徐徐而饮"效果更佳。

【注意事项】感冒咳嗽、湿邪困脾者不宜服用。

7. 健脾酒

【原料】茯苓 15 克,白术 15 克,山药 15 克,薏苡仁 15 克,豆蔻 9 克,白酒 2 000 毫升。

【制法】将上述药物切成细块,装入布袋中,扎口后浸入酒中,待一周后取服。

【功效】益气健脾。

【用途】适用于一切脾虚所致的食少纳呆、食后腹胀、小便不利、大便溏薄、形体消瘦、小儿疳症等。

【服法】佐餐食用为佳,适量饮用。

【注意事项】饮食不节或饮食不洁所致的食少纳呆、腹胀腹泻等症不宜服用。

8. 乌梅酒

【原料】乌梅 50 克,白酒 500 毫升。

【制法】将乌梅洗净晾干,与白酒一起放入容器中,密封浸泡 2 个月左右,即可服用。

【功效】健脾开胃,固涩止泄。

【用途】适用于食欲不振、消化不良、各种泄泻等症。

【服法】发病时顿服 20 毫升,以后每日 2 次,每次 10 毫升。

【注意事项】便秘患者、胃酸过多者不宜服用。

9. 三香酒

【原料】南木香 10 克,小茴香 10 克,八角茴香 10 克,川楝肉 10 克,连须葱白 5 克,上好白酒 500 毫升,炒盐 20 克。

【制法】将前四味放入锅内炒至微黄,加入葱白及水一碗(约 400 克),用盖罩住,待煎至半碗水后,取出去渣,再加入酒和盐。

【功效】温经散寒,疏肝理气,通络止痛。

【用途】适用于胃脘寒痛、寒疝坠胀、少腹寒痛、经前腹部疼痛、乳房作胀、睾丸隐痛等症。

【服法】每日空腹热饮 20 毫升。

【注意事项】阴虚火旺、肝郁化火,或高血压、脑溢血者不宜服用。

10. 玉屏酒

【原料】黄芪 50 克,白术 30 克,防风 30 克,白酒 1 000 毫升。

【制法】将上三味药物切片,密封浸泡于白酒中,待 1 周后取用。

【功效】益气升阳,固表止汗。

【用途】适用于素体虚弱、反复感冒、白天自汗、夜间盗汗等症。

【服法】每日 2 次,每次 20 毫升。

【注意事项】感冒发热、咽喉肿痛者不宜服用。

11. 参苏酒

【原料】生晒参 50 克,紫苏子 100 克,百部 50 克,白酒 1 000 毫升。

【制法】将百部切成小片,略炒一下;将紫苏子炒香,研成细末备用。将生晒参切片浸入酒中,待浸泡1周后加入百部和紫苏,去渣取服。

【功效】益气养肺,化痰止咳。

【用途】适用于气虚感冒、咳嗽咳痰、慢性支气管炎、哮喘缓解期等症。

【服法】每日2次,每次10~20毫升。

【注意事项】感冒初期者不宜服用。

12. 洋参酒

【原料】西洋参100克,白酒1 000毫升。

【制法】将西洋参切成薄片,与白酒一起装入容器中,密封浸泡约2周,取出即可服用,随饮随时添加白酒。

【功效】益气补元,养阴生津。

【用途】适用于一切气阴不足引起的神疲乏力、头晕眼花、口干舌燥、反复口腔溃疡、干咳少痰、心悸气短、失眠多梦、潮热盗汗、胃纳不佳、四肢酸楚、月经量少、遗精早泄、大便干结等症。

【服法】每日1次,每次20毫升,空腹服用为佳。

【注意事项】感冒、消化不良、肢冷畏寒者不宜服用。

13. 生脉酒

【原料】生晒人参50克,麦冬100克,五味子50克,白酒1 500毫升。

【制法】将麦冬、五味子洗净,生晒参切成薄片,与白酒一起密封浸泡,待2周后即可取服。

【功效】益气养阴,补养心肺。

【用途】适用于神疲乏力、心悸失眠、胸闷气短、头晕眼花、多梦健忘、口干欲饮、阴虚便秘等症。

【服法】每日3次,每次10毫升。

【注意事项】外感咳嗽、大便溏薄、畏寒肢冷者不宜服用。

14. 虫草补酒

【原料】冬虫夏草10克,生晒参20克,桂圆肉30克,淫羊藿30克,玉竹50克,白酒1 000毫升。

【制法】将生晒参切成薄片,淫羊藿和玉竹洗净切细,然后一起放入酒坛中,密封浸泡2周后即可取服。

【功效】益气养阴,补益肺肾。

【用途】适用于肺虚咳嗽、气喘气短、神疲乏力、腰膝酸软、慢性肝炎、慢性肾炎等症。

【服法】每日2次,每次20毫升。

【注意事项】外感咳嗽、湿邪壅阻等症不宜服用。

15. 春寿酒

【原料】天冬50克,麦冬50克,生地黄50克,熟地黄50克,山药50克,莲子50克,大枣50克,白酒2000毫升。

【制法】将上述药物切成小片洗净,与白酒一起装入容器中,密封浸泡2周后即可饮用。

【功效】养阴补肾,健脾益心。

【用途】适用于神疲乏力、头晕目眩、耳鸣耳聋、心悸失眠、口干咽燥、胃纳不佳、大便干结、糖尿病、心肌炎等症。

【服法】每日2次,每次10毫升。

【注意事项】脾胃湿阻、腹泻患者不宜服用。

16. 补血酒

【原料】桂圆肉250克,冬虫夏草60克,鸡血藤250克,何首乌250克,黑枣300克,白酒3000毫升。

【制法】将何首乌和鸡血藤切成小块,与其他四味一起放入容器中,密封后浸泡一个月即可取用,且可以随时添加白酒。

【功效】益气养血,补肾安神。

【用途】适用于各种贫血、须发早白、神经衰弱、记忆力衰退、体质虚弱、腰膝酸软、遗精阳痿、月经早闭、肝炎恢复期等症。

【服法】每日2次,每次10毫升。

【注意事项】高血压、大量出血者不宜服用。

17. 阿胶酒

【原料】阿胶150克,黄酒1000毫升。

【制法】将阿胶、黄酒一起放入锅中,用小火熬至阿胶完全溶解,即可服用。

【功效】补血固本,止血安胎。

【用途】适用于各种贫血、各种出血、月经不调、更年期综合征、潮热盗汗等症。

【服法】每日1次,每次10毫升。

【注意事项】外感疾病、大便溏薄、畏寒肢冷、湿热壅盛者不宜服用。

18. 鸡蛋酒

【原料】鸡蛋1只,黄酒50毫升,白糖适量。

【制法】将鸡蛋打破,倒入碗中,加入黄酒和白糖,用筷子搅匀后即可。

【功效】滋阴润燥,养血安神。

【用途】适用于失眠多梦、头晕目眩、咳嗽少痰、胃脘疼痛、肢体寒冷等症。

【服法】每日服用1次。

【注意事项】不适用于糖尿病、胆道疾病等患者。

19. 乳酒

【原料】人乳汁100毫升,黄酒30毫升。

【制法】将人乳与黄酒调匀,隔水烫温即可服用。

【功效】滋阴养血,清肺润燥。

【用途】适用于头晕眼花、面色苍白、咳嗽咳痰、痰中带血、潮热盗汗、血虚中风、腰膝酸软、月经过多、各种贫血等症。

【服法】每日1次,顿服。

【注意事项】脾胃虚弱、大便不实、湿热壅盛者不宜服用。

20. 桑葚酒

【原料】桑葚100克,糯米5 000克,甜酒曲200克。

【制法】将桑葚洗净,晾干,煎沸后放凉。将糯米蒸熟,置于清洁的容器中,与甜酒曲、桑葚液一起拌匀,密封浸泡10日后去渣即可。

【功效】补血生津,润肠通便。

【用途】适用于耳鸣耳聋、须发早白、头晕目花、气虚便秘、遗精早泄等症。

【服法】每日3次,每次50毫升。

【注意事项】大便溏薄、湿热壅盛者不宜服用。

21. 鹿茸酒

【原料】鹿茸20克,山药60克,当归30克,白酒1 000毫升。

【制法】将上四味一同放入容器中,密封浸泡2周后即可取服。

【功效】温肾壮阳,益阴养血。

【用途】适用于各种贫血、老年遗尿、腰膝酸软、遗精早泄、阳痿不育、年老体虚或术后体力未复者。

【服法】每日2次,每次10毫升。

【注意事项】外感发热、咳嗽不愈、湿邪壅盛者不宜服用。

22. 三石酒

【原料】磁石250克,石英200克,阳起石180克,白酒2 000毫升。

【制法】将以上药物捣碎,用水洗净后,装入纱布袋,浸泡在酒中,1周后取服。

【功效】温补肾阳,镇静安神。

【用途】适用于小便频数、滴沥不尽、阳痿早泄、肢寒怕冷、耳鸣耳聋、头晕目眩、心悸失眠、崩漏等症。

【服法】每日 2 次,适量服用。

【注意事项】阴虚火旺者不宜服用。

23. 东北三宝酒

【原料】人参 50 克,鹿茸 25 克,貂鞭 1 具,白酒 1 000 毫升。

【制法】将人参、鹿茸切成小薄片,与貂鞭、白酒一起置于容器中,2 周后即可饮服。

【功效】补气壮阳,益肾强肾。

【用途】适用于畏寒肢冷、腰膝酸软、神疲乏力、精神萎靡、小便清长、阳痿不育、遗精早泄、过早闭经、性欲减退等症。

【服法】每日 2 次,每次 10 毫升。

【注意事项】阴虚火旺者不宜服用。

24. 海马酒

【原料】海马 50 克,白酒 500 毫升。

【制法】将海马研碎,与白酒一起密封浸泡,1 周后即可取用。

【功效】温肾壮阳,活血散寒。

【用途】适用于神疲乏力、畏寒肢冷、腰膝酸冷、阳痿早泄、男子不育、年老尿频、跌打损伤恢复期。

【服法】每日 2 次,每次 10 毫升。

【注意事项】阴虚火旺者不宜服用。

25. 胡桃酒

【原料】胡桃仁 100 克,小茴香 25 克,补骨脂 50 克,杜仲 50 克,白酒 2 000 毫升。

【制法】将上述药物切成小块,装入纱布袋中,与白酒一起密封浸泡,待 2 周后即可取服。

【功效】壮阳固本,益气补肾。

【用途】适用于畏寒肢冷、神疲乏力、腰膝酸软、头晕眼花、耳鸣耳聋、阳痿早泄、尿频尿急、崩漏带下、老年前列腺肥大等症。

【服法】每日 2 次,每次 15 毫升。

【注意事项】阴虚火旺者不宜服用。

26. 补心安神酒

【原料】麦冬 60 克,柏子仁 30 克,茯神 30 克,当归 30 克,生地黄 50 克,龙眼肉 30 克,白酒 5 000 毫升。

【制法】将以上六味药物切碎,装入绢袋中,入酒浸泡 1 周后取服。

【功效】养血补阴,宁心安神。

【用途】适用于心烦、失眠、精神疲乏、记忆力减退、口干舌燥、月经量少、大便干结等症。

【服法】晚餐时佐餐取服。

【注意事项】湿热壅盛、嗜睡、月经量过多者不宜食用。

27. 二仁酒

【原料】柏子仁 30 克,酸枣仁 30 克,冰糖 50 克,白酒 500 毫升。

【制法】将柏子仁和酸枣仁洗净后晾干,与冰糖一起放入酒中,每日搅拌1～2次,浸泡 1 周后饮用。

【功效】养心安神。

【用途】适用于神经衰弱、失眠、健忘、耳鸣、耳聋、便秘、消化不良等症。

【服法】每日 1 次,于临睡前饮 25 毫升。

【注意事项】大便不实者禁用。

28. 灵芝酒

【原料】灵芝 50 克,冰糖 100 克,白酒 1 000 毫升。

【制法】将灵芝洗净晾干,并切成薄片,与冰糖一起浸泡在白酒中,经常搅拌,待 1 周后取服。

【功效】安神益精,补血消食。

【用途】适用于肝肾不足引起的腰膝酸软、耳鸣耳聋、头晕目眩以及神经衰弱、失眠健忘、消化不良、老年体衰、免疫功能低下、性功能低下、高血压、高脂血症、肿瘤等症。

【服法】每日 1 次,临睡前饮用 25 毫升。

【注意事项】外感发热、急性胃炎、急性肝炎者不宜服用。

29. 丹参酒

【原料】丹参 300 克,白酒 3 000 毫升。

【制法】将丹参洗净,晒干,切成细片,用绢袋盛装,放入酒中,浸泡 3～5 日后取服。

【功效】补五脏,通九窍,散瘀血。

【用途】适用于半身不遂、口眼㖞斜、胸闷心悸、头晕头痛、月经失调、闭经腹痛、产后瘀血腹痛、冠心病、高血压、慢性肝炎等症。

【服法】随量饮用。

【注意事项】大出血患者如月经量过多、呕血、吐血、脑出血急性期等不宜服用。

30. 驻颜酒

【原料】当归 40 克,熟地黄 40 克,白芍 40 克,蜂蜜 50 克,柚子 250 克,上好白酒 3 000 毫升。

【制法】将柚子洗净,切成 2～4 厘米见方的块状,然后与前四味药一起浸入白酒中,待 3 个月后取服。

【功效】养血驻颜。

【用途】适用于气血亏虚所致的面色萎黄、皮肤皱缩、发枯不泽、未老先衰等症。

【服法】每日 1 次,每次 20～40 毫升。

【注意事项】各种出血、纳呆湿阻等患者不宜服用。糖尿病患者可以不加蜂蜜服用。

31. 红颜酒

【原料】胡核桃 100 克,大枣 100 克,白蜜 100 克,酥油 50 克,杏仁 50 克,白酒 3 000 毫升。

【制法】将杏仁去皮尖,与核桃一起研成粗末,加入大枣、酥油、白蜜拌匀,放入盛有白酒的酒坛中,密封浸泡 3 周后即可取服。

【功效】补肺益肾,养颜悦色。

【用途】适用于肺肾不足引起的面色少华、颜容憔悴、须发早白、气短气虚、咳嗽气喘、腰酸乏力等症。

【服法】每日 2 次,每次 10 毫升。

【注意事项】大便溏薄、糖尿病患者不宜服用。

32. 中风回春酒

【原料】黄芪 300 克,天麻 200 克,干地龙 400 克,乌蛇肉 100 克,白酒 2 000 毫升。

【制法】将上述药物切成小块,浸入酒中,装入坛中,埋入地下 15 天后取服。

【功效】益气温阳,平肝息风,祛风通络。

【用途】适用于头晕目眩、四肢麻木、胸闷不适,或中风后遗症所致的半身不遂、口眼㖞斜等症。

【服法】每日2次,每次10毫升。

【注意事项】出血性中风急性期、心肌梗死急性期、严重高血压者不能服用。

33. 祛痹酒

【原料】牛膝500克,威灵仙60克,独活60克,防风60克,川芎60克,五加皮200克,薏苡仁30克,白酒2000毫升。

【制法】将药物切成小块,装入纱布袋中,在酒中浸泡1周即可取服。

【功效】温补肾阳,祛风通络。

【用途】适用于风寒痹痛、关节酸楚、屈伸不利、肢体麻木、中风后遗症等。

【服法】每日2次,每次15毫升。

【注意事项】阴虚内热者不宜服用。

34. 还童酒

【原料】当归20克,生地黄20克,熟地黄20克,五加皮30克,枸杞子30克,乌药15克,陈皮15克,牛膝15克,萆薢15克,丹皮15克,桂皮10克,川断15克,秦艽15克,羌活15克,麦冬30克,苍术15克,独活15克,小茴香15克,木瓜15克,白酒2000毫升。

【制法】将以上各药物洗净切成碎片,与酒一起放入容器中,密封浸泡3周后,取酒服用。

【功效】补养肝肾,强筋健骨,祛风化湿,散寒通络。

【用途】适用于老年体弱、四肢酸楚、筋骨不利、腰膝酸软、肢体麻木、中风后遗、半身不遂等症。

【服法】每日2次,每次10毫升。

【注意事项】慢性胃病患者不宜服用。

35. 雷公藤酒

【原料】雷公藤120克,杜仲50克,独活50克,秦艽50克,白酒1000毫升。

【制法】将药物切成2～3厘米厚的薄片,放入酒中,浸泡2周后过滤去渣,即可服用。

【功效】补肾通络,消炎解毒。

【用途】适用于关节痹痛、腰膝酸痛、类风湿关节炎等症。

【服法】每日3次,每次10毫升,饭后30分钟服用。

【注意事项】脾胃虚弱、关节红肿、阴虚火旺者不宜服用。

36. 三蛇酒

【原料】乌梢蛇 150 克,白花蛇 200 克,蕲蛇 100 克,生地黄 500 克,冰糖 500 克,白酒 10 升。

【制法】将三种蛇头剁去,洗净切成短节;把生地黄洗净切碎。将白酒装入容器,加入蛇段和生地黄,封盖密闭 2 周。同时将冰糖加适量水置于火上,加热溶化,待糖汁成黄色,趁热用纱布过滤。待酒起封后过滤一次,加入糖汁搅拌均匀后,再过滤一次。

【功效】补益肝肾,祛风通络。

【用途】适用于腰膝酸软、筋骨酸痛、肢体麻木、屈伸不利、中风后遗、半身不遂、跌打损伤、神疲乏力、头晕眼花、皮肤瘙痒等症。

【服法】每日 2 次,每次 20 毫升。

【注意事项】阴虚火旺及对蛇过敏者不宜服用。

37. 香菇酒

【原料】干香菇 70 克,蜂蜜 250 克,柠檬 3 只,白酒 1 500 毫升。

【制法】将香菇和柠檬洗净晾干,柠檬切成两半,与蜂蜜一起放入酒中,待一周后取出柠檬,再浸泡 1 周,即可取酒饮服。

【功效】补益气血,抗癌降脂,健脾开胃。

【用途】适用于头晕目眩、面色苍白、胁肋胀满、食欲减退、肿瘤及肿瘤放化疗后胃肠道反应、慢性萎缩性胃炎、高血压、高脂血症等。

【服法】每日 2 次,每次 10 毫升。

【注意事项】胃溃疡、十二指肠溃疡、糖尿病者等不宜服用。

38. 降脂酒

【原料】何首乌 100 克,首乌藤 100 克,天麻 75 克,丹参 50 克,黄芪 50 克,干地龙 50 克,生山楂 100 克,白酒 1 000 毫升。

【制法】将上七味切成小块,与白酒一同放入容器中,浸泡 2 个月后即可服用。

【功效】补益肝肾,降压消脂。

【用途】适用于腰酸膝软、头晕目眩、脱发白发、高血压、高脂血症、冠心病、中风后遗症、动脉硬化等症。

【服法】每日 2 次,每次 10 毫升。

【注意事项】有出血倾向的患者,如肝硬化失代偿期、血液病、月经过多、上消化道出血、出血性脑梗死等不宜服用。

39. 消食祛脂酒

【原料】桂圆肉 100 克,山楂 250 克,白糖 30 克,米酒 1 000 毫升。

【制法】将桂圆肉和山楂一起研碎,再加入糖和酒,浸泡 10 天后即可饮服。

【功效】健胃和中,消食降脂。

【用途】适用于食欲不振、脘腹胀满、形体肥胖、血脂升高等症。

【服法】每日 1 次,每次一小杯。

【注意事项】胃及十二指肠溃疡、高血压、糖尿病患者不宜服用。

40. 宜男酒

【原料】当归 50 克,枸杞子 50 克,牛膝 50 克,杜仲 50 克,核桃肉 50 克,茯神 50 克,桂圆肉 25 克,黄酒 5 000 毫升。

【制法】将以上七味药物研成粗末,装入袋中,加入黄酒,浸泡 1 周后即可取服。

【功效】补益肝肾,养血调经。

【用途】适用于月经先后无定期、痛经、月经量过少、婚后不孕等症。

【服法】每日 2 次,酌情饮服。

【注意事项】月经量过多、湿热中阻者不宜服用。

41. 调经酒

【原料】黄芪 50 克,当归 30 克,丹参 30 克,冰糖 50 克,黄酒 1 000 毫升。

【制法】将三味药物切成小块,与黄酒一起封存 10 天,加入冰糖,待冰糖溶化后,即可取服。

【功效】益气活血调经。

【用途】适用于月经过少、痛经、闭经、头晕眼花等症。

【服法】每日 2 次,每次 20 毫升。

【注意事项】月经过多者不宜服用。

第五节 茶 补

一、概要

茶补在我国有着悠久的历史。相传很早以前,我们的祖先就采摘野茶煎汁进补治病,后来发现饮茶可增进人体健康,便"煮作羹饮",使茶逐步由药料变为饮料。三国时,对饮茶的好处又有进一步认识。那时的名医华佗就说过"苦茶久食益思意"。明代顾元庆在所著《茶谱》中,对茶叶的功用作了全面叙述:"能止渴,消食除痰,除烦去腻。"历代许多名医多有用茶或以茶为主,加以适当的辅品中药制成茶方来防治疾病和进补,并在实践中不断提高和充实。由此,积累了丰富的茶疗经验和众多行之有效的茶疗方,如午时茶、天中茶、八仙茶等,许多茶方至今仍被广泛应用,成为祖国医学的一个重要组成部分和一大特色。

世界卫生组织调查了许多国家的饮料优劣情况,最终认为:茶为中老年人的最佳饮料。它不仅方便、经济、卫生,还能吸收排泄放射性元素,补充人体所需要的营养,收到延年益寿的奇效。据科学测定,茶叶含有蛋白质、脂肪、10 多种维生素,还有茶多酚、咖啡碱和脂多糖等许多成分,营养丰富,可调节生理功能,发挥多方面的保健作用和药理作用。

总之,随着科学的进步,茶叶中的营养成分和药理作用不断被研究发现,它们的保健功能和防病治病的功效通过实验研究和临床验证,也不断得到进一步肯定。大量的研究成果和临床观察结果充分表现,茶与茶补、茶疗有益于人类的健康,有益于防病治病,已日益引起了医药学界和世人的重视。

二、常用补茶

1. 枸杞茶

【原料】红熟枸杞子、红茶各适量。

【制法】将红熟枸杞子与干面和成剂,用擀面杖擀作饼样,或捣糊成饼,晒干,为细末。每剂用红茶(研末)30 克,枸杞末 60 克,煎汤饮服。

【功效】补肝明目,滋肾润肺。

【用途】适用于肝肾阴虚、头晕目眩、视力减退、腰膝酸软、遗精、消渴、夜盲等症。

【服法】每日 1 剂,分早、中、晚服。

2. 芝麻养血茶

【原料】黑芝麻 6 克,茶叶 3 克。

【制法】将黑芝麻炒黄后,与茶叶一起加水适量煎煮,或用沸水冲泡闷 10 分钟,即可。

【功效】滋补肝肾,养血润肺。

【用途】适用于肝肾亏虚、皮肤粗糙、毛发黄枯或早白、耳鸣、神疲乏力等症。

【服法】每日 1~2 剂,饮汤及食芝麻。

3. 枸杞五味茶

【原料】枸杞子、五味子各等份。

【制法】上述两味研粗末，备用。每次取上末5克，加适量水煎煮，或用沸水冲泡闷20分钟左右，即可。

【功效】滋补精血。

【用途】适用于精血不足、头晕耳鸣、心悸失眠、视物昏糊、遗精、慢性肝炎等症。

【服法】每日2次，代茶饮。

4. 枣茶

【原料】大枣10个，茶叶5克，白糖10克。

【制法】先将大枣洗净，加水适量与白糖共煎煮至红枣烂熟；再将茶叶用沸水冲泡5分钟，取茶汁和入枣汤内搅匀，即可饮食之。

【功效】补精养血，健脾和胃。

【用途】适用于脾胃虚弱、气血不足、神疲乏力、久病体虚、贫血以及维生素缺乏症等。

【服法】每日1剂，不拘时温服。

5. 八仙茶

【原料】粳米、黄粟米、黄豆、赤小豆、绿豆（五者炒香熟）各750克，细茶500克，净芝麻375克，净花椒75克，净小茴香150克，炮干姜、炒晶盐各30克，麦面适量。

【制法】先将前十一味共制细末，混合；另取麦面适量，炒黄熟，与上十一味细末等份拌匀，瓷罐贮藏。服用时，胡桃肉、大枣、松子仁、白糖之类，均可随意加入。

【功效】补精润肤，保元固肾。

【用途】适用于气血不足之倦怠疲乏、筋骨酸软、畏寒、四肢不温、皮肤燥涩、容易感冒以及命门火衰、肾气不足之症。

【服法】每日3次，每次取上末3匙或6～9克，用沸水冲泡，温服，也可用开水送服之。

6. 牛乳红茶

【原料】鲜牛乳100克，红茶、精盐各适量。

【制法】先将红茶用水煎浓汁，去渣；再把牛乳煮沸，与浓茶汁混合，加入少许精盐，和匀，即可饮服。

【功效】滋阴养血，补肝强身。

【用途】适用于气血不足之神疲乏力、气短懒言、消瘦羸弱、大便干结以及产后、病后的调养。

【服法】每日1次，早晨空腹温服。

7. 党参红枣茶

【原料】党参15克，大枣10个。

【制法】将大枣洗净，加水适量，和党参一起煎煮约20分钟，即可饮服。

【功效】补脾养胃，益气生津，调和营卫。

【用途】适用于胃虚食少、病后体虚、大便溏薄、消瘦乏力、心悸怔忡、贫血少津、妇女脏躁、营卫不和等症。

【服法】每日1剂，不拘时温服。

8. 返老还童茶

【原料】乌龙茶3克，槐角18克，何首乌30克，冬瓜皮18克，山楂肉15克。

【制法】先将槐角、何首乌、冬瓜皮、山楂肉用清水煎沸20分钟左右，去药渣，取沸烫药汁冲泡乌龙茶，闷10分钟，即可饮用。

【功效】滋补肝肾，润须乌发，消脂减肥，延年益寿。

【用途】适用于肝肾阴虚、头晕目糊、耳鸣、毛发枯黄、早白、肥胖、高血压、高血脂、动脉硬化等症。

【服法】每日1剂，温热饮服。

9. 西洋参茶

【原料】西洋参1～2克。

【制法】将西洋参切成薄片，以沸水冲泡20分钟，代茶饮。

【功效】益气生津，润肺清热。

【用途】适用于肺、胃阴虚，低热或虚火上炎之口舌糜烂、口渴欲饮、大便干结等症。

【服法】每日1次，不拘时当茶，时时饮之。

10. 莲子茶

【原料】茶叶5克，莲子（带心）30克，冰糖20克。

【制法】先将莲子用温开水浸泡数小时后，加冰糖与水炖烂；再用沸水冲泡茶叶，取茶汁和入即可饮服。

【功效】养心益气，清心宁神。

【用途】适用于心气不足，患有心律失常、心悸、心慌或心肌炎者，以及失眠、神疲乏力等症。

【服法】每日 1 剂,不拘时饮服。

11. 参芦茶

【原料】人参(别直参、新开河参、红参、西洋参等)之芦头(即参蒂头)5 克。

【制法】将参芦(最好切成薄片)用沸水浸泡 30 分钟,或先将参芦加水与冰糖隔水炖 30 分钟,即可饮服。

【功效】补气强肾,健脾益肺,却病延年。

【用途】适用于气虚肾亏、神疲乏力、贫血、延缓衰老、腰痛、容易感冒及男女一切虚证、癌症。

【服法】每 2 日 1 剂,可冲泡 3~4 次,不拘时代茶温热饮服。

12. 沙苑子茶

【原料】沙苑子 10 克。

【制法】将沙苑子洗净,捣烂,用沸水冲泡 10 分钟,即可饮服。

【功效】健身益寿。

【用途】适用于肝肾亏虚、腰膝酸软、遗精早泄、头晕目眩、肾虚头痛等症。

【服法】每日 1 剂,不拘时冲泡代茶饮。

13. 首乌松针茶

【原料】何首乌 18 克,松针(花更好)30 克,乌龙茶 5 克。

【制法】先将何首乌、松针或松花用清水煎沸 20 分钟左右,去渣,以沸烫药汁冲泡乌龙茶 5 分钟,即可饮服。

【功效】补精益血,扶正祛邪。

【用途】适用于肝肾亏虚及从事化学性、放射性、农业制造、核技术、矿下工作人员,放化疗后白细胞减少症患者。

【服法】每日 1 剂,不拘时饮服。

14. 甜菊茶

【原料】甜菊 6~9 克。

【制法】将甜菊用沸水冲泡,加盖闷 10 分钟,即可饮服。

【功效】养阴生津。

【用途】适用于胃阴不足、口干口渴以及高血压、糖尿病、肥胖症,或应限制食糖的患者。

【服法】每日 1 剂,不拘时代茶饮。

15. 酥油茶

【原料】酥油(即奶油,是以鲜乳提炼而成)150 克,茶、精盐适量,牛奶 1 杯。

【制法】先用酥油 100 克,精盐 5 克,与牛奶一起倒入干净的茶桶内,再倒入 1～2 千克熬好的茶水;然后用洁净的细木棍上下搅拌 5 分钟,再放入 50 克酥油,再搅拌 2 分钟,倒入茶壶内加热 1 分钟左右(不可煮沸,沸则茶油分离,不好喝),即可饮服。

【功效】滋阴补气,健脾提神。

【用途】适用于阴虚发热、肺痨咳嗽、咯血、消渴、大便干结、肌肤和毛发枯燥、病后、产妇调养以及各种虚弱之人。

【服法】上剂为 2 日量,不拘时温热服。倒茶饮服时,需轻轻摇匀,使水、茶、乳、油四者交融,更加香美可口。

16. 慈禧珍珠茶

【原料】珍珠、茶叶各适量。

【制法】选用晶莹圆润的珍珠研磨成极细粉,瓷罐封贮备用。

【功效】润肌泽肤,葆青春,美容颜。

【用途】适用于面部皮肤衰老等。

【服法】每次一小匙(2～3 克),以沸水冲泡茶叶,取茶汁,候温送服。每隔 10 天服一次。

17. 红茶菌

【原料】茶叶,白糖,菌母膜,洁净水。

【制法】用两只洁净的广口瓶或大口瓶,煮沸消毒后备用;再将茶叶、糖、洁净水以 1∶5∶100 的比例放入锅或茶壶内煮 10 分钟;也可像平日泡茶一样,用 5 克茶叶,一匙白砂糖,放入茶杯中,以沸水冲泡,等茶糖水冷却至 20～30 ℃时,将其过滤,并将纯净的滤液倒入消毒好的广口瓶中(滤液为广口瓶容积的 2/3 即可),接上选好的菌母膜,并倒入母液,然后用洁净的纱布包扎紧瓶口。瓶子放置避阳光的干燥处,待 1 周左右(气温高,时间可短一些;气温低,时间可长一些),菌膜迅速增大,充满液面,培养液颜色变浅,溶液变浊,有气泡产生,并挥发出甜酸的香气,此时即可饮用。取液饮用时,可将菌液轻轻倒入杯中(约取培养液 2/3 或 3/4),使菌母和剩下部分仍保留在瓶中,然后按上述比例泡制好的茶糖水,徐徐倒入瓶中。这样,两个广口瓶可交替使用培养液。

【功效】益五脏,健脾胃,强身体,祛疾病。

【用途】适用于脾胃不和、食欲不振、消化不良、体弱多病、贫血、营养不良、维生素缺乏、高血脂、高血压、秃顶、面部雀斑、脚气、神经衰弱、失眠等症。

【服法】每日饮 100 毫升,一次饮完或分数次饮服。

【注意事项】①由于菌液呈酸性,酸碱度为 2～4,故饮服红茶菌时忌与其他药物同服,尤其是碱性药物。②在 25～30 ℃的干燥通风处培养菌液最为适宜。③忌阳光曝晒和震动。

18. 绞股兰茶

【原料】绞股兰 10 克,绿茶 2 克。

【制法】先将绞股兰烘或焙(去腥味),研粗末与茶叶以沸水冲泡 10 分钟;或上两味加水煎沸 10 分钟,即可。

【功效】补五脏,强身体,却病抗癌。

【用途】适用于一切虚证(尤其是体弱多病者)、失眠、乙肝、胃与十二指肠溃疡、肺结核、慢性支气管炎、心脏病、高血压、高血脂以及各种癌症患者。

【服法】每日 1 剂,不拘时饮服;也可加入蜂蜜或白糖等。

19. 午时茶

【原料】茅术、陈皮、柴胡、连翘、白芷、枳实、山楂肉、羌活、前胡、防风、藿香、甘草、神曲、川芎各 300 克,厚朴、桔梗、麦芽、苏叶各 450 克,红茶 1 000 克,生姜 2 500 克,面粉 3 250 克。

【制法】先将生姜刨丝捣汁,备用。其余各药除应炒外,均生晒,研成粗末。再将姜汁、面粉拌浆和药为块,每块约干重 15 克。

【功效】发散风寒,和胃消食。

【用途】适用于风寒感冒、寒热吐泻、食积内停等症。

20. 核桃葱姜茶

【原料】核桃仁 25 克,葱白 25 克,生姜 25 克,茶叶 15 克。

【制法】将核桃仁、葱白、生姜共捣烂,与红茶一起放入沙锅内,加水一碗半煎煮,去渣,饮汁。

【功效】解表散寒,发汗退热。

【用途】适用于感冒发热、头痛身重、无汗等。

【服法】每日 1 剂,候温顿服,并盖上棉被卧床,待汗出,注意避风。

21. 梅肉红茶

【原料】梅干 1 粒,红茶一大匙。

【制法】先将梅干去核切细,与红茶一起放入大陶瓷碗中混合,用沸水 200 毫升冲泡 10 分钟,即可。

【功效】散寒,止咳,开胃。

【用途】适用于预防感冒,咳嗽之御寒热饮料,尤其适宜于儿童饮用,并对感冒咳嗽、胃口不佳者有效。

【服法】每日2剂,不拘时温服。

22. 甘和茶

【原料】紫苏、苍术、厚朴、薄荷、青蒿、前胡、铁苋菜、荆芥、桔梗、羌活、甘草、泽泻、陈皮、枳壳、桑叶、半夏、藿香、柴胡、香薷、佩兰、白芷、黄芩、山楂、仙鹤草、茶叶各等份。

【制法】将上各药干燥为末,拌匀和合,用滤泡纸分装,每袋6克,密封贮藏于干燥处,备用。

【功效】疏风解表,清热祛暑,生津止咳,宽胸健胃,利尿止泻。

【用途】适用于感冒、头痛、胸闷、纳呆、腹痛吐泻等症。

【服法】每日2次,每次1袋,用沸水冲泡闷10分钟,温服;或取上末加水煎服。

23. 桑菊薄荷茶

【原料】桑叶10克,菊花6克,薄荷9克,金银花9克。

【制法】上四味,以沸水冲泡,代茶饮。

【功效】疏散风热,清利头目。

【用途】感冒发热、头昏、目赤、咽喉不利。

【服法】每日1剂,不拘时饮服。

24. 山腊梅茶

【原料】山腊梅叶250克。

【制法】将山腊梅叶粉碎为末,过筛,加适量黏合剂,压制成块冰状,60 ℃以下干燥,即成。

【功效】清热解毒,祛风解表。

【用途】感冒及流行性感冒的预防和治疗。

【服法】每日3次,每次1块,开水冲服。

25. 茉莉花茶(1)

【原料】茉莉花3克,白茶3克,藿香6克,荷叶6克(切细)。

【制法】上四味,以沸水浸泡5～10分钟即可。

【功效】清热解暑,化湿。

【用途】夏季感受暑湿、发热头胀、胸闷欲呕、胃纳不振、小便短少。

【服法】每日1～2剂,不拘时频频饮之。

26．苦瓜茶

【原料】苦瓜 1 个,绿茶适量。

【制法】将苦瓜上端切开,挖去瓤,装入绿茶。把瓜挂于通风处阴干。取下洗净,连同茶叶切碎,混匀,每取 10 克放入杯中,以沸水冲泡闷半小时后饮服。

【功效】清热,解暑,除烦。

【用途】适用于中暑发热、口渴烦躁、痢疾、痈肿丹毒、小便不利等症。

【服法】每日 1～2 次,不拘时饮服。

27．莲花峰茶

【原料】藿香、丁香、豆蔻、陈皮、桔梗、半夏、甘草、白扁豆、车前子、蓬莱草、鬼针草、肉桂草、麦芽、谷芽、茶叶各等份。

【制法】将上药焙干共为末,拌和混合,加入适量黏合剂,压制成方块状,干燥,每块约重 4 克。原法为水泛丸剂。亦可将上药末,用滤泡纸分装,每袋 3 克。密贮于通风阴燥处。

【功效】清暑利湿,健脾开胃,祛痰止咳,理气和中。

【用途】适用于中暑发热、四时感冒、心烦口渴、脘腹胀痛、呕吐泄泻、饮食无味、晕车醉酒等症。

【服法】每日 2 次,每次 2～3 块(袋)或丸。沸水冲泡或水煎服。

28．山楂止痢茶

【原料】山楂 60 克(半生半熟),茶叶 15 克,生姜 6 克,红糖、白糖各 15 克。

【制法】将山楂、茶叶、生姜加水煎沸 10～15 分钟,取汁冲红糖、白糖,即可。

【功效】清热消滞,化湿消炎,止痢。

【用途】湿热痢疾及菌痢、肠炎。

【服法】每日 2 剂,不拘时饮服。

【注意事项】禁食瓜果、鱼腥、油腻之物。

29．粥茶

【原料】茶叶 10 克,粳米 50 克,白糖适量。

【制法】先将茶叶加水煎浓汁约 1 000 毫升,去茶叶取汁,入粳米、白糖,再加水 400 毫升左右,同煮为稀稠粥。

【功效】健脾利湿,益气提神,止痢。

【用途】适用于急、慢性痢疾,肠炎。

【服法】每日 2 次,温热服食。

【注意事项】本茶粥因有提神兴奋作用,所以不宜临睡前服食,尤其失眠患者更应注意。产妇哺乳期妇女及习惯性便秘患者禁食。

30．姜梅茶

【原料】生姜 10 克,乌梅肉 30 克,绿茶 6 克,红糖适量。

【制法】生姜、乌梅肉切细,共放保温杯中,以沸水冲泡,盖密泡半小时,再加入红糖即可。

【功效】清热生津,止痢消食,温中。

【用途】适用于细菌性痢疾和阿米巴痢疾。

【服法】每日 3 次,温饮。

31．枣蜜茶

【原料】大枣 10 个,蜂蜜 50 克,绿茶 10 克。

【制法】先将大枣煮沸 15 分钟后,再放入绿茶,稍煮片刻,取汁冲蜜,即成。

【功效】清热利湿,抗菌消炎,收敛止痢。

【用途】适用于慢性菌痢。

【服法】每日 2 次,分上、下午饮服。

32．萝卜茶

【原料】白萝卜 100 克,茶叶 5 克,精盐少许。

【制法】茶叶用沸水冲泡 5 分钟,取汁;白萝卜洗净,切片,置锅中煮烂,加精盐调味,倒入茶汁,即可。

【功效】清热化痰,理气开胃。

【用途】适用于咳嗽痰多、纳食不香等。

【服法】每日 2 剂,不拘时温服。

33．橘红茶

【原料】橘红 1 片(3～6)克,绿茶 4.5 克。

【制法】上两味放入茶杯中,沸水冲泡,再入沸水锅中隔水蒸 20 分钟后,即可。

【功效】润肺消痰,理气止咳。

【用途】适用于咳嗽痰多、痰黏等。

【服法】每日 1 剂,不拘时频饮。

34．柿茶

【原料】柿饼 6 个,茶叶 5 克,冰糖 15 克。

【制法】柿饼与冰糖加水适量,置罐内炖烂,将茶叶以沸水冲泡 5 分钟后取汁,和入柿饼内,即可。

【功效】润肺止咳,涩肠止血。

【用途】适用于肺虚咳嗽、肺结核痰中带血以及各种咯血、吐血、痰多等症。

【服法】每日 1 剂,不拘时饮服,食汤和柿饼。

35. 银耳茶

【原料】银耳 20 克,茶叶 5 克,冰糖 20 克。

【制法】先将银耳洗净,加水适量与冰糖共置罐内炖熟;再将茶叶以沸水冲泡 5 分钟后取汁,放入银耳汤内,搅匀即可。

【功效】滋阴降火,润肺止咳。

【用途】适用于阴虚咳嗽、肺结核、低热等。

【服法】每日 1 剂,不拘时饮服。

36. 人参双花茶

【原料】人参(生晒参或党参),金银花 10 克,五味子 10 克。

【制法】将上述三味加水共煎 15～30 分钟,代茶饮。

【功效】益气养阴,清肺止咳。

【用途】适用于阴虚肺热咳嗽或久咳不止、肺结核、肺气肿、支气管炎咳嗽等。

【服法】每日 1 剂,不拘时频频饮之。

37. 蜜蛋茶

【原料】蜂蜜 35 克,鸡蛋 1 个。

【制法】蜂蜜加水适量煮沸,将鸡蛋磕入碗内,用筷子打散,用煮沸的蜜水冲蛋服。

【功效】宣肺润喉,止咳。

【用途】适用于慢性支气管炎、声音嘶哑。

【服法】每日 1～2 次,温服。

38. 人参茶

【原料】红参 9 克,绿茶 15 克,五味子 6 克,麦冬 15 克,甘草 9 克。

【制法】将红参打碎或切成薄片,麦冬切小段,与五味子、绿茶、甘草加水600 毫升,浸泡 30 分钟,加热煮沸 20～30 分钟,用消毒或洁净的纱布过滤,取汤汁,再将残渣加水 400 毫升,煮沸 30 分钟,取汁。将先后两次汤汁合并备用。

【功效】大补元气,强心救脱。

【用途】适用于急性心力衰竭、心肌炎。

【服法】每剂分6份：第一次服用2份，以后每2小时服用一次（1份），必要时1小时服用一次。每日1～2剂。

【注意事项】本品不宜久贮，宜新鲜制备饮用为佳。

39. 安神茶

【原料】龙齿10克，石菖蒲3克。

【制法】先将龙齿加水煮沸10分钟，再加入石菖蒲煎沸10～15分钟，即可。

【功效】宁心安神。

【用途】适用于心神不安、失眠、心悸。

【服法】每日1～2剂，不拘时代茶饮。

40. 甘露茶

【原料】陈茶叶90克，台乌药、炒山楂、姜炙川朴、麸炒枳壳各25克，橘皮120克，麸炒六神曲50克，炒谷芽30克。

【制法】先将橘皮用盐水浸润炒干，与其他各药共制粗末，拌匀，即可；也可过筛，用滤泡纸分装，每小袋5克。

【功效】理气和胃，消食化滞。

【用途】适用于饮食伤胃、食积中滞、脘腹胀闷、胀痛、不思饮食以及水土不服等症。

【服法】每日1～2次，每次取上末9克或一小袋，用沸水冲泡10分钟，温服；也可同时加入鲜姜1片冲服。

【注意事项】禁食生冷油腻之物。

41. 藿佩茶

【原料】藿香3克，佩兰6克，薄荷4.5克，白蔻仁1.5克。

【制法】上四味，共制粗末，沸水冲泡，加盖闷10分钟即可，代茶饮。

【功效】化湿消滞醒胃。

【用途】适用于过食肥腻、消化不良、纳呆食减、口中黏腻无味或口臭、醒后口中酸臭难闻者。

【服法】每日1剂，不拘时温服。

42. 玫瑰佛手茶

【原料】玫瑰花6克，佛手10克。

【制法】上两味，沸水冲泡5分钟即可，代茶饮。

【功效】理气解郁，和胃止痛。

【用途】适用于肝胃不和、胁肋胀痛、胃脘疼痛、嗳气少食。

【服法】每日1剂,不拘时温服。

43. 茉莉花茶(2)

【原料】茉莉花6克,石菖蒲6克,白茶10克。

【制法】上三味去杂质,晒或烘略干,共研粗末。

【功效】宽胸理气,和胃止痛,健脾安神。

【用途】适用于慢性胃炎、食欲不振、消化不良、脘腹胀痛、神经官能症、失眠多梦等。

【服法】每日1剂,沸水冲泡5～10分钟随意温服。

44. 醋姜茶

【原料】鲜姜60克,醋、红糖各适量。

【制法】先将生姜洗净,切片,以醋浸泡一昼夜。用时取姜3片,加红糖用沸水冲泡5分钟,即可。代茶饮。

【功效】温中和胃,降逆止呕。

【用途】适用于食欲不振、反胃呕吐以及胃寒引起的胃脘痛等症。

【服法】每日2剂,温热服食。

45. 党参黄米茶

【原料】党参25克,大米(炒黄焦)50克。

【制法】上两味加水4碗,煎至2碗即成,代茶饮。

【功效】补中益气,止泄泻,除烦渴。

【用途】适用于脾虚泄泻、慢性胃炎等症。

【服法】隔日1次,温服,连续用。每剂一日内服完。

【注意事项】凡属阴虚火旺及身体壮实者不宜服用。炎热夏季勿用,以秋冬季节服用为佳。

46. 决明润肠茶

【原料】草决明子30克。

【制法】将草决明子炒至适度,研碎,用沸水冲泡5～10分钟,代茶饮。

【功效】润肠通便,降脂明目。

【用途】适用于各种便秘以及高血脂、高血压等症。

【服法】每日1剂,不拘时温服。

47. 香蜜茶

【原料】蜂蜜65克,香油35毫升。

【制法】将香油兑入蜂蜜中,加沸水冲调服,即可。

【功效】润肠通便。

【用途】适用于各种习惯性便秘。

【服法】每日早、晚各服1次。

48. 参芦姜片茶

【原料】参芦12克,生姜7片,茶叶一握。

【制法】将上三味,加水煎汤,或沸水冲泡,即可。

【功效】温中利湿,涩肠固脱,止痢止血。

【用途】适用于下痢脱肛、痔疮出血等症。

【服法】每日1~2剂,趁热饮服。

49. 李子茶

【原料】鲜李子100~150克,绿茶5克,蜂蜜25克。

【制法】将鲜李子剖开后置锅内,加水350毫升,煮沸3分钟,再加茶叶与蜂蜜,沸后即起锅取汁,即可。

【功效】清热利湿,柔肝散结。

【用途】适用于肝硬化、腹水等症。

【服法】每日1剂,分早、中、晚3次服用。

50. 秘方茶调散

【原料】酒炒黄芩60克,川芎30克,细芽茶9克,香白芷15克,荆芥穗12克,薄荷9克。

【制法】上药共制细末,每次取6克,以茶汤送服。

【功效】疏风散热,清利头目。

【用途】适用于风热上攻、头痛目昏或头风痛,以及头热面赤等症。

【服法】每日1~2次,茶汤送服。

51. 香附川芎茶

【原料】香附子120克,川芎60克,腊茶适量。

【制法】前两味焙干,研细末,拌匀备用。

【功效】祛风理气,活血止痛。

【用途】适用于偏头痛连及眼睛、外感头痛、内伤头痛以及高血压头痛等症。

【服法】每日2次,每次取上末3克,以腊茶3克水煎或沸水冲泡,候温送服。

52. 菊槐茶

【原料】菊花、槐花、绿茶各3克。

【制法】将上三味放入瓷杯中,以沸水冲泡,密盖浸泡5分钟,即可饮用。

【功效】平肝祛风,清火降压。

【用途】适用于高血压头痛、头胀、眩晕等症。

【服法】每日1剂,不拘时频频饮之。

53. 降压茶

【原料】夏枯草18克,茺蔚子18克,草决明30克,生石膏60克,黄芩、槐角、钩藤、茶叶各15克。

【制法】①上药加水适量,煎沸20分钟取汁,即可。可先后煎两次汁,合并后饮用。②上药共研末,以沸水冲泡,加盖浸泡15分钟,即可。③上药共煎熬,取汁,加蜜收成膏。

【功效】清肝泻火,降压。

【用途】适用于高血压、头痛、头晕目眩等症。

【服法】每日1剂,分早、中、晚3次饮服。

54. 天麻茶

【原料】天麻6克,绿茶3克,蜂蜜适量。

【制法】先将天麻加水一大碗,煎沸20分钟,加入绿茶,少沸片刻即可。取汁,调入蜂蜜。

【功效】平肝潜阳,疏风止痛。

【用途】适用于高血压、头痛、头晕等症。

【服法】每日1剂,分2次温服,并可嚼食天麻。

55. 三宝茶

【原料】普洱茶、菊花、罗汉果各等分(或各6克)。

【制法】将上三药共制成粗末,用纱布袋(最好是滤泡纸袋)分装,每袋20克。

【功效】降压,消脂,减肥。

【用途】适用于防治肥胖之人高血压、高血脂以及肝阳上亢之头痛头晕等症。

【服法】每日1次,用上药1袋,以沸水冲泡10分钟,候温,频频代茶饮服。

56. 杜仲茶

【原料】杜仲叶、优质绿茶各等分。

【制法】将上两味共制粗末,混匀,用滤泡纸袋分装,每袋6克。封贮于干燥处。

【功效】补肝肾,强筋骨。

【用途】适用于高血压合并心脏病及腰痛腰酸等症。

【服法】每日1～2次,每次1袋,沸水冲泡,加盖闷10分钟,温服。或杜仲叶10克,绿茶3克,沸水冲泡10分钟。或水煎,每日1剂,温服。

57. 山楂荷叶茶

【原料】山楂15克,荷叶12克。

【制法】将上两味共切细,加水煎,或以沸水冲泡,取浓汁,即可饮服。

【功效】消脂化滞,降压减肥。

【用途】适用于高血压、高血脂、肥胖等症。

【服法】每日1剂,不拘时代茶饮。

58. 罗布麻茶

【原料】罗布麻叶500克。

【制法】将洁净的罗布麻叶加温水1 000克,浸润12～24小时(夏天置低温处),搓成条状,低温干燥,即可。为了使其接近茶叶,条件许可时,可将干燥好的罗布麻叶加入少量的茉莉花同置于密闭的容器内,熏24小时,将茉莉花弃去,放置低温(50～60 ℃)烘5～10分钟(烘去茉莉花带入的微量水分),分装于滤泡纸袋,每袋5克,即可。干燥处密贮。

【功效】平肝降压,安神利尿。

【用途】适用于高血压、头痛、头晕、心胸闷心悸、神经衰弱等症。

【服法】每日1次,取1袋沸水冲泡10分钟,不拘时代茶饮。

【注意事项】大便溏薄者慎用。

59. 苦丁茶

【原料】枸骨叶500克,茶叶500克。

【制法】上两味晒干,共研粗末,和匀,加入适量面粉糊作黏合剂,用模具制压成方块状,每块重约5克,烘干即可,瓷罐密贮备用。或者枸骨叶与茶叶共研粗末,用滤泡纸袋分装,每袋5克。

【功效】祛风活血,舒筋止痛,养阴清热,生津止渴。

【用途】适用于风湿痹痛、跌打损伤、腰膝痿弱、肺虚咳嗽、口渴欲饮、咽喉干燥等症。

【服法】每日2次,每次1块或1袋,以沸水冲泡10分钟,温热饮服。

60. 金沙腊面茶

【原料】海金沙30克,腊面茶15克,生姜2片,甘草5克。

【制法】将海金沙、腊面茶2味,捣研细末,备用。

【功效】清热通淋,利尿消胀。

【用途】适用于小便不通、脐下满闷等淋证。

【服法】每日2～3次,每次取上末9克,以生姜、甘草煎汤调服。

61. 钱草玉米茶

【原料】金钱草30～60克,玉米须30～60克,绿茶3～6克。

【制法】将上三味,加水浸过药面,煮沸10～15分钟,即可(先后煎2次,合并两汁和合而匀);或将上三味制粗末,置茶壶内沸水浸泡20分钟即可。

【功效】清热化湿,利尿排石。

【用途】适用于尿道结石、肾结石、胆结石、胆囊炎、糖尿病、水肿性疾病、肝炎性黄疸等。

【服法】每日1剂,不拘时代茶饮。

62. 桑叶止血茶

【原料】霜桑叶不拘量,绿茶适量。

【制法】将桑叶焙干研末,瓷罐封藏备用。

【功效】清热泻火,凉血止血。

【用途】适用于肺热咳嗽、痰中带血或支气管扩张咯血、肺结核咯血、鼻衄、齿衄等症。

【服法】每日1～2次,每次取上末9克,以绿茶3克,煎汤或沸水冲泡,候冷送服。

63. 茅根藕节茶

【原料】藕节5个,白茅根30克,白糖适量。

【制法】将藕节与白茅根洗净,放置锅内加水煮沸20分钟后,将汁倒入盛有白糖的碗内,冲开水即可饮服。

【功效】清热凉血止血。

【用途】适用于肺热喘急、烦渴、咯血、吐血、衄血以及尿血等症。

【服法】每日1剂,不拘时代茶徐徐饮之。

64. 四鲜止血茶

【原料】鲜鸭梨1个(去核),鲜藕500克(去节),鲜荷叶1张(去蒂,干品亦可),柿饼1个(去蒂),鲜白芽根30克,大枣10个(去核)。

【制法】将上六味洗净,加水浸过药面,用文火煎成浓汁(30～60分钟),即可饮用。

【功效】清热养阴,凉血止血。

【用途】适用于鼻血、咯血、胃溃疡呕血、便血、尿血等出血症。

【服法】每日 1 剂,不拘时代茶饮。

65. 山茱萸茶

【原料】山茱萸 20 克,地骨皮 3 克,黄芪皮 3 克。

【制法】上三味共为粗末,置茶杯中用沸水冲泡闷 15 分钟,代茶饮;也可水煎,代茶饮。

【功效】补虚收敛止汗,清热生津止渴。

【用途】适用于自汗、盗汗以及消渴等症。

【服法】每日 1 剂,连续饮服 5 天。

66. 浮小麦茶

【原料】浮小麦不拘量。

【制法】将浮小麦先用旺火,再用文火炒黄为度,不能炒焦,候冷瓷罐封贮备用。

【功效】和中,清热,止汗。

【用途】适用于盗汗、虚汗等症。

【服法】每日 3 次,每次取浮小麦 7.5 克(10 克也可),水煎汤,代茶饮服。

67. 人参壮阳茶

【原料】人参 9 克,茶叶 3 克。

【制法】将上两味,加水 500 毫升煎汤。

【功效】壮阳补元,强肾益气。

【用途】适用男性性功能障碍,如阳痿不举或举而不坚、早泄、遗精等,以及腰膝酸软等症。

【服法】每日 1 剂,温服。

68. 普洱茶

【原料】普洱茶 6 克。

【制法】将普洱茶置杯中,用沸水冲泡 10 分钟,或加清水煎沸 5 分钟,即可。

【功效】健脾消食,去腻消脂。

【用途】适用于肥胖症及呕恶、咳嗽痰多、胃纳不振、脘腹作胀、大便干结、醉酒等症。

【服法】每日 1 次,不拘时温服。

69. 健美减肥茶

【原料】茶叶、山楂、麦芽、陈皮、茯苓、泽泻、六神曲、夏枯草、炒二丑(黑白丑)、赤小豆、莱菔子、草决明、藿香各等份。

【制法】上药共研细末,瓷罐封贮备用。

【功效】利尿除湿,降脂降压,减肥。

【用途】适用于高血压肥胖症及高血脂肥胖症。

【服法】每日 1～2 次,每次用上末 6～12 克,以沸水冲泡 10 分钟,当茶饮。

70. 茵陈减肥茶

【原料】茵陈、金樱子、草决明、山楂、荷叶各等份。

【制法】将上各药经适当干燥后,粉碎成粗末,过 14～20 目筛。然后混匀粗末,置瓷罐内充分搅拌和匀,封贮备用。

【功效】疏肝理气,清热利湿,降脂减肥。

【用途】适用于肥胖症。

【服法】每日 1 次,每次用上末 1 匙(3～6 克),用沸水冲泡 5 分钟左右,代茶饮,或将其用滤泡纸袋分装成袋泡茶。

71. 三花减肥茶

【原料】玫瑰花、玳玳花、茉莉花、川芎、荷叶各等分。

【制法】将上药切碎,共研粗末,用滤泡纸袋分装,每小袋 3～5 克。

【功效】宽胸理气,利湿化痰,降脂减肥。

【用途】适用于肥胖症。

【服法】每天一小袋,放置茶杯内,用沸水冲泡 10 分钟后,代茶饮服。

72. 山楂银菊茶

【原料】山楂、银花、菊花各 10 克。

【制法】将山楂打碎,三味共加水煎汤,取汁用。

【功效】化瘀消脂,清凉降压。

【用途】适用于肥胖症、高血压、高脂血症。

【服法】每日 1 剂,不拘时代茶饮。

73. 桑枝茶

【原料】嫩桑枝 20 克。

【制法】将嫩桑枝切成薄片,放入茶杯中,以沸水冲泡 10 分钟,即可饮服。

【功效】祛风湿,行水气。

【用途】适用于肥胖症,以及风寒湿痹、四肢拘挛、肌肤风痒、关节疼痛等症。

【服法】每日 1 剂,不拘时代茶饮。连服 2～3 周。

74. 减肥茶

【原料】干荷叶60克,生山楂10克,生薏苡仁10克,橘皮5克。

【制法】上药干制细末,混合均匀,放入热水瓶中,用沸水冲泡,即可饮用。

【功效】理气行水,降脂化浊。

【用途】适用于单纯性肥胖、高脂血症。

【服法】不拘时代茶饮。

75. 川芎调经茶

【原料】川芎3克,茶叶6克。

【制法】将上两味加水一盅(300~400毫升),煎至5分汤汁(150~200毫升),即可。

【功效】活血祛瘀,行气止痛。

【用途】适用于月经不调、痛经、闭经、产后腹痛、风热头痛、胸痹心痛等症。

【服法】每日1~2剂,于饭前热服。

76. 二花调经茶

【原料】玫瑰花9克,月季花9克(鲜品均用18克),红茶3克。

【制法】上三味制粗末,以沸水冲泡闷10分钟,即可。

【功效】活血调经,理气止痛。

【用途】适用于气滞血瘀所致的痛经、量少、腹胀痛、经色黯或挟块及闭经等症。

【服法】每日1剂,不拘时温服。连服数天,在经行前几天服为宜。

77. 调经茶

【原料】制香附150克,当归30克,川芎30克,莪术30克,藿香30克,枳壳30克,白芍30克,五灵脂30克,元胡30克,吴茱萸30克,边桂30克,丹皮30克,茯苓30克,砂仁30克,苏叶30克,小茴香30克,熟地黄150克。

【制法】先将小茴香研末,过粗筛;再将前15味研末,过药筛后与小茴香末共拌匀。然后另取熟地黄150克,加水煎成膏状,再将上药末加黄酒60毫升搅拌,晒干即成。用双丝罗底袋或洁净纱布袋分装,每袋9克。

【功效】活血调经,理气止痛。

【用途】适用于痛经及月经不调等症。

【服法】每日1~2次,每次1袋,用沸水冲泡,不拘时频频饮服。

78. 苏姜陈皮茶

【原料】苏梗6克,陈皮3克,生姜2片,红茶1克。

【制法】将前三味剪碎与红茶共以沸水冲泡闷10分钟,或加水煎10分钟,即可饮服。

【功效】理气和胃,降逆安胎。

【用途】适用于妊娠恶阻、恶心呕吐、头晕、厌食或食入即吐等症。

【服法】每日1剂,可冲泡2～3次,代茶不拘时频频温热饮服。

79. 导气通便茶

【原料】茶末不拘量,葱白不拘量。

【制法】将葱白洗净,捣碎成稀糊状,与茶末和合拌匀成丸,如绿豆大小,备用。

【功效】导气通便。

【用途】适用于产后气结便难等便秘之症。

【服法】每日2次,每次5丸,用茶汤送服。也可将上两味泡茶服。

80. 通经益孕茶

【原料】茶树根15克,小茴香15克,凌霄花根30克,黄酒适量,红糖适量,另备老母鸡1只。

【制法】将茶树根与小茴香,加黄酒适量,隔水炖2～3小时,取汁,加红糖和匀,即可;凌霄花根与老母鸡同炖至熟,加少许米酒和精盐即可。

【功效】补血活血,行气散瘀,温经祛寒。

【用途】适用于痛经、不孕症。

【服法】于月经来时,服茶树根与小茴香汤汁;再于月经净后的第二天,服食老母鸡的炖汁与鸡肉(现制现成)。每月1次,连服3个月。

81. 银薷茶

【原料】金银花6克,香薷3克,杏仁3克,淡竹叶3克,绿茶10克。

【制法】将香薷、杏仁研末与另三味共用沸水冲泡闷15分钟,或共加水500毫升煎沸10分钟,即可。

【功效】清热解暑,宁心除烦。

【用途】适用于小儿夏季热、口渴烦躁等症。

【服法】每日1剂,分上、下午2次饮服。

82. 花生茶

【原料】花生仁15克,红花5克,西瓜子15克,冰糖30克。

【制法】将西瓜子捣碎,连同红花、花生、冰糖放入锅内,加水烧开煮半小时,取汁代茶饮,取花生食之。

【功效】宣肺活血,化痰镇咳。

【用途】适用于百日咳。

【服法】每日1剂,不拘时饮服。

83. 麦枣茶

【原料】淮小麦15克,大枣6克,炙甘草3克,蝉衣3克。

【制法】将上四味加水煎汤,代茶饮。

【功效】清心热,健脾胃。

【用途】适用于小儿夜啼。

【服法】每日1剂,不拘时代茶饮之。也可加入适量葡萄糖调味。

84. 蜈蚣茶调散

【原料】茶叶、蜈蚣各等量。

【制法】上两味焙至香熟,共捣为细末,备用。

【功效】消炎解毒,拔脓消肿,敛溃生肌。

【用途】适用于骨髓炎、骨关节结核、淋巴结核等形成的瘘管或溃疡等症。

【用法】先用甘草60克煎汤汁,候温,洗净患处;另用茶叶6克煎汤成较浓汁,候冷调和上末,敷于患处。每日1~2次,以干换之。亦可用上末3克,以茶汤送服,每日2次,配合用上法外敷,效果更好。

85. 木耳芝麻茶

【原料】黑木耳60克,黑芝麻60克。

【制法】上两味各分2份,1份炒熟,1份生用。然后生熟混合合用。

【功效】凉血止血,润肠通便。

【用途】适用于痔疮便血、肠风下血、便秘等症。

【服法】每日1~2次,每次取上生熟混和之药15克,以沸水冲泡,闷15分钟,代茶频频饮之。

86. 槐花茶调散

【原料】槐花、绿豆粉各等分,细茶30克。

【制法】将槐花、绿豆粉同炒,如象牙色为度,研末备用;另将细茶加水适量,煎汤汁一碗,露一夜,备用。

【功效】清热解毒,散瘀消肿。

【用途】适用于各种疖疮疔毒。

【用法】外敷。每日1次,每次用槐花与绿豆粉之研和末9克,用露夜茶汁调敷患处,留露疖头。

87. 杞菊茶

【原料】枸杞子 10 克,白菊花 10 克,优质绿茶 3 克。

【制法】上三味用沸水冲泡闷 10 分钟,即可饮用。

【功效】养肝滋肾,疏风明目。

【用途】适用于视力衰退、目眩、夜盲症以及青少年近视眼症。

【服法】每日 1 剂,不拘时频频饮服。

88. 橄竹梅茶

【原料】咸橄榄 5 个,竹叶 5 克,乌梅 2 个,绿茶 5 克,白糖 10 克。

【制法】上五味加水适量,共煎取汤汁。

【功效】清肺润喉。

【用途】适用于久咳及劳累过度所引起的失音,急、慢性咽喉炎等症。

【服法】每日 2 剂,每剂煎汁一杯,温服之。

89. 护齿茶

【原料】红茶 30 克。

【制法】红茶加水 500～1 000 毫升,煎至 250～500 毫升,去渣取汁用。

【功效】清热,去垢,洁齿,护牙。

【用途】适用于全口及局部牙本质过敏。

【服法】每日 1～3 次,先用红茶汁漱口,然后饮服,不可中断,直至痊愈。此方为每次用量,再漱饮则需另用茶叶,不宜将用过茶叶再煎用。

90. 桂花茶

【原料】桂花 3 克,红茶 1 克。

【制法】先将桂花加水 150 毫升,煮沸后加入红茶,沸后即止,取汁饮。

【功效】芳香辟秽,解毒除臭。

【用途】适用于口臭、牙痛等症。

【服法】每日 1 剂,少量多次,徐徐含饮之。

91. 大蒜茶

【原料】绿茶 5 克,大蒜头 9～25 克,红糖 25 克。

【制法】将大蒜头剥去皮,捣成蒜泥状,与绿茶、红糖一起以沸水 500 毫升冲泡 10 分钟,即可饮服。

【功效】消炎杀菌,清热解毒,抗癌肿。

【用途】适用于胃癌、食管癌、乳腺癌患者。

【服法】每日 1 剂,可冲泡 2～3 次,不拘时饮服。

第六节 花　　补

一、概要

我国名花异卉的栽培以及在中医药和饮食烹调方面的应用历史悠久。数千年来，它为人们的身心健康作出了巨大贡献。我国花卉资料非常丰富，品种繁多，发展前途广阔。花卉有香有色，绚丽多彩，用于烹调饮食具有天然美的特点。我国十大名花(牡丹花、月季花、梅花、菊花、杜鹃花、兰花、山茶花、荷花、桂花等)闻名国内外。许多常见花卉，如玉兰花、夜来香、红花、玫瑰、茉莉、槐花、桃花、郁金香、腊梅等，均无毒并有益于人体健康，用在菜、饭、饮料中，不但有进补作用，而且芳香四溢，美化食品，令人喜爱，唤人食欲，从而进一步提高了食品的色、香、味、形的效果。

利用花卉来进补和治疗疾病，不但为历代医家所推崇，也为现代医学所验证。在服药剂的同时，选择适合自身需要的花补方法，可相互辅助，相互促进，发挥花卉药用的"攻邪"(治疗疾病)、"扶正"(滋养身体)作用，也就是说，通过花卉进补既可疗病祛疾，又可防病养生，使患者早日康复，健康者保健强身，儿童健脑益智，老人延年益寿。

二、常用进补花卉

1. 丁香花

属桃金娘科植物。花、果实(母丁香)均可入药。

【性味和归经】辛，温。归肺、脾、胃、肾经。

【成分】本品含挥发油，主要为丁香酚、乙烯丁香酚、甲基正庚酮、香夹兰醛等，以及丁香素、齐墩果酸、鞣质、脂肪油。

【功效】温脾胃，降逆气，助阳祛阴冷。

【用途】适用于胃寒呕逆、脘腹作痛、肾虚阳痿、跌打损伤、带下、消化不良等症。

【用法】常和雪梨、鸭煮食。

【注意事项】本品不可与郁金配伍用。

2. 九里香

九里香又名九秋香、千里香、过山香。属芸香科植物。以枝叶、花、根入药。

【性味和归经】辛、苦，微温。归心、肝、肺经。

【成分】本品含多种黄酮类化合物，如费巴露新、香豆精、挥发油、东莨菪苷、西比赛亭七甲醚以及微量的 3－甲酰吲哚等。

【功效】解毒消肿，活血止痛。

【用途】适用于跌打肿痛、风湿骨痛、胃痛、牙痛、破伤风、流行性乙型脑炎、虫蛇咬伤、局部麻醉。

【用法】常和排骨煮食。

【注意事项】阴虚火旺者禁食。

3. 木槿花

木槿花又名鸡肉花、猪油花、打碗花、喇叭花。属锦葵科植物。以皮、果实、花入药。

【性味和归经】甘，平。归脾、肺经。

【成分】本品含黄酮苷、异牡荆素、皂苷、多量黏液质以及蛋白质、脂肪、糖类、铁、磷、烟酸等。

【功效】清热凉血，解毒消肿，利湿。

【用途】适用于痢疾、痔疮出血、白带、水肿、烫伤等症。

【用法】常和豆腐、鲫鱼煮食。

4. 木棉花

木棉花又名海桐皮、斑枝花。属木棉科植物。花期采收盛开之花朵晒干或烘干入药。

【性味和归经】甘、淡，凉。归脾、胃经。

【成分】本品含水分、蛋白质、糖类、灰分等。

【功效】清热利湿，解暑。

【用途】适用于肠炎、痢疾、风湿痹痛。

【用法】常和绿豆芽煮汤代茶饮。

5. 月季花

月季花又名月月红。属蔷薇科植物。以根、叶、花或花蕾供药用。

【性味和归经】甘，温。归肝、脾经。

【成分】本品含挥发油、槲皮苷、鞣质、没食子酸、色素等。

【功效】活血调经，解毒消肿，止痛。

【用途】适用于月经不调、痛经、痈疽肿毒、瘰疬、结核（未溃破）、白带、遗精。

【用法】常和鱼肚、肉丝、蚕豆煮食。

6. 玉兰花

玉兰花又名木笔花、白玉兰、紫玉兰。属木兰科植物辛夷,落叶小乔木。花蕾名辛夷,入药用。

【性味和归经】辛,温。归肺、胃经。

【成分】本品含挥发油(为柠檬醛、丁香油酚等)、癸酸、油酸、维生素 A、生物碱等。鲜花含微量芦丁。

【功效】祛风散寒,宣肺通鼻。

【用途】适用于头痛,鼻塞,急、慢性鼻窦炎,过敏性鼻炎等症。

【用法】常和黑鱼、鸡片煮食。

【注意事项】阴虚火旺者禁食。

7. 玉米花

玉米花又名玉米须、玉蜀黍蕊。属禾本科植物,全国各地均有栽培。花柱、叶、玉米均供药用。

【性味和归经】甘,平。归肝、肾、膀胱经。

【成分】本品含脂肪油、挥发油、树胶样物质、树脂、皂苷、生物碱、泛酸、肌醇、维生素(K、E)、苹果酸、柠檬酸、蛋白质以及多种氨基酸。

【功效】利尿消肿,平肝降压,消炎利胆。

【用途】适用于急、慢性肾炎水肿,小便不利,脚气病,急、慢性肝炎黄疸,胆囊炎,胆结石,尿路结石,糖尿病,高血压,慢性副鼻窦炎,肠炎,肺结核等症。

【用法】常和猪肉、蚌肉服食。

8. 石榴花

属石榴科植物,落叶灌木或小乔木。石榴以花、果实、根皮、叶枝入药用。

【性味和归经】酸、涩,温。归肝、胃、大肠经。

【成分】本品含鞣质、糖类、苹果酸、山楂酸、黏液质、脂肪油、生物碱等。

【功效】收敛止泻,杀虫,止血,润肺止咳。

【用途】适用于虚实久泻、肠炎、痢疾、便血、脱肛、绦虫病、蛔虫病、肺痨咯血、哮喘、慢性支气管炎等症。

【用法】常和淡菜、鸡块煮食。

【注意事项】实热积滞者慎用。

9. 石斛花

石斛花又名金钗花、吊兰花。属兰科植物。茎洗净除须根,入锅炒热,搓去薄膜状叶鞘,以干燥段入药;鲜者临用时剪下,搓去膜质叶鞘,洗净,切段供药用。

【性味和归经】甘,寒。归肺、胃、肾经。

【成分】本品含石斛碱、石斛次碱、石斛胺以及黏液质和淀粉等。

【功效】滋阴养胃,清热生津。

【用途】适用于热病伤阴、口干燥渴、病后虚热、胃痛呕吐、肠燥便秘等症。

【用法】常和花生仁煮食。

【注意事项】体虚无火者禁食。

10. 白兰花

白兰花又名白兰、白缅桂。属木兰科含笑花植物。以根、叶、花入药用。

【性味和归经】苦、辛,微温。归肺、膀胱经。

【成分】本品含去甲含笑碱、氧化含笑碱、柳叶木兰碱、小檗碱以及芳香挥发油。

【功效】芳香化湿,利尿,止咳化痰。

【用途】适用于泌尿系感染、小便不利、支气管炎、百日咳、前列腺炎、白带过多等症。

【用法】常和鸡丝、肥猪肠煮食。

11. 白芍花

白芍花又名白芍、酒芍。属毛茛科植物,多年生草本。

【性味和归经】苦、酸,微寒。归肝、脾经。

【成分】本品含芍药苷、β-谷甾醇、鞣质,少量挥发油、苯甲酸、树脂、淀粉、脂肪油、紫云英苷等。

【功效】补血敛阴,柔肝止痛,养阴平肝。

【用途】适用于血虚肝旺引起的头晕、头痛、胸胁疼痛、痢疾、阑尾炎腹痛、腓肠肌痉挛、手足拘挛疼痛、月经不调、痛经、崩漏、带下等症。

【用法】常和大枣煮粥服食。

【注意事项】虚寒腹痛泄泻者慎用。

12. 白茅花

白茅花又名丝茅草、白茅草。属禾本科植物。以根、草、花入药。

【性味和归经】甘,寒。归肺、胃、小肠经。

【成分】本品含芦竹素、白茅素、薏苡素、豆甾醇、菜油甾醇、β-谷甾醇以及多量蔗糖、葡萄糖、少量果糖、枸橼酸、草酸、苹果酸、钾盐等。

【功效】清热生津,凉血止血,利尿消肿。

【用途】适用于急性肾炎水肿、泌尿系感染、衄血、咯血、吐血、尿血、高血压、热病烦渴、肺热咳嗽等症。

【用法】常和冬瓜、火腿、蘑菇煮食。

【注意事项】脾胃虚寒,不渴者禁食。

13. 包袱花

包袱花又名四叶菜、沙田菜、六角荷。属桔梗科植物。以桔梗的花和肉质根入药。

【性味和归经】苦、辛,平。归肺经。

【成分】本品含桔梗皂苷、桔梗酸、植物甾醇、菊糖、桔梗糖以及飞燕草素。

【功效】宣肺祛痰,排脓消痈。

【用途】适用于外感咳嗽、咳痰不爽,咽喉肿痛、胸闷腹胀、支气管炎、肺脓疡、胸膜炎等症。

【用法】常和枇杷、银耳煮汤。

【注意事项】久咳慎服。

14. 仙人掌

仙人掌又名仙巴掌、观音刺、神仙掌、玉芙蓉。属仙人掌科植物。以体大、肉厚者为佳。

【性味和归经】苦、涩,寒。归心、肺、胃经。

【成分】本品含三萜、苹果酸、琥珀酸、树脂、酒石酸、蛋白质等。

【功效】清热解毒,消肿止痛,行气活血。

【用途】适用于肺热咳嗽、痔疮、乳痈、肺痈、咽喉肿痛、痢疾、疔疮、火烫伤、蛇咬伤、胃溃疡、失眠等症。

【用法】常和牛肉丝炒食。

【注意事项】虚寒者禁食。

15. 代代花

代代花又名玳玳橘、回青橙。属芸香科柑橘植物,常绿灌木或小乔木。花及果实入药。

【性味和归经】甘、微苦,平。归脾、胃经。

【成分】本品含挥发油,油中主要含柠檬烯、芳樟醇、香茅醇、缬草酸等以及新橙皮苷和柚皮苷。

【功效】理气,和胃,疏肝。

【用途】适用于胸中痞闷、脘腹胀痛、呕吐、少食。

【用法】常和莲子煮汤。

16．兰花

兰花又名兰草。属菊科植物。花及全草入药。

【性味和归经】辛，平。归脾、胃、肺经。

【成分】本品含挥发油、香精、香豆酸、麝香草氢醌以及兰草素。

【功效】清暑辟浊，醒脾化痰。

【用途】适用于夏季伤暑、发热头重、胸闷腹胀、食欲不振、口苦发黏、急性胃肠炎、胃腹胀痛。

【用法】常和仔鸽、五花肉炖食。

17．百合花

百合花又名野百合、夜合花、卷莲花。属百合科植物。花、鳞茎供食用，且同百合子入药用。

【性味和归经】甘、微苦，微寒。归肺经。

【成分】本品含灰分、蛋白质、脂肪、淀粉、还原糖、维生素（B_1、B_2、C）、泛酸以及β胡萝卜素。

【功效】润肺，清火，安神。

【用途】适用于咳嗽、眩晕、夜寐不安、虚烦惊悸、脚气水肿等症。

【用法】常和杏仁、桂圆肉、鸽蛋煮汤。

【注意事项】风寒咳嗽、脾虚便溏者禁食。

18．合欢花

合欢花又名马缨花、乌绒。属豆科合欢植物。以树皮、花及花蕾供药用。

【性味和归经】甘、苦，平。归心、脾经。

【成分】本品含合欢皂、皂苷、鞣质、合欢氨酸、半胱氨酸、槲皮苷、维生素C等。

【功效】养心，开胃，理气，解郁。

【用途】适用于神经衰弱、失眠健忘、胸闷不舒等症。

【用法】常和香菇、猪肝蒸食。

【注意事项】本品气缓力微，非小量所可奏效，故必重用久服，方有补益之功。

19．灯心花

属灯心草科植物。以花、根茎、茎髓晒干入药用。

【性味和归经】甘、淡，寒。归心、肺、小肠经。

【成分】本品含纤维、脂肪油、蛋白质、多糖类、氨基酸等。

【功效】清热利水,清心除烦。

【用途】适用于心烦口渴、失眠、小儿夜啼、口舌生疮、喉痹、尿路感染、小便不利、水肿、湿热黄疸、疟疾等症。

【用法】常和鲫鱼煮粥,和干贝、苦瓜煮汤。

20. 阳桃花

属酢浆草科,常绿乔木。阳桃的花、果、根、枝、叶均可入药。

【性味和归经】甘,平。归肝、脾经。

【成分】本品含糖类、草酸盐、维生素(B_1、C)等。

【功效】清热,生津,止咳。

【用途】适用于风热咳嗽、咽喉肿痛、急性胃肠炎、小便不利、产后水肿、神疲食少、阳痿遗精等症。

【用法】常和冬虫夏草、老鸭炖食。

21. 红花菜

红花菜又名紫云英、红花草。属豆科植物。3～4 月间,采集以花带草晒干或鲜药用。

【性味和归经】微辛、甘,平。归肾、肝经。

【成分】本品含胡芦巴碱、胆碱、腺嘌呤、脂肪、蛋白质、淀粉、多种维生素、紫云英苷、刀豆酸、刀豆氨酸、胡萝卜素以及铁、铜、镁、钙、磷等无机盐。

【功效】祛风明目,健脾益气,解毒止痛。

【用途】适用于急性结膜炎、神经痛、带状疱疹、疮疖痈肿、痔疮、齿龈出血、风痰咳嗽、咽喉肿痛、黄疸、鼻衄、外伤出血等症。

【用法】常和白菜心、鲍鱼煮食。

22. 红花

红花又名草红花、杜红花。属菊科植物。花及油脂入药。

【性味和归经】辛,温。归心、肝经。

【成分】本品含红花苷、红花黄色素,以及棉子糖、蔗糖、糖醛酸等。

【功效】活血通经,祛瘀止痛。

【用途】适用于痛经、闭经、冠心病、心绞痛、跌打损伤、关节酸痛、疮痈肿毒等症。

【用法】常和乌参、牛肉炖食。

【注意事项】孕妇禁食。

23. 杜鹃花

杜鹃花又名映山红、迎山红、满山红、报春花。属杜鹃花科植物。常绿或半绿灌木。花于 4～5 月盛开时采收,晒干入药。茎、叶、根亦可供药用。

【性味和归经】甘、酸,温。归肺经。

【成分】本品含花色苷和黄酮醇类,均为花的色素。

【功效】祛风湿,和血,调经。

【用途】适用于月经不调、血崩、闭经、跌打损伤、风湿痛、吐血、衄血等症。

【用法】常和猪脚爪一同炖食。

24. 杏花

杏花又名甜梅、杏子。属蔷薇科植物。落叶乔木,以杏花、叶、果、果仁、树枝、皮、根供药用。

【性味和归经】苦,温。归心、胃、肺、大肠经。

【成分】本品含糖类、枸橼酸、苹果酸、维生素 C 以及苦杏仁酶、苦杏仁苷酶和樱苷酶。

【功效】止咳平喘,润肠通便。

【用途】适用于咳嗽气喘、大便秘结、风寒感冒、胸闷不畅、厥逆、女子不孕等症。

【用法】常和鸡一起蒸食。

25. 芙蓉花

芙蓉花又名大芙蓉、九头花、转观花。属锦葵科木芙蓉植物。于夏、秋摘花蕾晒干,采叶阴干研粉均供药用。

【性味和归经】微辛,平。归肺、肝经。

【成分】本品含黄酮苷、花色苷。黄酮苷成分内有异槲皮苷、金丝桃苷、芸香苷等。

【功效】清热解毒,消肿排脓,凉血止血。

【用途】适用于肺热咳嗽、月经过多、痈肿疮疖、乳腺炎、淋巴结炎、腮腺炎、烧烫伤、毒蛇咬伤、跌打损伤。

【用法】常和猪心、猪肺炖汤服食。

26. 扶桑花

扶桑花又名大红花、吊钟花。属锦葵科,灌木或小乔木。以花朵、叶、根入药。

【性味和归经】甘,平。归肺、大肠经。

【成分】本品含槲皮素、棉花素、山奈醇、矢车菊素、葡萄糖苷等。

【功效】凉血解毒,清肺化痰。

【用途】适用于痰热咳嗽、鼻衄、痢疾、赤白浊、痈肿、毒疮、月经不调等症。

【用法】常和猪肺煲汤服食。

27. 牡丹花

牡丹花又名洛阳花。属毛茛科植物,落叶小灌木。牡丹以花、皮供药用。

【性味和归经】辛、苦,凉。归心、肝、肾经。

【成分】本品含紫云英苷、丹皮花苷、牡丹酚、牡丹酚苷、芍药苷以及挥发油、植物油、苯甲酸等。

【功效】清热凉血,活血散瘀,降压镇静,活血调经。

【用途】适用于热病吐血、衄血、血热斑疹、阑尾炎、血瘀痛经、经闭腹痛、月经不调、高血压、神经性皮炎、过敏性皮炎、跌打损伤等症。

【用法】常和青鱼片炒食。

【注意事项】孕妇不宜服食。

28. 佛手花

佛手花又名佛手柑、佛柑花。属芸香科柑橘植物,常绿小乔木或灌木。佛手以树根、果、叶、花入药用。

【性味和归经】辛、苦、酸,温。归肝、脾、胃经。

【成分】本品含挥发油、梨莓素、布枯苷、橙皮苷以及苦味质。

【功效】和中理气,芳香健胃,止痛化痰。

【用途】适用于胸腹胀满、食欲不振、胃痛、呕吐、咳嗽、气喘、噎膈、醉酒等症。

【用法】常和南瓜、鸡一起蒸食。

29. 沙梨花

属猕猴桃科植物,木质藤本。沙梨以花、根入药。

【性味和归经】苦、涩,凉。归肺经。

【功效】清热解毒。

【用途】适用风热感冒、肺热咳嗽、痈疖脓肿、妇女白带、麻风病等症。

【用法】常和罗汉果煮汤服食。

30. 鸡冠花

鸡冠花又名鸡公花、鸡髻花、鸡冠头。属苋科青葙植物。主要以花和种子入药。

【性味和归经】甘,凉。归肝、肾经。

【成分】本品含山奈苷、苋菜红苷、松醇、硝酸钾等。

【功效】凉血止血，止带，止痢。

【用途】适用于功能性子宫出血、白带过多、赤白痢疾、肠风便血、淋浊、目赤涩痛、风疹、荨麻疹、腹泻、吐血、肝脏疾病。

【用法】常和蛋煮汤服食。

【注意事项】糖尿病患者禁食。

31. 鸡蛋花

鸡蛋花又名蛋黄花。属夹竹桃科植物，落叶灌木或小乔木。夏、秋季节采摘盛开的花朵，晒干备用。

【性味和归经】甘，平。归肺、大肠经。

【成分】本品含鸡蛋花酸、鸡蛋花素、鸡蛋苷、黄酮苷、山奈醇葡萄糖苷、槲皮素葡萄糖苷、挥发油等。

【功效】清热解暑，利湿，止咳。

【用途】适用于肺热咳嗽、支气管炎、肠炎、细菌性痢疾、消化不良、小儿疳积、传染性肝炎、预防中暑等症。

【用法】常和青梅或乌梅一起煮汤喝。

32. 玫瑰花

玫瑰花又名梅桂、赤蔷薇。属蔷薇科植物，直立灌木。玫瑰以花、果实入药。

【性味和归经】甘，微苦，温。归肝、脾经。

【成分】本品含挥发油，主要成分为香茅醇、橙花醇、丁香油酚、苯乙醇、枸橼酸、苹果酸、奎尼酸、胡萝卜素、槲皮素以及丰富的维生素 C 等。

【功效】行气和血，疏肝解郁。

【用途】适用于肝胃气痛、上腹胀满、月经不调、损伤瘀痛、肠炎痢疾、赤白带下、慢性咽炎等症。

【用法】常和荸荠做饼服食。

33. 青葙花

青葙花又名小槐花、狗尾花。属苋科植物，一年生草本。秋季采剪花穗晒干，以花序、种子、茎叶入药。

【性味和归经】苦，微酸。归肝经。

【成分】本品含多量草酸、脂肪油、烟酸，以及丰富的硝酸钾。

【功效】清肝凉血，明目去翳。

【用途】适用于吐血、头痛、目赤、血淋、月经不调、白带、崩漏、高血压、失眠等症。

【用法】常和猪肉炖食。

【注意事项】青光眼患者禁食。

34. 茉莉花

茉莉花又名木梨花、末丽花。属木樨科植物，常绿灌木。

【性味和归经】辛、甘，凉。归肺、大肠经。

【成分】本品含素馨酮、苄醇、脂类、生物碱、甾醇。

【功效】清热解表，利湿。

【用途】适用于外感发热、大便溏薄、目赤肿痛、跌打损伤、失眠、高血压等症。

【用法】常和虾仁炒食。

35. 郁金香花

郁金香花又名红蓝花、洋荷花。属百合科植物，多年生草本。花、鳞茎及根入药。

【性味和归经】苦，平。归大肠经。

【成分】本品含矢车菊双苷、水杨酸、精氨酸、郁金香苷A、郁金香苷B、赤霉素A等。

【功效】抗菌消炎。

【用途】适用于脾胃虚弱泄泻、腹痛、腋臭、心腹恶气不舒、恶心呕吐、情志抑郁、口臭、牙痛等症。

【用法】常和鸭肝做羹服食。

36. 金银花

金银花又名银花、双花、忍冬花、二宝花。属忍冬科植物。以花、茎入药。

【性味和归经】甘，寒。归肺、胃、心、脾经。

【成分】本品含木樨草黄素、木樨草黄素-7-葡萄糖苷以及肌醇、皂苷等。

【功效】清热解毒。

【用途】适用于上呼吸道感染、流行性感冒、扁桃体炎、急性乳腺炎、急性结膜炎、大叶性肺炎、肺脓疡、细菌性痢疾、钩端螺旋体病、急性阑尾炎、痈疖脓肿、丹毒、外伤感染、宫颈糜烂等症。

【用法】常和莲子煮粥服食。

【注意事项】脾胃虚寒泄泻者慎用。

37. 泽兰花

泽兰花又名草泽兰、地笋、甘露子。属唇形科植物,多年生草本。以花、根、茎供药用。

【性味和归经】苦、辛,微温。归脾、肝经。

【成分】本品含挥发油及鞣质。

【功效】活血祛瘀,利尿通经。

【用途】适用于闭经、月经不调、产后瘀血腹痛、水肿、跌打损伤、痈肿疼痛、乳腺炎。

【用法】常和鸡煮汤服食。

【注意事项】无瘀血者慎用。

38. 夜来香

夜来香又名夜香花、夜兰香。属萝摩科植物,藤状灌木。以花和根入药。

【性味和归经】甘、淡,平。归肺经。

【成分】本品含挥发油、脂肪油、亚麻酸甘油脂。

【功效】清肝明目,拔毒生肌。

【用途】适用于急慢性结膜炎、角膜炎、感冒、风湿病、筋骨疼痛。

【用法】常和猪心或虾仁炒食。

39. 夜开花

夜开花又名壶芦、葫芦、芦瓢。属葫芦科植物。以花、果实和壶芦子入药。

【性味和归经】甘,平。归心、小肠经。

【成分】本品含葡萄糖、22-脱氧葫芦素 D、胡萝卜素、B 族维生素、维生素 C、脂肪、蛋白质。

【功效】利尿,消肿,散结。

【用途】适用于水肿、腹水、颈淋巴结核、阑尾炎、肺炎、高血压、脚气肿痛、尿路结石等症。

【用法】常和大枣做糕服食。

【注意事项】虚寒滑泻者禁食。

40. 厚朴花

属木兰科植物,落叶乔木。厚朴的树皮、根皮、花、果实及种子供药用。

【性味和归经】苦、辛,温。归脾、胃、大肠经。

【成分】本品含挥发油,油中含槟楠醇、厚朴酚等。

【功效】理气,化湿。

【用途】适用于胸膈胀闷、反胃、呕吐、宿食不消、痢疾、痰饮喘咳、寒湿泄泻等症。

【用法】常和冬瓜煮食。

【注意事项】厚朴反鲫鱼,忌麦冬、豆。阴虚火旺者禁食。孕妇慎用。

41. 柚花

柚花又名柚子花、文旦花。属芸香科柑橘植物。柚花、柚肉、柚核、柚果皮及柚叶入药用。

【性味和归经】酸、甘,寒。归胃、肺经。

【成分】本品含挥发油、新橙皮苷、柚苷、柠檬烯、番茄红素、环氧芳樟醇、正辛醇类、伞花内酯等。

【功效】行气,除痰,止痛。

【用途】适用于胃肠胀气、食欲不振、咳嗽气喘、乳腺炎、扁桃体炎、中耳炎、痢疾、糖尿病、肠胃炎、疝气痛等症。

【用法】常和鸡炖食。

【注意事项】孕妇及气虚者禁食。

42. 茶花

茶花又名山茶、川茶花、云南山茶。属山茶科植物,常绿灌木或乔木。以花、根入药。

【性味和归经】甘、苦,寒。归肝、肺经。

【成分】本品含花白苷、花色苷、脂肪油、山茶苷、山茶皂苷、α-儿茶精、咖啡因等。

【功效】凉血止血,散瘀消肿。

【用途】适用于吐血、衄血、便血、肠风、血痢、血淋、跌打损伤、烫伤、崩漏等症。

【用法】常和鸡蛋、淀粉炸食。

43. 秋海棠花

秋海棠又名八月春、断肠花。属秋海棠科植物。以根、花、块茎、果实入药。

【性味和归经】酸,寒。归肺、胃经。

【成分】本品含草酸。

【功效】凉血止血,化瘀调经。

【用途】适用于吐血、衄血、胃溃疡、痢疾、肺痈、崩漏、白带、月经不调、跌打损伤、咽喉疼痛等症。

【用法】常和栗子煮粥。

44. 桂花

桂花又名金桂、银桂、四季桂、丹桂、九里香。属木樨科植物,常绿灌木或小乔木。花、种子、根入药用。

【性味和归经】辛,温。归肺经。

【成分】本品含挥发油及木樨苷。

【功效】散寒破结,化痰止咳。

【用途】适用于胃寒疼痛、风湿筋骨疼痛、经闭腹痛、肾虚牙痛、咳喘痰多、肠风血痢、口臭等症。

【用法】常和兔肉煮食。

【注意事项】阴虚火旺者禁食。

45. 桃花

属蔷薇科植物,落叶小乔木。以桃仁、花、干幼果、树胶、叶、茎、根、皮入药用。

【性味和归经】苦,平。归心、肝、大肠经。

【成分】本品含桃苷、柚素、儿茶精、奎宁酸、胡萝卜素、香豆精、山柰酚、尿囊素酶等。

【功效】破瘀行血,润肠通便,利水消肿。

【用途】适用于痛经、闭经、跌打损伤、瘀血肿痛、肠燥便秘、腹中包块、肺脓疡、慢性阑尾炎、头痛、高血压、失眠、烦躁、糖尿病、腹水、水肿、小便不利等症。

【用法】常和鳜鱼、蛋做羹服食。

【注意事项】孕妇禁食。

46. 桃金娘花

桃金娘花又名山捻花、金丝桃、多莲。属金娘科植物,常绿小灌木。桃金娘花、果、根、叶均可入药用。

【性味和归经】甘,平。归肺,大肠经。

【成分】本品含鞣质、黄酮苷、酚类、有机酸、氨基酸以及糖类。

【功效】祛风除湿,收敛止血。

【用途】适用于急、慢性肠炎,胃痛,消化不良,肝炎,痢疾,风湿性关节炎,腰肌劳损,功能性子宫出血,脱肛,肺结核咯血等症。

【用法】常和猪大肠煮食。

47. 荷花

荷花又名莲花、水芙蓉。属睡莲科植物。荷花、种子(莲子)、根茎(藕)、叶(荷叶)、叶柄(荷蒂)、莲心均可入药。

【性味和归经】苦、甘,温。归心、肝经。

【成分】本品含木樨草苷、异槲皮苷、山柰酚、糖类、生物碱、黄酮类、天冬酰胺。

【功效】祛湿,止血,升清降浊,清暑解热,宽中理气。

【用途】适用于呕吐、吐血、衄血、便血、尿血、子宫出血、中暑、肠炎、头昏胸闷、脘腹胀痛等症。

【用法】常和黄瓜,肉片炒食。

【注意事项】大便燥结者慎用。

48. 夏枯草花

夏枯草花又名大头花、夏枯头。属唇形科植物。

【性味和归经】苦、辛,寒。归肝、胆经。

【成分】本品含挥发油、维生素 B_1、少量生物碱、夏枯草苷以及钾、钠、镁等。

【功效】清肝明目,降压散结。

【用途】适用于淋巴结结核、甲状腺肿、高血压、头痛眩晕、耳鸣、目赤肿痛、肺结核、急性乳腺炎、腮腺炎、痈疖肿毒等症。

【用法】常和粳米煮粥服食。

49. 蚌兰花

蚌兰花又名血见愁、紫兰、紫万年青。属鸭跖草科植物。以花、叶入药用。

【性味和归经】甘,凉。归肺经。

【成分】本品含黄酮苷、有机酸。

【功效】清肺化痰,凉血止痢。

【用途】适用于肺热燥咳、吐血、衄血、血痢、便血、尿血、跌打损伤等症。

【用法】常和猪肉煮汤服食。

50. 留兰香花

留兰香花又名香花菜、绿薄荷、青薄荷、鱼香菜。属唇形科植物。鲜品或阴干入药。

【性味和归经】辛、甘,温。归肝、脾、胃经。

【成分】本品含挥发油,其中主要为藏茴香酮、二氢藏茴香醇以及柠檬烃、水芹香油烃。

【功效】散寒止咳,消肿解毒。

【用途】适用于感冒咳嗽、胃痛腹胀、神经性头痛、跌打肿痛、眼结膜炎、小儿疮疖等症。

【用法】常和平菇煮食。

51. 凌霄花

凌霄花又名堕胎花、倒挂金钟、紫葳。属紫葳科植物。以根、茎、叶、花入药用。

【性味和归经】微辛、酸,微寒。归肝经。

【成分】本品含挥发油、咖啡酸、香豆酸、阿魏酸。

【功效】破血通经,凉血祛风。

【用途】适用于月经不调、闭经、小腹胀痛、白带、风疹瘙痒、风湿痹痛、跌打损伤等症。

【用法】常和番茄煮食。

【注意事项】孕妇禁食。

52. 益母草花

益母草花又名红花艾、红花益母草、益母艾。属唇形科植物。以花、果实入药用。

【性味和归经】微苦、甘,凉。归心、肝经。

【成分】本品含益母草碱、水苏碱、氯化钾、月桂酸、油酸、香树精、豆甾醇、谷甾醇。

【功效】调经活血,祛瘀生新,利尿消肿,清热解毒。

【用途】适用于月经不调、闭经,产后瘀血腹痛、肾炎水肿、小便不利、尿血、崩漏、跌打损伤、肿毒疮疡等症。

【用法】常和人参、鸡炖食。

【注意事项】脾虚泄泻者禁食。

53. 梅花

梅花又名春梅、干枝梅、绿萼梅。属蔷薇科植物。以花、叶、梗、根、果入药用。

【性味和归经】酸、涩,平。归肝、脾、肺、大肠经。

【成分】本品含挥发油,油中主要为苯甲醛、苯甲酸以及杏仁苷、脂肪油等。

【功效】疏肝解郁,和胃生津,敛肺止咳,涩肠止泻,解毒驱蛔。

【用途】适用于肺虚久咳、口干烦渴、胆道蛔虫、胆囊炎、细菌性痢疾、慢性腹泻、月经过多、消化不良、神经衰弱、银屑病、鹅口疮等症。

【用法】常和鲫鱼煮汤。

【注意事项】外感风寒者不宜服食。

54.雪莲花

雪莲花又名雪莲。属菊科植物。以花入药。

【性味和归经】甘、苦,温。归肾经。

【成分】本品含鞣质、维生素以及挥发油。

【功效】强筋活络,补肾壮阳,通经活血。

【用途】适用于风湿性关节炎、肾虚腰痛、阳痿、妇女小腹冷痛、闭经、胎衣不下、肺寒咳嗽、麻疹不透。

【用法】常和鸡蒸食。

【注意事项】孕妇禁食。

55.菜花

菜花又名油菜、芸苔。属十字花科植物。以种子、菜油及茎叶入药。

【性味和归经】甘、辛,温。归肝、肺、脾经。

【成分】本品含脂肪油、花生酸、亚麻酸、软脂酸、白菜酸、胡萝卜素、糖类、蛋白质、粗纤维等。

【功效】行气祛瘀、消肿散结。

【用途】适用于产后瘀血腹痛、恶露不尽、蛔虫梗阻、痈疖、丹毒、乳痈、荨麻疹、带状疱疹、湿疹。

【用法】常和腊肉炒食。

56.黄花菜

黄花菜又名金针菜。属百合科,多年生草本。主要以根、花入药用。

【性味和归经】甘,温。归胃、膀胱经。

【成分】本品含蛋白质、脂肪、天冬素、秋水仙碱、B族维生素、维生素(A、C)等。

【功效】清热利尿,凉血止血。

【用途】适用于腮腺炎、黄疸、膀胱炎、尿血、小便不利、产后缺乳、月经不调、衄血、便血。

【用法】常和猪腰炒食。

【注意事项】皮肤瘙痒者禁食。

57.菊花

菊花又名甘菊花、白菊花、药菊、茶菊。属菊科植物,多年生草本。以花、菊苗、叶入药用。

【性味和归经】甘、苦,凉。归肺、肝经。

【成分】本品含菊苷、腺嘌呤、氨基酸、胆碱、黄酮类、维生素 B_1、刺槐素等。

【功效】疏风散热,平肝明目,清热解毒。

【用途】适用于风热感冒、头痛、目赤、高血压、咽喉肿痛、疔疮肿毒等症。

【用法】常和鲈鱼蒸食。

【注意事项】脾胃虚弱者禁食。

58. 野菊花

野菊花又名野菊、野黄菊、苦薏。属菊科植物,多年生草本。于秋季野菊花盛开时采收,晒干或烘干药用。

【性味和归经】苦、辛,凉。归肺、肝经。

【成分】本品含挥发油、蒙花苷、木樨草素苷、菊苷、菊色素、多糖、香豆精类、野菊花内酯。

【功效】清热解毒,降血压。

【用途】适用于高血压、肝炎、痢疾、感冒、胃肠炎、痈疖疔疮、毒蛇咬伤、预防流行性感冒、防治流行性脑脊髓膜炎、防治癌肿等症。

【用法】常和草鱼煮食。

59. 野蔷薇花

野蔷薇花又名多花蔷薇、七星梅、刺梅花。属蔷薇科植物,落叶小灌木。野蔷薇以花、叶、茎、根、果实供药用。

【性味和归经】苦、涩,寒。归胃、肝经。

【成分】本品含挥发油,主要为香叶醇、香草醇、黄酮苷(为紫云英苷)以及鞣质。

【功效】清暑化浊,顺气和胃,祛风活血。

【用途】适用于暑热胸闷、口干舌燥、吐血、衄血、跌打损伤、风湿性关节炎等症。

【用法】常和瘦猪肉炖食。

60. 啤酒花

啤酒花又名野酒花、香蛇麻。属桑科葎草植物,多年生缠绕草本。

【性味和归经】甘、苦,微凉。归肺、胃、膀胱经。

【成分】本品含挥发油,主要为月桂油烯、香蛇麻萜以及鞣质、葡萄糖、葎草酮、蛇麻酮。

【功效】健胃消食,清热利尿,安神抗痨。

【用途】适用于食欲不振、胸腹胀满、肺结核、胸膜炎,咳嗽、痰多、气喘、慢性支气管炎、膀胱炎、水肿、癔病、失眠、神经衰弱等症。

【用法】常和鸭块蒸食。

61. 旋覆花

旋覆花又名六月菊、全福花、金钱花。属菊科植物,多年生草本。以花、根茎和全草供药用。

【性味和归经】苦、辛,咸。归肺、胃、大肠经。

【成分】本品含槲皮素、咖啡酸、绿原酸、菊糖以及蒲公英甾醇等多种甾醇。

【功效】开结消痰,降气止噫。

【用途】适用于咳喘痰多、呃逆、嗳气、神经性呕吐等症。

【用法】常和瘦猪肉炖食。

【注意事项】本品加水煎时宜用纱布包。

62. 密蒙花

密蒙花又名蒙花、水锦花、黄花醉鱼草。属马钱科植物,落叶灌木。以花、叶入药用。

【性味和归经】甘,微寒。归肝经。

【成分】本品含醉鱼草苷、刺槐素等多种黄酮类。

【功效】清热养肝、明目去翳。

【用途】适用于目赤肿痛、多泪、视神经萎缩、疮痈疔毒、臁疮、疮面不收口等症。

【用法】常和枸杞子、鸡蒸食。

63. 猕猴桃花

猕猴桃花又名藤梨花。属猕猴桃科植物,藤状灌木。以花、果实、枝叶、藤茎中液汁、根供药用。

【性味和归经】酸、甘、涩,微寒。归肝、胃、膀胱经。

【成分】本品含糖、维生素、有机酸、色素、猕猴桃碱、槲皮素、山奈醇、咖啡碱、香豆酸。

【功效】清热解毒,活血消肿,调中理气,生津润燥。

【用途】适用于风湿性关节炎、跌打损伤、痈疖肿毒、消化不良、食欲不振、呕吐、癌症。

【用法】常和冬菇、口蘑、草菇一起炖食。

【注意事项】忌食葱、姜及鱼腥发物。

64. 款冬花

款冬花又名冬花、炙款冬。属菊科植物,多年生草本。以花入药用,生用或蜜炙用。

【性味和归经】辛、甘,温。归肺经。

【成分】本品含款冬二醇、山金车二醇、蒲公英黄色素、鞣质、挥发油、金丝桃苷、三萜皂苷、芸香苷等。

【功效】润肺下气,化痰止咳。

【用途】适用于急、慢性支气管炎,肺炎,肺结核,咳嗽,气喘,喉痹等症。

【用法】常和百合煮汤服食。

65. 葛花

葛花又名粉葛、葛根。属豆科植物。以根、藤茎、叶、花、种子入药用。

【性味和归经】甘,平。归脾、胃经。

【成分】本品含黄酮类,主要为大豆黄酮苷、葛根素黄苷、山奈醇、刺槐苷、腺膘呤等。

【功效】解酒止渴,解肌退热,升阳透疹。

【用途】适用于醉酒烦渴、感冒发热、头痛项强、疹出不透、胃肠炎、高血压、冠心病等症。

【用法】常和绿豆花、白蔻仁、陈皮煮汤服食。

66. 落葵花

落葵花又名天葵。属落葵科植物。以花、果实及全草入药。

【性味和归经】甘、淡,凉。归大肠经。

【成分】本品含蛋白质、脂肪、色素、B族维生素、维生素C。

【功效】清热解毒,接骨止痛。

【用途】适用于阑尾炎、痢疾、大便秘结、膀胱炎、骨折、跌打损伤、外伤出血、烫伤等症。

【用法】常和母鸡煨汤服食。

67. 朝阳花

朝阳花又名向阳花、向日葵、太阳花。属菊科的高秆植物。以花、花托盘、茎叶、茎髓、根、种子等入药用。

【性味和归经】甘,平。归肝、肺、肾经。

【成分】本品含槲皮黄苷、三萜皂苷、B族向日葵皂苷、向日葵皂苷(A、C)、甾醇等。

【功效】滋补肝肾,降压,止痛。

【用途】适用于高血压、头痛目眩、肾虚耳鸣、牙痛、胃痛、腹痛、脾胃虚弱腹泻、肿瘤等症。

【用法】常和猪肚煮食。

68. 紫藤花

紫藤花又名藤萝、朱藤、招藤。属豆科植物,主要以藤、根、成熟果实、花入药。

【性味和归经】甘,温。归胃、膀胱经。

【成分】本品含挥发油、尿囊素、紫藤苷以及树脂。

【功效】利小便,抗癌肿。

【用途】适用于腹痛、腹水、胃癌等症。

【用法】常和蹄筋煮食。

69. 番石榴花

番石榴花又名番石榴、鸡矢果。属桃金娘科植物,常绿灌木或小乔木。以花、叶、果入药用。

【性味和归经】甘、涩,平。归脾、肾、大肠经。

【成分】本品含挥发油、槲皮素、番石榴苷、鞣质、山楂酸、有机酸、多糖类。

【功效】收敛止泻,消炎止血,燥湿。

【用途】适用于急、慢性肠炎,痢疾,小儿消化不良,跌打扭伤,外伤出血,臁疮经久不愈等症。

【用法】常和桂圆肉炒食。

70. 番红花

番红花又名藏红花。属鸢尾科植物。9～10 月选晴天早晨采收花朵,摘下柱头,烘干,入药用。

【性味和归经】甘,平。归心、肝经。

【成分】本品含藏红花素、藏红花酸、藏红花酸二甲酯、藏红花苦素、挥发油以及丰富的维生素 B_2。

【功效】活血祛瘀,散郁开结,止痛。

【用途】适用于痛经、闭经、产后瘀血腹痛、跌打损伤、吐血、胸膈痞闷、忧思郁结、冠心病心绞痛。

【用法】常和桂圆煮粥服食。

【注意事项】孕妇禁食。

71. 腊梅花

属腊梅科植物,落叶灌木。以根、根皮及花蕾入药用。

【性味和归经】辛,凉。归肺、胃经。

【成分】本品含挥发油,其中主要有龙脑、桉油精、芳香醇、吲哚、腊梅苷、腊梅碱、洋腊梅碱、异洋腊梅碱以及棕榈酸、亚油酸、油酸。

【功效】解暑生津,开胃散郁,止咳。

【用途】适用于暑热头晕、气郁胸闷、胃脘作胀、烦渴欲饮、呕吐、麻疹、百日咳、烫伤等症。

【用法】常和虾仁、豆腐煮汤服食。

72. 榆钱花

榆钱花又名白榆、春榆、钱榆。属榆钱科植物,落叶乔木。以花、果实、叶、根皮入药用。

【性味和归经】微辛,平。归心经。

【成分】本品含谷甾醇、植物甾醇、豆甾醇、鞣质、黏液质及脂肪等。

【功效】安神健脾,清热利湿,解毒杀虫。

【用途】适用于虚损羸瘦、神经衰弱、失眠、食欲不振、白带、体虚水肿、骨折、外伤出血等症。

【用法】常和牛肉丝炒食。

73. 槐花

槐花又名槐米、金药树、细叶槐。属豆科植物,落叶乔木。以花、叶、果实、树脂、根皮、树皮、枝入药用。

【性味和归经】苦,微寒。归肝、大肠经。

【成分】本品含芸香苷、葡萄糖、鼠李糖,以及槐木素、槐二醇等。

【功效】凉血止血,清肝明目。

【用途】适用于肝肾精血不足、消渴羸瘦、吐血、衄血、便血、痔疮出血、血痢、崩漏、风热目赤、高血压等症。

【用法】常做成芝麻肉饼服食。

【注意事项】虚寒泄泻、孕妇禁食。

74. 蒲公英花

蒲公英花又名黄花三七、黄花地丁、黄花草。属菊科植物,多年生草本。以花、全草入药用。

【性味和归经】甘、苦,寒。归肝、胃经。

【成分】本品含蒲公英甾醇、蒲公英苦素、菊糖、果胶、胆碱、维生素 B_2。

【功效】清热解毒,清肝明目,消痈散结。

【用途】适用于上呼吸道感染、急性扁桃体炎、咽喉炎、眼结膜炎、目赤肿痛、胆囊炎、肝炎、肠炎、胃炎、急性乳腺炎、阑尾炎、流行性腮腺炎、泌尿系感染、盆腔炎、中耳炎化脓期、痈疖疔疮等症。

【用法】常和赤豆、鲤鱼煮汤服食。

75. 蛾眉豆花

属豆科植物。以根、藤茎、叶、花入药用。

【性味和归经】甘,平。归脾、胃经。

【成分】本品含脂肪油、蛋白质、烟酸、氨基酸、B 族维生素、维生素(A、C)、生物碱、糖类以及微量钙、磷、铁等。

【功效】解暑化湿,健脾止泻,止带。

【用途】适用于脾虚腹泻、中暑发热、恶心呕吐、食欲不振、白带过多、发热头痛、痢疾、烦躁口渴等症。

【用法】常和瘦猪肉包馄饨服食。

【注意事项】胃肠积滞者禁食。

76. 蜀葵花

蜀葵花又名棋盘花、栽秧花、一丈红。属锦葵科植物。以花、茎叶、种子、根入药用。

【性味和归经】甘,寒。归肺、大肠经。

【成分】本品含黄色素、脂肪油,以及大量黏质。

【功效】益气健脾,润肠通便。

【用途】适用于痢疾、吐血、崩漏、带下、二便不通、小儿风疹、贫血、紫癜、血小板减少等症。

【用法】常和仔鸡蒸食。

【注意事项】脾胃虚寒及孕妇禁食。

77. 慈竹花

慈竹花又名慈竹、子母竹、孝竹、义竹。属禾本科植物。以花、根茎、苗、秆皮、叶入药用。

【性味和归经】甘,苦,凉。归肺、胃、肝经。

【成分】本品含蛋白质、氨基酸、脂肪、糖类、钙、磷、铁以及维生素等。

【功效】益气健脾,清肺止血,强筋骨。

【用途】适用于虚损羸瘦、消渴、水肿、气血不足、肺痨咯血、热淋、尿血、烦热、烦渴等症。

【用法】常和牛肉煮食。

【注意事项】脾胃虚寒者禁食。

78. 慈姑花

慈姑花又名燕尾草、张口草、剪刀草。属泽泻科植物,多年生草本。以花、叶、慈姑入药用。

【性味和归经】甘、苦,微寒。归心、肝、肺经。

【成分】本品含蛋白质、脂肪、糖类、无机盐、B 族维生素、维生素 C、胆碱、甜菜碱等。

【功效】解毒散结,清热消肿,止血通淋。

【用途】适用于咯血、吐血、产后胞衣不下、崩漏、带下、尿路结石、小儿丹毒、皮肤瘙痒、毒蛇咬伤、疔疮痔漏等症。

【用法】常和蒲公英一起煮粥服食。

【注意事项】孕妇禁食。

79. 槟榔花

属棕榈科植物,常绿乔木。以雄花蕾、未成熟的果实、果皮、种子入药用。

【性味和归经】辛、苦、涩,温。归胃、大肠经。

【成分】本品含生物碱,其主要成分为槟榔碱、鞣质、脂肪油、红色素、无色矢车菊素。

【功效】杀虫消积,健胃止咳。

【用途】适用于热病伤津、消渴羸瘦、燥咳便秘、食积气滞、脘腹胀满、泻痢后重以及多种肠道寄生虫病患者。

【用法】常和猪肉炖食。

【注意事项】肝脏疾病者应慎用。

80. 瞿麦花

瞿麦花又名石竹子花、十样景花、洛阳花。属石竹科植物,多年生草本。以花及全草入药用。

【性味和归经】苦,寒。归心、小肠经。

【成分】本品含丁香油酚、苯乙醇、苯甲酸苄酯、皂苷、糖类、维生素、粗蛋白质、粗纤维、粗灰分、磷酸等。

【功效】清热利尿,活血通经。

【用途】适用于泌尿系感染、泌尿系结石、小便不利、淋沥涩痛、尿血、闭经、皮肤湿疹、水肿、脚气、脚软无力、肝热目赤肿痛、肺热咳嗽痰多等症。

【用法】常和青鱼蒸食。

【注意事项】脾肾气虚及孕妇禁食。

第七节　其他进补方法

一、常用中成药

1. 补中益气丸

【成分】黄芪、党参、白术、甘草、当归、陈皮、升麻、柴胡。

【功效】补中益气,升阳举陷。

【用途】适用于脾胃虚弱、中气下陷而致体倦乏力、食少腹胀、久泻、胃下垂、子宫下垂、脱肛等症。其药理作用为调节胃肠运动,调节免疫功能,促进代谢,抗肿瘤,抗突变等。

【用法】水丸,每次6克;蜜丸,每次1丸,均日服2～3次。

2. 参苓白术丸

【成分】人参、山药、茯苓、白术、白扁豆、莲子、薏苡仁、砂仁、桔梗、甘草。

【功效】补脾胃,益肺气。

【用途】适用于脾胃气虚、食少便溏、肢倦乏力、气短咳嗽等症。其药理作用主要有调节胃肠运动、改善代谢和提高免疫等。

【用法】丸剂,每次6克,每日2次,温开水送服。

3. 六君子丸

【成分】党参、白术、茯苓、甘草、陈皮、半夏。

【功效】益气健脾,燥湿化痰。

【用途】适用于脾胃气虚、消化不良、神倦无力、腹痛便溏、胸满腹胀、咳嗽痰多等症。其药理作用主要有调节胃肠运动、调节免疫、抗胃溃疡、抗胃黏膜损伤等。

【用法】丸剂,每次6克,每日2～3次,温开水送服。

4. 人参健脾丸

【成分】人参、黄芪、白术、茯苓、山药、陈皮、木香、砂仁、当归、酸枣仁、远志。

【功效】健脾益气,和胃止泻。

【用途】适用于脾胃虚弱、饮食不化、恶心呕吐、腹痛便溏、体弱倦怠等症。其药理作用主要有调节机体代谢、增强免疫、松弛平滑肌、抗胃溃疡、抗菌等。

【用法】蜜丸,每次 1 丸,日服 2 次,温开水送服。

5. 四物丸

【成分】熟地黄、当归、白芍、川芎。

【功效】补血调经。

【用途】适用于一切血虚者而见头晕目花、面色不华、月经量少、经闭不行、脐腹作痛、舌淡苔白等症。其药理作用主要为纠正贫血、抗血小板聚集、抗血栓,补充微量元素、磷脂、维生素等。

【用法】丸剂,每 9 粒重 1 克,每次 30 粒,每日 2～3 次,温开水送服。

6. 养血当归精

【成分】当归、熟地黄、阿胶、白芍、川芎、党参、黄芪、茯苓、甘草。

【功效】养血益气。

【用途】适用于失血过多、脾虚化源不足、久病大病之后贫血头晕、健忘心悸、妇女月经不调、产后体弱等症。其药理作用主要有促进造血功能、增强免疫、抑制血小板聚集、抗血栓形成等。

【用法】口服,每次 10 毫升,每日 2～3 次。

7. 阿胶补血口服液

【成分】阿胶、熟地黄、枸杞子、党参、黄芪等。

【功效】补血滋阴。

【用途】适用于久病体虚、血亏目眩、虚劳咳嗽等症。其药理作用为促进造血和止血,在提高机体免疫力、增强抗缺氧、耐疲劳能力等方面也有一定的作用。

【用法】口服,每次 10 毫升,每日 2 次。

8. 血宝

【成分】熟地黄、当归、何首乌、丹参、紫河车、刺五加、人参、鹿茸、漏芦、水牛角等。

【功效】益气生血,填精补髓。

【用途】适用于各种贫血而见头晕目花、面色不华、唇甲苍白、体虚无力等症。其药理作用主要有刺激造血干细胞生长、促进造血细胞 DNA 合成、提高缺氧耐力、抗疲劳等。

【用法】丸剂,每粒 0.3 克,每次 4 粒,每日 4 次。

9. 六味地黄丸

【成分】熟地黄、山茱萸、怀山药、泽泻、茯苓、丹皮。

【功效】滋补肝肾。

【用途】适用于肝肾阴虚而致腰膝酸软、头晕目眩、耳鸣耳聋、盗汗遗精、骨蒸潮热、五心烦热、消渴牙痛、口燥咽干等症。其药理作用为增强免疫、抗肿瘤、抗衰老、降血糖、降血脂等。

【用法】水泛丸,每次 6～9 克,每日 2 次。

10. 大补阴丸

【成分】黄柏、知母、熟地黄、猪脊髓、龟板。

【功效】滋阴降火。

【用途】适用于肝肾阴虚、虚火上炎所致的骨蒸潮热、盗汗,或咳嗽咯血,或烦热易饥、足膝热痛等症。现也常用于治疗有阴虚火旺见症的肺结核咯血、更年期综合征、糖尿病、肾盂肾炎、血尿等病症。其药理作用主要有抗菌、抗炎、增强免疫功能、降血糖、强心、利尿等。

【用法】蜜丸,每丸重 9 克,每次口服 1 丸,每日 2～3 次。

11. 左归丸

【成分】熟地黄、枸杞子、山药、山茱萸、菟丝子、鹿胶、龟胶、川牛膝。

【功效】滋阴补肾,育阴潜阳。

【用途】主治肾阴不足、头晕目眩、腰膝酸软、耳鸣耳聋、盗汗遗精、口燥咽干等症。其药理作用主要为调节神经内分泌功能、改善物质代谢、增强非特异性免疫功能等。

【用法】小蜜丸,每 20 粒重 3 克,每次 6 克,每日 2 次;大蜜丸,每丸 9 克,每次 1 丸,每日 2 次。

12. 二至丸

【成分】女贞子、墨旱莲。

【功效】补益肝肾,滋阴止血。

【用途】主治肝肾阴虚所致的眩晕耳鸣、口鼻干燥、烦热失眠、吐血衄血、崩中漏下、须发早白等症。其药理作用主要有增强免疫、降血脂、抗血栓、抗氧化、耐缺氧、护肝及镇静等。

【用法】水蜜丸,每 40 粒重 3 克,每次 9 克,每日 2～3 次,空腹温开水送服。

13. 金匮肾气丸

【成分】附子、肉桂、熟地黄、山药、山茱萸、泽泻、茯苓、牡丹皮。

【功效】温补肾阳。

【用途】适用于肾阳不足、腰膝酸痛、下肢寒冷、少腹拘急不舒、水肿、小便不利或小便频数、遗尿、便稀、阳痿、脉细迟等症状者。其药理作用主要有降血糖、降血脂、增强免疫、改善内分泌、清除自由基、利尿、降血压等。

【用法】丸剂,每丸约 0.2 克,每次 9 克,每日 2～3 次。

14. 右归丸

【成分】熟地黄、附子、肉桂、山药、山茱萸、菟丝子、鹿角胶、枸杞子、当归、杜仲。

【功效】温补肾阳。

【用途】适用于治疗肾阳不足,或先天禀衰,或劳伤过度而致气弱神疲、腰膝酸冷、食少便溏、小便自遗、阳痿滑精、脐腹冷痛、皮肤水肿、牙齿松动等症状者。其药理作用为增强免疫、保护和调节脏器功能、抗衰老、调节激素含量。

【用法】蜜丸,每丸重 9 克,每次 1 丸,每日 2～3 次。

15. 补肾强身片

【成分】淫羊藿、女贞子、金樱子、狗脊、菟丝子。

【功效】温肾强身,收敛固涩。

【用途】适用于腰酸足软、头晕耳鸣、心悸眼花、遗精阳痿。其药理作用为增强机体免疫力、促进精液分泌、促进骨髓细胞增生,并有抑菌消炎、镇咳祛痰平喘等作用。

【用法】片剂,口服,每次 5 片,每日 3 次。

16. 龟令集

【成分】人参、鹿茸、海马、枸杞子、丁香、穿山甲、雀脑、牛膝、锁阳、熟地黄、补骨脂、菟丝子、杜仲、石燕、肉苁蓉、甘草、天冬、淫羊藿、大青盐、砂仁。

【功效】补肾壮阳。

【用途】适用于肾亏阳弱、记忆力减退、夜梦遗精、腰酸腿软、五更腹泻、食欲不振、阳痿、腹部冷痛等症。其药理作用主要有增强记忆、增强免疫、增强耐缺氧能力、增强蛋白质、核酸代谢、强心、抗肝损伤等,并有雄激素样和肾上腺皮质激素样作用。

【用法】胶囊,每次 1～2 粒,每日 1 次,早饭前 2 小时用淡盐水送服;酒剂,口服,每次 15～30 毫升,每日 3～4 次。

17. 十全大补丸

【成分】人参、当归、黄芪、熟地黄、茯苓、白芍、白术、川芎、甘草、肉桂。

【功效】温补气血。

【用途】主治气血两亏、面色萎黄、精神倦怠、气短、心悸、失眠、头晕、四肢乏力、疮疡不敛、妇女崩漏等症。其药理作用为增强免疫、改善及促进造血功能、抗肿瘤、抗衰老、调节中枢神经活动、提高机体适应性、促进代谢、强壮等。

【用法】大蜜丸,每丸9克,每次1丸,每日2～3次;水蜜丸,每次6克,每日2～3次,温开水送服。

18. 八珍丸

【成分】人参、白术、茯苓、白芍、当归、熟地黄、川芎、甘草。

【功效】补益气血。

【用途】主治气血两虚、失血过多、心悸气短、四肢倦怠、头晕目眩等症。其药理作用为强心、改善造血功能,并能调节子宫功能。

【用法】大蜜丸,每丸9克,每次1～2丸,每日3次,饭前用温开水送服。

19. 人参养荣丸

【成分】人参、白术、陈皮、黄芪、茯苓、当归、肉桂、白芍、熟地黄、远志、五味子、生姜、大枣、甘草。

【功效】补气补血,强心安神。

【用途】主治气虚血亏、积劳虚损、形瘦乏力、面色萎黄、毛发脱落、纳谷不振、失眠心悸、创口不敛及妇女月经不调等症。其药理作用为抑制自身免疫、抗细胞老化等。

【用法】蜜丸,每丸10克,口服,每次1丸,每天2次。

20. 归脾丸

【成分】人参、白术、黄芪、甘草、远志、茯苓、酸枣仁、龙眼肉、当归、木香、大枣、生姜。

【功效】益气健脾,养血安神。

【用途】适用治心脾两虚、心血不足而见气短心悸、失眠多梦、头晕头昏、肢倦乏力、食欲不振、崩漏便血、色淡苔白、脉细等症状者。其药理作用为增强免疫、调节中枢神经功能、增强造血功能等。

【用法】水蜜丸每次6克,小蜜丸每次9克,大蜜丸每次1丸,均每日3次,温开水送服。

21. 龟鹿二仙膏

【成分】鹿角、龟甲、枸杞子、人参。

【功效】为填阴补精,益气壮阳。

【用途】适用于治疗肾中阴阳两虚、任督精血不足、全身瘦弱、遗精阳痿、两目昏花、腰膝酸软。其药理作用主要有强壮、增强免疫、促进造血功能、降血脂等。

【用法】膏剂,每次1匙,每日2～3次。

22. 还精煎

【成分】菟丝子、枸杞子、锁阳、淫羊藿、地黄、潼蒺藜、何首乌、牛膝、女贞子、桑堪子、川断等18味中药。

【功效】阴阳双补,益元强壮、祛病延年,延缓衰老。

【用途】适用于中老年原发性高血压及一些衰老症状及病后体弱。其药理作用主要有促进细胞及体液免疫,提高胸腺、性腺功能,纠正肾素—血管紧张素—醛固酮系统代谢紊乱,改善肝脏的超微结构,提高机体DNA损伤的修复能力等。

【用法】口服液,每次10毫升,每日1～3次;合剂,每次35毫升,每日2次;片剂,每次3片,每日3次。

23. 益肾灵颗粒

【成分】枸杞子、女贞子、制附子、金樱子、沙苑子、淫羊藿、芡实、车前子、补骨脂、覆盆子、五味子、桑葚、韭菜子。

【功效】壮阳滋阴。

【用途】适用于肝肾阴虚、肾阳不足所引起的种种病症,尤能治疗阳痿、早泄、遗精、少精、死精。其药理作用具有性激素样作用,并有促进代谢、影响自主神经等作用。

【用法】每袋重20克,每次20克,每日3次,开水冲服。

24. 锁阳固经丸

【成分】锁阳、肉苁蓉、巴戟天、补骨脂、菟丝子、杜仲、八角茴香、韭菜子、芡实、莲子、莲须、煅牡蛎、煅龙骨、鹿角霜、熟地黄、山茱萸、牡丹皮、山药、茯苓、泽泻、知母、黄柏、牛膝、大青盐。

【功效】阴阳双补,温肾固精。

【用途】适用于肾气不足、精关不固之遗精、早泄、阳痿、不育,也可用于肾阳不足、肾阴亏损之妇女性欲淡漠、不孕症等。其药理作用主要有增强肾上腺皮质功能、促进性腺功能、促精液生成与分泌、增强机体免疫功能、抗菌、抗炎等。

【用法】蜜丸,每粒重9克,成人每次1粒,每日2次,温开水送服。

二、常用药膳

1. 参枣米饭

【原料】人参 6 克,糯米 250 克,大枣 30 克,白糖 50 克。

【制法】将人参、大枣煎取药汁备用;然后将糯米淘净,置瓷碗中加水适量,煮熟,扣于盘中;再将煮好的人参、大枣摆在饭面上,可摆成美观的图样;最后加白糖于药汁中,煎成浓汁,倾倒在枣饭面上即成。空腹食用。

【功效】益脾补气。

【用途】适用于气虚证的体弱乏力、短气自汗、食少消瘦、腹泻便溏。

【注意事项】腹胀、舌苔厚腻者不宜服用。

2. 八仙藕粉

【原料】藕粉 50 克,茯苓 30 克,山药 30 克,莲肉 30 克,扁豆 30 克,川贝 30 克,牛乳 500 克,白蜜 50 克。

【制法】将茯苓、山药、川贝等研细末,与藕粉混合均匀而成混合粉;将牛乳加入白蜜煮沸,除去上层脂沫。取混合粉适量,用开水冲,再加入适量乳蜜、搅拌成稀糊状,即可食用。

【功效】益脾补肺,止咳润肠。

【用途】适用于脾肺气虚证所见的食欲不振、气短懒言、咳嗽痰少、大便秘结等症。

【注意事项】腹泻者不宜服用。

3. 芪杞炖乳鸽

【原料】黄芪 60 克,枸杞子 30 克,乳鸽 1 只。

【制法】将乳鸽浸入水中淹死,去毛和内脏,洗净,放入炖盅内,加水适量,再加入黄芪片和枸杞子;放入锅内,隔水炖熟即成。食用时,可加精盐、味精等调料。

【功效】益气固肾。

【用途】适用于中气下陷、肾气不固所致的乏力、腰酸、肾下垂、脱肛、子宫脱垂等症。

【注意事项】感冒时禁服。

4. 黄芪鲫鱼汤

【原料】黄芪 15 克,鲫鱼 250 克,生姜 3 片,精盐、味精适量。

【制法】将鲫鱼去鳞及内脏,洗净切块。黄芪入沙锅中水煎 2 次,去渣合计一碗,同鲫鱼块、生姜、精盐共煮熟烂,调以味精即成。

【功效】健运脾胃，补气升阳。

【用途】适用于气虚所致的脱肛、子宫脱垂及胃下垂等气短乏力症。

【注意事项】感冒时禁服。

5. 参归猪肝汤

【原料】猪肝 250 克，党参 15 克，当归身 15 克，枣仁 10 克，生姜、葱白、料酒、精盐、味精、水发豆粉适量。

【制法】先将党参、当归身洗净，切薄片，枣仁洗净打碎，加清水适量煮后取汤；然后将猪肝切片，与料酒、精盐、味精、水发豆粉拌匀，放入汤内煮至肝片散开，加入拍破的生姜、切段的葱白，盛入盆内蒸 15～20 分钟。食肝片与汤。

【功效】补血宁神。

【用途】适用于心肝血虚的心悸、失眠、面色萎黄等症。

【注意事项】无特殊禁忌证。

6. 何首乌煨鸡

【原料】制首乌 30 克，母鸡 1 只，精盐 6 克，生姜 10 克，料酒适量。

【制法】将制首乌研成细末，备用；将母鸡宰杀后，去毛和内脏，洗净；用布包制首乌粉，纳入鸡腹内，放沙锅内，加水适量，煨熟；从鸡腹内取出制首乌袋，加精盐、生姜、料酒即成。

【功效】补肝养血。

【用途】适用于肝血不足所致的头晕目眩、须发早白、筋骨痿软、失眠多梦等症。

【注意事项】脾虚便溏者不宜服用。

7. 归参山药猪心

【原料】当归 10 克，潞党参 30 克，山药 20 克，猪心 200 克，精盐 3 克，米醋 10 克，大蒜 4 个，香油适量。

【制法】将猪心切开，剔去筋膜，洗净，放入铁锅内，加盐少许；将当归、党参、山药装入多层纱布袋内，扎紧袋口，亦放入锅内；加水适量，清炖至猪心熟透，捞出猪心，切成薄片，用上述调料拌食猪心片。

【功效】补血养心，健脾。

【用途】适用于心脾虚弱证所见心悸气短、困倦无力，健忘失眠、自汗等症。

【注意事项】感冒期间忌服。

8. 蜜饯姜枣龙眼

【原料】龙眼肉 250 克，大枣 250 克，蜂蜜 250 克，姜汁适量。

【制法】将龙眼肉、大枣洗净,放入锅内,加水适量,煮沸,至七成熟时,倾入蜂蜜和姜汁,搅匀,煮熟;然后待冷装瓶、封口即成。每次服龙眼肉、大枣各 6～8 个,每日 3 次。

【功效】补心血,益脾胃。

【用途】适用于脾虚心亏、心血不足、面色萎黄、心悸怔忡等。

9. 玉竹焖鸭

【原料】玉竹 50 克,沙参 50 克,老鸭 1 只,大葱数根,生姜 6 克,味精适量,精盐 6 克。

【制法】将老鸭宰杀后,除去毛和内脏,洗净,放沙锅内,再将玉竹、沙参放入,加水适量;将锅置灶上,先用旺火烧沸,再用文火焖煮 1 小时以上,至鸭肉扒烂为止;食时,去药渣,放入调料,吃肉喝汤。

【功效】滋养胃阴。

【用途】适用于胃阴虚的消渴、慢性萎缩性胃炎、津亏肠燥的大便干结等症。

【注意事项】胃冷便溏者不宜服用。

10. 清脑羹

【原料】银耳 10 克,炙杜仲 10 克,冰糖 20 克。

【制法】将银耳放入盆内,加适量温水,浸泡 30 分钟,然后拣去杂质、蒂头,淘去泥沙,撕成片状;将冰糖放入锅内,加水溶化;将杜仲在另一锅内煎熬 3 次,取药液 1 000 毫升;将药液倒入锅内,加适量的水,放入银耳,先旺火烧沸,再用文火熬 3～4 小时,至银耳炖烂,再冲入糖液即成。

【功效】补肝肾,平肝阳,壮腰膝。

【用途】适用于肝肾阴虚阳亢所致的头昏头痛、昏胀朦胧、腰膝酸软等症。

【注意事项】低血压之头昏者不宜服用。

11. 龟肉炖虫草

【原料】龟肉 250 克,虫草 30 克,沙参 90 克。

【制法】将龟放入盆内,加热水(40 ℃左右),使其排尽尿,宰去头、足,剖开龟壳,除去内脏,洗净,放入瓦罐内;再把洗净的虫草、沙参放入龟肉罐中,加水适量。先用旺火煮沸,然后以文火慢煮至龟肉熟透即成。如常食用。

【功效】补益肺肾,养阴润燥,止血化痰。

【用途】适用于肺肾阴虚的久嗽咯血、肺痨咯血、骨蒸潮热等症。

【注意事项】脾胃虚寒、食少便溏、风寒咳嗽者忌服。

12. 鳖鱼滋肾汤

【原料】鳖鱼 1 只(300 克以上),枸杞子 30 克,熟地黄 15 克。

【制法】将鳖鱼放沸水锅中烫死,剁去头爪,揭去鳖甲,掏去内脏,洗净,切成小方块,放入锅内;再放入洗净的枸杞子、熟地黄,加水适量,旺火烧开后改用文火炖熬至鳖肉熟透即成。如常食用,可佐餐,可单食。

【功效】滋阴补肾。

【用途】适用于肝肾阴虚的腰膝酸软、头昏眼花等症。

【注意事项】食少便溏及外感者忌服。

13. 川贝母酿梨

【原料】川贝母 12 克,雪梨 6 个,糯米 100 克,冬瓜条 100 克,冰糖 100 克,白矾 3 克。

【制法】将糯米蒸熟,冬瓜条切成黄豆大颗粒,川贝母研成粉末,白矾溶化成溶液;将雪梨去皮,由蒂把处切下作盖,挖出梨核,浸没在白矾溶液内,以防变色。然后将梨在沸水中烫一下,捞出放入凉水中冲凉后,放入碗内;将糯米饭、冬瓜条粒、冰糖屑拌匀,再将川贝粉和入,分别装入雪梨中,盖好蒂把,放入碗内,上蒸笼蒸 1 小时左右,至梨熟烂即成;在锅内加清水 300 克,置旺火烧沸后,放入剩余冰糖,溶化收浓汁,待梨出蒸笼时,逐个浇在梨上。每日早晚各吃梨 1 个。

【功效】润肺止咳。

【用途】适用于秋天久咳。

【注意事项】腹泻时禁用。

14. 壮阳饼

【原料】附片 15 克,神曲 20 克,干姜 10 克,桂心 10 克,五味子 10 克,肉苁蓉 15 克,菟丝子 15 克,羊脊髓 60 克,大枣 20 个,酥油 50 克,蜂蜜 60 克,黄牛乳 250 克,白面 500 克,川椒适量。

【制法】将上述属药物质,一起烘干,共研极细末,备用;将药末、白面、蜂蜜、羊脊髓、酥油、牛乳一起拌和,加入枣泥,置盆中,盖严,半日后取出做成饼,再入炉上火烘至熟即成。每日可当饭食之,但不可过量。

【功效】温脾暖肾,壮阳益精。

【用途】适用于脾肾阳虚证所出现的食欲不振、消化不良、腰膝酸软、阳痿遗精、形疲乏力、畏寒怕冷等症。

【注意事项】阴虚火旺者禁服。

15. 起阳鸽蛋

【原料】鸽蛋 3 个,小茴香 9 克,大茴香 9 克,川椒 3 克,生姜 3 克。

【制法】将小茴香、大茴香、川椒、生姜用纱布袋装好,放入锅中,加适量的水,煮取药液约 300 毫升;去药袋,过药液,再入锅中烧沸,将鸽蛋打下,煮熟即成,食蛋喝汤,每日晨 1 次,连服月余。

【功效】补肾兴阳,补脑益智。

【用途】适用于肾阳虚、脑髓不足的早衰、发育不良、阳痿早泄、记忆力减退等症。

【注意事项】阴虚火旺者禁服。

16. 姜附烧狗肉

【原料】熟附片 30 克,狗肉 1 000 克,生姜 150 克,菜油、大蒜及葱适量。

【制法】先将狗肉洗净,切成小块;将熟附片放入锅内,先熬煎 2 小时,然后将狗肉、大蒜及生姜放入,加水适量炖煮,直至狗肉煮烂。

【功效】温阳补虚。

【用途】适用于阳痿、夜尿多、畏寒及四肢冰冷等阳虚症,身体虚寒的慢性肾炎和慢性支气管炎患者也宜食用。

【注意事项】附片只能用国家药店出售的制附片,不能用生附片,阴虚火旺者禁服。

17. 白羊肾羹

【原料】肉苁蓉 20 克,白羊肾 2 枚,羊脂 50 克,荜茇 6 克,草果 3 克,橘皮 3 克,胡椒 1 克,精盐、生姜、葱适量。

【制法】将肉苁蓉、白羊肾、羊脂洗净,放入沙锅内,将余下各药用纱布包扎,放沙锅内,加水适量;文火炖至羊肾熟透、羹汤浓稠时,加入调味品食用。

【功效】补肾阳,益精血,温中散寒,开胃止痛。

【用途】适用于阳痿、不育不孕、腰膝无力、食少腹痛等症。

【注意事项】全方温燥,有内热者忌用。

18. 法制虾米

【原料】海虾 500 克,蛤蚧 1 对,大茴香 100 克,花椒 50 克,青皮 30 克,青盐适量,南木香 60 克,白酒 1 000 毫升。

【制法】将虾去皮壳,用青盐炒,再用酒炒,酒干即添酒又炒,至炒香为度;蛤蚧去头足,用青盐酒炙酥脆为度;茴香亦用青盐酒炒,花椒炒去椒目,青皮用酒炒;取炒好的蛤蚧、椒壳、茴香、青皮与制过的虾米,再在热锅中拌和,同时加南木香和匀,趁热一起装入盒内,密封,冷却后即可食用虾米。平时常服,每次 20 克左右,久服有效。

【功效】益精助阳。

【用途】适用于肾阳虚之性功能减退、阳痿、早泄、早衰等症。

【注意事项】水肿者忌用。

19．八宝鸡汤

【原料】潞党参 30 克,茯苓 10 克,白术 10 克,炙甘草 6 克,熟地黄 10 克,白芍 10 克,当归 12 克,川芎 6 克,母鸡 1 只(2 500 克),猪肉 750 克,猪杂骨 750克,葱白 20 克,生姜 15 克,料酒 30 毫升,味精 3 克,精盐 5 克。

【制法】将上述中药装入洁净纱布袋内,扎口备用;将母鸡宰杀后,去毛和内脏,洗净;猪肉洗净,杂骨锤破,生姜拍破,葱切段,待用;将鸡肉、猪肉、药袋、杂骨放入锅内,加水适量,先用旺火烧开,撇去浮沫,加入葱、姜、料酒,改用文火煨至烂熟;将药袋捞出不用,捞出鸡肉、猪肉,切好,再放入锅内,加少许味精、精盐即成。早、晚空腹吃一碗。吃完一料后,休息数日再继续服。

【功效】调补气血,强身壮体。

【用途】适用于气血俱虚、身体瘦弱、多病缠身者。

【注意事项】血脂高者不宜多吃。

20．参芪鸭条

【原料】潞党参 30 克,黄芪 30 克,陈皮 10 克,老鸭 1 只,猪瘦肉 100 克,味精 3 克,精盐 4 克,料酒 20 毫升,生姜 10 克,葱白 10 克,酱油、熟菜油适量。

【制法】将老鸭宰杀后,去毛和内脏,洗净,在鸭皮上用酱油抹匀,下八成热菜油锅,炸至皮色金黄时捞出。用温水洗去油腻,盛入沙锅内(锅底垫上瓦碟),加水适量;将猪瘦肉切块,下沸水余一下捞起,洗净血污,放入沙锅内,加入党参、黄芪、陈皮、味精、精盐、料酒、酱油、生姜、葱段;再将沙锅放于炉上,用文火焖老鸭至熟时取出;滤出原汤,去掉药渣;将鸭子去骨,肉切条放入碗内,注入烧滚的原汤即成。一只鸭子分多次吃完。

【功效】益气养血。

【用途】适用于偏气虚的气血俱虚症候,如精神萎顿、短气懒言、食欲不振等。

【注意事项】感冒时忌服。

21．归参鳝鱼

【原料】当归 15 克,潞党参 30 克,鳝鱼 500 克,料酒 30 毫升,葱白 15 克,生姜 10 克,大蒜 25 克,精盐 3 克,酱油适量。

【制法】将鳝鱼剖背脊后,去头尾及内脏,切丝备用;将当归、党参装入纱布袋内,扎口备用;将鳝鱼丝置锅内,放入药袋,加水适量,放入料酒、葱、姜、蒜、盐。先用旺火煮沸,撇去浮沫,再用文火煎熬 1 小时以上,捞出药袋弃之,加入味精即成。多次服完,鱼、汤皆服。

【功效】补气益血。

【用途】适用于气血俱虚的面黄肌瘦、产后血虚及大病调补、肿瘤调治等。

【注意事项】感冒及阴虚火旺者不宜服用。

22. 四仙羊肉汤

【原料】羊肉 500 克,当归 30 克,黄芪 30 克,生姜 10 克。

【制法】将当归、黄芪装入干净纱布袋内,扎紧口,备用;将羊肉洗净,不切,整个放入沙锅内,加适量水,同时放入药袋、生姜。先旺火烧沸,再用文火煨炖,至羊肉烂熟时,取出药袋。吃羊肉饮汤,可放少许盐,分多次食完。

【功效】补益气血。

【用途】适用于气血俱虚证兼畏寒怯冷者。

【注意事项】阴虚火旺者忌服。

23. 人参菠菜饺

【原料】人参粉 5 克,猪肉 500 克,菠菜 750 克,面粉 3 000 克,酱油、盐、胡椒面、生姜、香油适量。

【制法】将菠菜洗净去梗留叶,入盆内搓成菜泥,加清水适量搅匀,用纱布包好挤出绿色叶汁,人参研成细末备用;猪肉洗净后剁成肉末,加酱油、盐、胡椒面、姜末拌匀,加适量清水搅成糊状,再放葱花、人参粉、香油拌成馅;菠菜汁放入面粉内拌和,揉匀,揉至面团光滑为止,然后擀饺子皮、放馅心包成饺子;锅内放清水烧沸,下饺子煮熟即成(蒸、炸亦可)。

【功效】补益气血,补心安神。

【用途】适用于气虚无力、心悸怔忡、食欲不振、四肢无力、缺铁性贫血等症。

【注意事项】感冒时忌服。

24. 枸杞煎方

【原料】枸杞子 30 克,羊脊肉 100 克。

【制法】先将文火熬煮枸杞子,取药液约 1 000 毫升,备用。将枸杞子液放入锅中,加入羊脊肉,煨煮至肉烂熟即成。每日早晚空腹分食,吃肉喝汤。

【功效】平补肾阴肾阳。

【用途】适用于大病之后，成久病重病，体质虚弱，表现为肾阴阳俱虚者。

【注意事项】感冒发热者忌服。

25. 五珍牛肉

【原料】牛肉 500 克，菟丝子 20 克，补骨脂 15 克，小茴香 10 克，陈甜酒 20 毫升，生姜 10 克，酱油适量。

【制法】将菟丝子、补骨脂、小茴香装入干净纱布袋中，扎紧口。牛肉放入锅中，加水适量，旺火煮沸后，下药袋，文火煨煮至牛肉烂熟，去药袋，加入甜酒、姜、酱油，焖煮后即成。吃肉喝汤，分多次吃完。

【功效】补肾阳，育肾阴。

【用途】适用于肾阴阳俱虚而见腰膝冷痛、耳鸣头晕等症状者。

【注意事项】阳亢者忌服。

26. 固脂鸭

【原料】老肥鸭 1 只，核桃肉 90 克，补骨脂 100 克，陈甜酒 50 毫升，酱油 20 毫升。

【制法】将鸭宰杀后，去毛及内脏，备用。将核桃肉、补骨脂用甜酒、酱油拌和，填入鸭肚内，以线缝紧，放盆内，不放水，盖严，用湿绵纸封固，置锅内隔水蒸至极烂，去药袋即成。吃时可适当加味精、精盐少许，吃肉喝汤汁。

【功效】补肾阴，养肾阳，纳肾气。

【用途】适用于肾阴阳俱虚、肾不纳气、咳嗽气喘、咯血等症状。

【注意事项】无特别禁忌。

第三章 内科疾病进补

一、慢性支气管炎

慢性支气管炎简称慢支,是指气管、支气管黏膜及其周围组织的慢性非特异性炎症。临床上以咳嗽、咳痰或伴有喘息及反复发作的慢性过程为特征。严重时可并发慢性阻塞性肺气肿,甚至慢性肺源性心脏病。它是一种严重危害人们健康的常见病,尤以老年人为多见,好发于冬春寒冷季节。本病属中医学"支饮"范畴。

【病因】中医认为慢性支气管炎的病位主要在肺,但病久以后还要影响到脾和肾的功能。病程初期,外邪反复侵犯肺,肺气受伤,咳嗽反复发作;病程长后损伤脾气,使脾的运化功能受到影响,饮食不能化为津液,反而复成湿痰,湿痰聚结成痰饮,所以患者咳大量白色泡沫样的痰。病程反复,迁延日久,肾气受累,肾虚不能温煦气化水液,使痰饮更加重。所以,本病应遵循益肺、健脾、补肾的进补原则。

【辨证分型】

(1)寒痰型 畏寒肢冷,面㿠少华,咳嗽痰多,透明清稀,甚至咳喘,小便清长,口不干,喜热饮,舌淡胖,苔白腻,脉小滑或弦缓。

(2)热痰型 咳嗽痰黄,咳痰困难,发热咽痛,肢体酸楚,微恶风,口干喜热饮,大便干结,苔黄腻,舌质红,脉弦滑数。

(3)肺脾两虚 咳嗽声低,痰多质稀,乏力气短,畏寒自汗,动则作喘。舌淡苔薄白,脉细弱。

(4)脾肾阳虚 咳嗽气促,动则作喘,畏寒肢冷,腰膝酸软,夜尿增多,或见下肢水肿,或有大便溏薄。舌淡胖,脉沉细。

【进补原则】

(1)补充维生素 慢支患者应供给充足的维生素,尤其是维生素 A 和维生素 C。维生素 A 有增强支气管上皮细胞的作用,如果缺乏维生素 A,会影响支气管上皮细胞的防御能力,抑制黏液分泌,损害支气管纤毛。富含维生素 A 的食物有鱼肝油、蛋黄、牛奶、胡萝卜、菠菜、大白菜、番茄等。维生素 C 具有保护支气管上皮细胞,减少毛细血管通透性,参与形成抗体,促进创面愈合的作用。富含维生素 C 的食物有柚子、柑橘、柠檬、猕猴桃、草莓、绿叶蔬菜等。

(2)增加蛋白质的摄入　由于慢支是慢性病,反复发作,常有咳嗽、咳痰的情况,造成蛋白质的丢失,这就要求在饮食上加以补充。所以慢支患者在饮食上应通过多供给一些富含蛋白质的食物来进补,从而增强体质。

(3)慢支患者在日常饮食中可多吃一些白萝卜、蜂蜜、山药、白果、核桃、甘蔗、樱桃、枇杷、梨等。这些食物对慢性支气管炎、慢性咳嗽既有进补作用,又有一定的治疗和缓解作用。

(4)慢性支气管炎反复发作的患者,常有肺气虚和肺阴虚的征象,所以稳定期应以补肺气、养肺阴为主,可以选用以下补益药,如党参、茯苓、陈皮、白术、甘草、怀山药、薏苡仁、枸杞子、百合、天冬、麦冬、沙参、生晒参、西洋参、石斛等。

【注意事项】慢性支气管炎患者饮食宜清淡,忌辛辣等刺激性食物,如辣椒、生姜、芥茉、茴香、大葱等,同时应避免食用过咸、过甜食物,烧烤煎炸食物,以及禁烟忌酒。

【推荐疗方】

清炖猪心:取猪心 1 个,盐少许。将猪心洗净后入锅内加水炖,沸后文火炖熟,食肉饮汤。

人参汤:取生晒参 9 克,橘皮 10 克,苏叶 6 克,白糖 15 克,加水 300 毫升,煎汤代茶。

甜杏仁蒸梨:取甜杏仁 9 克,鸭梨 1 个。将鸭梨洗净,挖一小洞,纳入杏仁,封口,隔水蒸熟后,吃梨饮汤。

萝卜粥:取鲜白萝卜 300 克,粳米 100 克。将萝卜洗净切碎,与粳米入沙锅内加水炖,加水 500～800 毫升,煮成稀粥,每日早晚温热服食。

川贝母莱菔茶:取川贝母 15 克,莱菔子 15 克,前两味共制粗末,沸水冲泡或水煎,不拘时代茶饮。

二、感冒

感冒是最常见的疾病,一年四季均可发生。由于四季气候不同,以及病邪、患者体质各异,其临床表现也有所不同,一般可分为风寒感冒和风热感冒两大类,其中又有挟湿、挟暑和体虚等情况。伤于"时行之气",病情严重,并在一个时期内广为流行的称为流行性感冒。

【病因】现代医学认为本病多因病毒引起。中医认为本病主要由风邪病毒，常于气候突变，寒暖失常时侵犯人体所致。病邪经口鼻而入，首先犯肺，引起肺卫失司的表证。临床因感受邪气的不同和体质的差异，而有不同的症候表现。

【辨证分型】

（1）外感风寒　恶寒，发热，无汗，头痛，四肢酸痛。鼻塞，流清涕，喷嚏，咳嗽，痰多清稀。舌质淡，苔薄白，脉浮紧。

（2）外感风热　发热，微恶风寒，口渴，有汗或无汗，咽喉疼痛，头痛。鼻塞，流脓涕。咳嗽，痰黄稠。舌质红，苔微黄，脉浮数。

（3）外感挟暑湿　发热，恶寒，无汗或微汗，肢体酸重。精神困倦，头胀如裹，心烦口渴，小便短黄。舌质红，苔白腻，脉濡数。

【进补原则】

（1）感冒患者应多饮水。感冒多数有发热、出汗的情况。出汗可使机体丢失水分，而发热更增加了机体水分的散发，所以必须多饮水，或以流质、半流质的形式给机体补充必需的水分，以维持正常的水、盐代谢的平衡。

（2）为了供给感冒患者更多的水分，应以多饮温开水，吃流质或半流质的饮食为宜。但是，有些重症患者有厌食、厌水的情况，这时可予果汁（橘汁、甘蔗汁）、面汤、菜汤、蛋花汤、米粥汤等饮食来补充机体所需要的水分。

（3）感冒患者对维生素的损耗和需要量增加，因此，要及时补充维生素，尤其是维生素 C、B 族维生素。富含维生素的食物有橘子、广柑、大枣、猕猴桃、苹果、荔枝、桂圆、梨、番茄等，这对提高机体抗病力和恢复健康具有十分重要的作用。

（4）感冒反复发作者，常有肺脾气虚的征象，可以适当选用一些补益药物和食物，如党参、黄芪、白术、茯苓、怀山药、薏苡仁、白扁豆、陈皮以及大枣、瘦猪肉、鸡、鸭、鸡蛋、鸽子、河虾、蜂乳、豆腐等。同时也服用补益中成药，如玉屏风散、补中益气丸、香砂六君丸、归脾丸、生脉饮、参芪膏等，从而增强体质，达到预防感冒和促进感冒早日康复的作用。

【注意事项】感冒患者应忌食辛辣刺激之物，如辣椒、胡椒、咖喱、芥末、咖啡、浓茶等，这类食物对上呼吸道有刺激作用，会加重炎性症状；同时，应少吃油腻、甜食、炙烤之物，以免生热助邪，使感冒迁延难愈。

【推荐疗方】

生姜粥：取鲜生姜 6 克，粳米 50 克。先将粳米入锅加水，煮成稀粥，加入切碎的生姜，再煮片刻。每日临睡前温热顿服，服后即睡，以微汗为佳。

薄荷粥：取薄荷 15 克(鲜薄荷 30 克)，粳米 50 克。先将薄荷加水 200 毫升，煎至 100 毫升，去渣备用。粳米加水 500 毫升，煮成稀粥，加入薄荷叶，煮 1～2 沸。每日早、晚温热服食。

荷叶粥：取荷叶 15 克(鲜者 2 张)，粳米 50 克，冰糖 5 克。将荷叶加水 200 毫升，煎至 100 毫升，去渣取汁。粳米、冰糖入锅加水 500 毫升，煮成稀粥，再将荷叶汁兑粥内，煮 1～2 沸，每日 2～3 次，温热服食。

绿豆茶：取绿豆 15 克，茶叶 5 克，红糖 15 克。将绿豆捣烂，和茶叶一起煎汤，去渣加红糖顿服。

银花山楂汤：取银花 30 克，山楂 10 克，蜂蜜 250 克。先把银花、山楂入锅内，加适量水，旺火煮沸，3 分钟后，将药液滤出，再煎熬一次滤出药液。将再次药液合并，加蜂蜜拌匀即成。不拘时饮服。

三、支气管哮喘

支气管哮喘是机体对抗原性或非抗原性刺激引起的一种气管—支气管反应性过度增高的疾病，好发于儿童和青少年，临床特征是阵发性呼吸困难、哮鸣、咳嗽和咳痰，持续数分钟至数小时或更长，可自行或经治疗而缓解。本病属中医学"哮证"范畴。

【病因】本病的病理因素以痰为主，痰伏于肺，形成"夙根"，以后常由于气候突变，外邪侵袭，饮食不当，情志不遂，劳累等诱因引动伏痰而发病。故本病发作时以痰阻气道为标，平时则以肺脾肾亏损为主。所以本病应遵循益肺、健脾、补肾的进补原则。

【辨证分型】

1. 发作期

(1) 冷哮　咳嗽喘促不已，可有恶寒发热，流清涕，喉中痰鸣如水鸡声，咳痰清稀量多或白如泡沫状。胸膈作闷，面色苍白或者清灰，舌苔白滑，脉浮紧。

(2) 热哮　发热头痛，呼吸急促，喉中哮鸣，咳嗽痰黄，咳吐不利，胸闷烦躁，口渴喜饮，大便干结，舌苔黄腻，舌质红，脉滑数。

2. 缓解期

(1) 肺脾气虚型　咳喘短气，面色㿠白，自汗畏风，纳呆便溏或四肢水肿，舌质淡或边有齿印，苔白，脉濡数。

(2) 肺肾两虚型　咳嗽短气，身体形寒，动则气促，腰膝酸软，耳鸣头晕，或有遗精，舌质淡，脉弱。

【进补原则】

（1）多数哮喘患者为过敏性体质，往往对多种食物或某些物质过敏。因此，哮喘患者在进补时应做到相对单纯化，即多吃一些常见的不引起哮喘发作的食物。对于那些稀有不常吃的食品。一般要少吃。在吃从未吃过的新食物时，应从少量开始，一旦有过敏征象，应立即停止食用。

（2）哮喘患者饮食宜清淡，多吃新鲜的主食和菜肴，多饮水，多吃新鲜蔬菜和水果及含维生素 A、维生素 C 和维生素 D 的食物。因为维生素 A、维生素 C 和维生素 D 有帮助修复哮喘患者支气管黏膜损伤的作用。

【注意事项】

（1）注意保暖，避免过敏原刺激，加强体育锻炼，增强体质和抗病能力。

（2）禁吃刺激性食物，如辣椒、茴香、浓茶、咖啡、烈酒等，少饮各种人造饮料。

（3）避免吃可能引起过敏的食物，这些食物包括油菜花、金针菜、虾皮、虾米、螃蟹、菠菜、毛笋、海鱼，以及放置过久的陈菜、咸菜、麦类等。

【推荐疗方】

水晶桃：取核桃仁 250 克，柿霜饼 250 克。先将核桃仁用饭甑蒸熟，再与柿霜饼同装入瓷器内蒸熟，融化为一。待温热后，随意取食。

生姜粥：取粳米 50 克，加水适量，常法煮粥，临熟时加生姜 5 克，每日早、晚温热服食。

杏苏二子粥：取粳米 50 克，杏仁 10 克，苏子 10 克，莱菔子 10 克。先将后三味水煎取汁，加水与粳米煮粥，临熟时加苏叶 6 克（纱布包），每日早、晚温热服食。

生梨炖黑豆：取生梨 1 只，小黑豆适量。将梨洗净对剖，梨核挖空留肉，空隙装满小黑豆，盖住并固定，文火炖食，每日随意食之。

山药甘蔗汁：取生山药 100 克，甘蔗汁半小杯。将生山药捣烂，加入甘蔗汁，文火炖熟温服，每日 1 次，分 2 次服完。

四、支气管扩张症

支气管扩张症是常见的慢性支气管化脓性疾病，病理特点为支气管及其周围组织慢性炎症，管壁破坏，管腔扩张变形。主要临床特点为慢性咳嗽、咳脓痰和反复咯血。本病多起病于儿童及青年时期麻疹、百日咳后的支气管炎。本病属中医学"肺痈"、"咯血"范畴。

【病因】本病患者常为正气不足，卫外不固之体，复因感受风热或风寒郁而化热,及素有痰热内蕴,内外合邪,郁滞于肺。邪热蒸液成痰,阻塞肺窍,进而又致气机不畅,血滞为瘀,痰热与瘀血互结,蕴酿成痈,血败肉腐,化脓外溃。病变后期或反复发作耗伤气阴,成正虚邪恋。所以,本病应遵循益气养阴的进补原则。

【辨证分型】

1. 发作期

(1)肺热炽盛型 身热咳嗽,痰多黄脓,胸痛胸闷,口干喜饮,大便干结,咯血鲜红,舌红苔黄,脉滑数。

(2)虚火上炎型 咳嗽身热或午后潮热,咯血多,咳痰少,咽干口燥,或有遗精盗汗,舌红或绛,少苔,脉细数无力。

(3)肝火犯胃型 吐血鲜红或紫暗,口苦胁痛,目赤喜怒,烦躁不安,舌质红绛,苔黄,脉弦数。

2. 迁延期

(1)肺脾两虚型 咳嗽痰多,痰白或黄,神疲懒言,面色少华,胸闷乏力,纳呆腹胀,偶有咯血或痰中带血,大便溏薄,舌淡胖,脉细。

(2)肺肾阴虚型 干咳少痰或痰中带血,乏力短气,心悸眩晕,咽干口渴,舌红苔薄或少苔,脉弦细数。

【进补原则】

(1)增加蛋白质的摄入 支气管扩张患者反复咳嗽、咳痰、咯血,会消耗体内的蛋白质,而修复局部病灶,要求有丰富的蛋白质作为物质基础,因此多吃富含蛋白质的食物对提高支气管扩张患者的免疫力和防止咯血具有十分重要的意义。这些食物主要有奶类、蛋类、鱼、瘦肉、动物的内脏、家禽、对虾,以及豆类和豆类制品等。

(2)支气管扩张患者平时可适当多吃些百合、萝卜、荠菜、丝瓜、荸荠、茄子、藕、海带、豆腐、梨、广柑等具有清热凉血、化痰止咳的食物,这样可促进支气管扩张患者早日康复。

【注意事项】

(1)预防感冒,戒烟禁酒,不吃刺激性食物,咯血期更应绝对禁食。

(2)支气管扩张患者的饮食应尽量清淡,少吃过甜和过咸的食物。过甜的食物会助湿生痰,增加痰液;过咸的食物会加重支气管感染。

【推荐疗方】

萝卜羊肉汤:取萝卜 100 克,羊肉 50 克。将萝卜洗净去皮,切成小块备用。

羊肉切成小块,在沸水中焯 2 分钟,捞出放入锅内,加水 800 毫升,旺火烧沸后,改文火煮 30 分钟,加入萝卜同煮至羊肉熟烂,加调料,佐餐。

白及鲜藕粥:取白及(研细粉)、鲜藕片各 200 克,粳米 50 克。将鲜藕片、粳米放入锅内,加水 600 毫升,煮成粥后,加入白及粉搅匀,煮 1～2 沸后,每日早、晚温热服食。

板栗烧猪肉:取板栗 250 克,瘦猪肉 250 克,盐、姜、豉各少许。将板栗去皮,猪肉切块,加入调料拌匀,然后加水适量煮烂即成。

五味子炖甲鱼:取五味子 10 克,甲鱼 1 只。将五味子洗净,净水浸泡 1 小时,甲鱼活杀,剖腹去肠杂,与五味子及其浸液同入锅,加水煮沸,放黄酒 1 匙,改用文火炖 30 分钟,加盐适量继续炖 30 分钟,饮前空腹分 2 次服食。

百合冰糖炖甲鱼:取鲜百合 100 克(或干品 50 克),冰糖 50 克,活鲫鱼 1 条。将鲫鱼活杀,洗净,入锅内加水适量,烧沸后加黄酒 1 匙,倒入百合片、冰糖,改用文火炖熟,分 2 次服食。

五、肺炎

肺炎是病原微生物感染了肺部的疾病。最常见的是细菌性肺炎,除此以外还有病毒性、立克次体性、支原体等肺炎。这里所述的是最常见、症状最典型的细菌性肺炎。

细菌性肺炎好发于冬春季节。症状有突然高热、恶寒或寒战、咳嗽、胸痛、咳黄脓或铁锈色痰、呼吸急促等,是一种急性感染性疾病。感染肺部的细菌以肺炎球菌最常见,另外还可能有链球菌、葡萄球菌等。正常人呼吸道一般都存在着这些细菌,因为呼吸道有防御功能,所以不会发病。当上呼吸道病毒感染等破坏损伤了支气管黏膜,或者受寒、饥饿,疲劳等等各种各样的原因削弱了全身的抵抗力时,这些细菌就通过呼吸道黏膜进入,并迅速生长繁殖,再通过呼吸将细菌吸入肺泡。细菌到达肺泡,在肺泡内繁殖,顺着细支气管在肺组织内蔓延开来,就形成了肺炎。本病多见于成年人,属中医学"风温"范畴。

【病因】

(1)春令天气晴燥,感受风热病邪,邪从口鼻而入,首先侵犯肺脏,邪热顺传于胃,阳明经热炽盛,或为肠腑热结。

(2)正气虚弱之体,春令阳气升发,肌肤腠理不固,病邪乘虚侵袭,由卫逆传心包,痰热上闭清窍,或因热盛动风。

【辨证分型】

(1) 邪袭肺卫　发热,微恶风寒,咳嗽痰黏,口渴无汗,苔薄白,舌红,脉浮数。

(2) 热在肺胃　壮热面赤,怕热心烦,渴喜冷饮,咳嗽,咳黄痰,舌红苔黄,脉数。

(3) 热结肠胃　日晡潮热,时有谵语,大便秘结,腹痛拒按,舌红苔黄燥,脉数有力。

(4) 热陷心包(中毒性肺炎)　身热灼手,神昏谵语,四肢厥冷,舌绛而干,脉数。

【进补原则】

(1) 补充热量和蛋白质　肺炎患者因高热严重消耗体力,故热退后应适当增加热量和蛋白质的摄入。在日常饮食中尤其需要多吃些瘦肉、鲤鱼、海蜇、核桃、花生、百合、豆类及豆类制品等。这些食物既含有丰富的蛋白质,又有清热润肺的作用,对肺炎患者的康复具有十分重要的作用。

(2) 适当多吃些富含铁、铜、钙的食物　由于肺炎会导致缺氧和二氧化碳潴留,从而引起体内酸碱平衡失调,心肌失养并影响神经系统。因此,平时应适当多吃些含铁和铜丰富的食物,如动物的肝、肾、心,蛋黄,芋头,油菜,茄子,荠菜等。这样可帮助氧的携带和运输。同时还应多吃些富含钙的食物,如虾皮、芝麻、牛奶、骨头汤等,以营养心肌和神经。

(3) 补充足量的水分　由于缺氧和病毒的作用,易引起胃肠道功能障碍,常表现为呕吐、腹泻,因此需要补充足量的水分,并予易消化的流质和半流质食物,如蛋汤、藕粉、果汁等,同时还应多吃些萝卜、荸荠、枇杷、柑橘、梨、黄瓜等,这些食物既含丰富的水分,又有清热化痰作用。

【注意事项】

(1) 冬春季节注意保暖,避免感冒,住处要保持空气新鲜,加强体质锻炼,防止吸入性肺炎。

(2) 肺炎患者应禁食大蒜、洋葱、辣椒等辛辣刺激性食物,禁喝咖啡、浓茶,禁烟忌酒,以及少吃海腥食物。

【推荐疗方】

荠菜姜汤:取鲜荠菜80克,鲜姜10克,盐少许。将荠菜洗净切碎,生姜切片,加清水4碗,煮至2碗,用精盐调味,每日分2次服用,连服3日。

黄精煮冰糖:取黄精30克,冰糖适量。将黄精洗净,用冷水发泡,置沙锅内,再放入冰糖,加水适量,煎煮饮汤,每日服2次。

秋梨膏:取秋梨20只,大枣1 000克,鲜藕1 500克,鲜姜300克,冰糖、蜂蜜适量。先将梨、枣、藕、姜砸烂取汁,加热熬膏,入冰糖融化后,再用蜜炼膏。可早、晚随意服用。

薏米百合汤:取薏苡仁200克,百合50克。放入锅中,加水5碗,煎熬成3碗,分4次饮服,一日服完。

枇杷叶汤:取矮地茶干品50克,枇杷叶10片,陈皮15克,一起入锅,加冰糖、水适量煎透。日服3次,每日1剂。

六、肺脓肿

肺脓肿是由多种病原菌引起的肺部感染,早期为化脓性肺炎,继而坏死,形成脓肿。多发于青壮年男性。本病以发热、寒战、咳嗽、胸痛、气喘、咯出腥臭脓痰,甚至咳脓血痰为主症。肺脓肿起病急骤,出现畏寒、高热、出汗、全身乏力、食欲减退症状,并伴有胸痛、咳嗽、咳痰,痰初为白色泡沫状,以后变成黄绿色脓性黏液,有时痰中带血或大量咯血。本病属中医学"肺痈"范畴。

【病因】中医认为,本病属痰热壅滞的实证。嗜酒不节,过食辛辣厚味致湿热内蕴,煎熬津液成痰,继而热壅血瘀,蕴酿成痈,血败肉腐化脓外溃。所以,肺脓肿患者在用药物积极治疗的同时,若能重视进补调养,往往可促进疾病的早日康复。

【辨证分型】

(1)外感风热(肺痈早期)　发热恶寒,咳嗽胸痛,痰少黏稠,口干咽燥,苔薄黄腻,脉浮滑数。

(2)热毒壅盛(成痈期,溃脓期)　高热寒颤,咳嗽气急,痰多黏脓有腥臭,胸满作痛,口干喜冷饮,苔黄腻,舌质红,脉滑数。

(3)气阴两耗(恢复期)　低热清瘦,神疲乏力,咽喉干燥,食少纳呆,自汗盗汗,舌淡红,苔薄黄,脉细数。

【进补原则】

(1)肺脓肿患者的饮食宜清淡,应多吃些具有清热解毒,利湿作用的食物。这类食物主要有冬瓜、丝瓜、白萝卜、莲藕、豆腐、百合、荸荠、薏苡仁、梨、银耳等。另外,大蒜虽为辛辣食物,但因其有较强的杀菌解毒作用,也可适当食用。

(2)限制摄入过甜、过咸的食物。多吃甜食,摄入糖分过多,体内白细胞的杀菌作用会受到抑制。吃糖越多,抑制越明显,这样会加重病情。有研究表明,高钠盐饮食,能增加支气管反应性和水钠潴留。故肺脓肿患者不宜食过咸食物,尤其在发热期更应注意。

【注意事项】

(1)注意防治口腔及上呼吸道感染和呼吸道吸入性感染,保持呼吸道的通畅,便于痰液排出。积极治疗肺外化脓性病灶,以防止血源性肺脓肿的发生。

(2)忌食腥热发物。带鱼、鸡、虾、蟹、菠菜、毛笋等腥发食物会诱发和使病情加重,故应禁食。糯米、香肠、豆类、芋艿、山芋、花生、肥肉及其他油腻不消化食物会助热生湿,也应禁食。

(3)肺脓肿患者应禁食辛辣刺激性食物。辣椒、花椒、生姜、桂皮、茴香、烟、酒等,会刺激患者的呼吸道,从而加重病情。另外,肺脓肿患者在发热期还应禁喝浓茶。

【推荐疗方】

鲫鱼蒸白果:取鲫鱼1条,白果仁适量。将鲫鱼剖腹去内脏洗净,把白果仁纳入鱼腹中,用线扎紧,隔水炖熟服食。

萝卜杏仁猪肺汤:取萝卜500克,苦杏仁15克,猪肺500克,精盐适量。将萝卜切块,杏仁去皮尖,猪肺洗净后用沸水烫,然后将三者一起放瓦锅内煮烂熟,加食盐调味,吃肺喝汤。

薏米粥:取粳米50克,薏苡仁适量。两味一起放入锅中,加水,常法煮粥,每日晨起温热服食。

大蒜醋:取紫皮大蒜适量,老陈醋125毫升。将蒜去皮捣如泥,然后加入醋,一起入沙锅煮30分钟,饭后顿服。

胆汁蜂蜜汤:取鲜羊胆汁120克,蜂蜜250克,两者混合后蒸2小时,装瓶备用,每次15～20克,早晚各服一次。

蜜汁雪梨:取雪梨2～3片,蜂蜜50克。先将梨挖洞去核,再装入蜂蜜盖严蒸熟,睡前服食。

七、矽肺

矽肺是由于生产过程中长期吸入大量悬浮于空气中的游离二氧化硅微细粉尘而引起的以肺部弥漫性纤维化病变为主的疾病,临床以气急、胸痛、咳嗽、咯血为主要临床症状。常并发肺结核、肺部感染、自发性气胸、肺源性心脏病等。中医属"喘证"范畴。

【病因】在生产过程中,大量吸入粉尘引起壅遏肺气,肺气壅实,清肃失司,以致肺气上逆而咳嗽气喘。粉尘阻遏肺气。肺络不畅,痰湿壅阻则胸闷咳痰。

日久损伤肺络则咯血。久病肺弱,咳伤肺气,肺之气阴不足,以致气失所主而短气喘促。久病及肾,气失摄纳,故动则气急。所以,本病应遵循益肺、健脾、补肾的进补原则。

【辨证分型】

(1)痰湿蕴肺 喘咳胸闷,痰多易咳,痰黏或咳化不爽,胸中窒闷,口腻,脘痞腹胀,舌淡,舌苔白腻,脉弦滑。

(2)肺脾两虚 喘息短促无力,咳嗽痰多,语声低微,自汗心悸,面色㿠白,神疲乏力,食少便溏,舌淡,少苔,脉弱,或口干咽燥,舌红,脉细。

(3)肺肾两虚 喘促日久,心悸怔忡,动则喘咳,气不接续,胸闷如窒,不能平卧,痰多而黏,或心烦不寐,唇甲发绀。舌紫或舌红,少苔,脉微细或结代。

(4)水气凌心 气喘息涌,痰多呈泡沫状,胸满不能平卧,肢体水肿,心悸怔忡,尿少肢冷。舌苔白滑,脉弦细数。

【进补原则】

(1)高蛋白质 矽肺是以肺部慢性进行性纤维化病变为主的全身性疾病,对蛋白质代谢要求较多。矿工采用高蛋白质膳食,并注意增加蛋氨酸和色氨酸摄入量,可提高血清白蛋白含量,增加吞噬细胞活力,延缓矽肺的发展。每天需80～100克蛋白质。含蛋氨酸较丰富的食物有鸡肉、瘦猪肉、鱼类、虾米、干贝、淡菜。含色氨酸较丰富的食物有虾米、猪肉、南瓜子、西瓜子。

(2)维生素 实验动物饲料中补充维生素 C,可防止蛋白质代谢的紊乱。肺、肝、肾上腺中维生素 C 含量增加,可减轻肺纤维化。膳食中补充维生素 C 与蛋氨酸,可降低血浆中 γ 球蛋白的含量。增加维生素 C 的摄入,多吃蔬菜、瓜果,必要时可口服补充。

(3)脂肪 膳食中脂肪量增加,脂类化合物会使患矽肺的肺部脂质蓄积,引起肺纤维化,所以长期接触矽尘作业的工人应减少脂肪摄入量,脂肪量要低于总热量的 20%。

【推荐疗方】

橘饼银耳羹:取橘饼 2～3 个,银耳 15～20 克。加水适量,文火炖煮 2～3 小时,待银耳软糯汁稠,加冰糖适量,每日服一小碗。

甘蔗膏方:取红皮甘蔗 5 千克,萝卜 5 千克,蜂蜜、饴糖、香油、鸡蛋各适量。甘蔗、萝卜去皮洗净,榨取汁液,与蜂蜜、香油调匀,加饴糖熬成膏备用。每天早晨取鸡蛋 1 只,去壳,加膏 2 匙拌匀,蒸熟后服食。

南瓜炖牛肉:取南瓜 1000 克,瘦牛肉 250 克,鲜姜适量。将牛肉洗净切块,放入姜加水炖,临熟时加入南瓜(去皮切块),再炖到烂熟,加适量调料,分数次服食。

萝卜三汁饮:取大白萝卜、鲜茅根、荸荠、鸡内金、麻黄、贝母、牛蒡子、桔梗、枳壳、石斛、枇杷叶各适量。将萝卜、茅根、荸荠洗净,捣烂取汁,再将鸡内金等八味中药煎汤,然后与三汁一起饮用。

八、冠心病

冠心病是冠状动脉粥样硬化性心脏病的简称,是指冠状动脉粥样硬化导致心肌缺血缺氧而引起的心脏病,是动脉粥样硬化导致器官病变的最常见类型,也是危害性较严重的一种常见病。冠心病一般可分为猝死、心绞痛、心肌梗死、心律失常、心力衰竭和隐匿性冠心病。冠心病属中医学"胸痹"、"真心痛"等范畴。

【病因】冠心病的病位以心、肾为主,但其整个病变过程与肝脾诸脏密切联系。其病机是本虚标实,本虚以脏气虚亏为主,部分患者兼有阴虚,标实则以血瘀痰阻多见,部分患者分别有气滞、寒凝等症。中医学认为,心脉不通的原因,固然是由于瘀血、痰浊、气滞,而瘀痰的产生,又是长期以来脏腑功能失调的结果。肝主疏泄的作用,即与气血的流通与否直接相关。脾主运化,脾运不健,则聚湿酿痰。肾主元阴元阳,心阳亦赖其鼓动,肾阳不足,则五脏阳气皆虚;肾阴不足,水不涵木,则心肝火旺、耗伤阴血。故瘀血、痰浊、气滞为标,而脏腑虚损为本,因虚而致实,本虚而标实。根据冠心病的基本病机是本虚标实的特点,所以,本病应遵循益气活血的进补原则。

【辨证分型】

(1)气虚血瘀 胸闷气短,头晕心痛,神疲乏力,自汗,食欲不振,舌黯或有瘀斑,苔薄,脉细涩。

(2)气滞血瘀 胸闷痛、胀痛或憋气,刺痛,伴见心悸,呼吸不畅,面唇发绀,舌黯紫,边有瘀斑,脉弦细涩滞或见结代。

(3)气阴两虚 胸闷心悸,气短,语气低微,神疲乏力,面色苍白,常有失眠,健忘,惊慌,舌淡苔白,脉沉细。

(4)心阳痹阻 心胸持续疼痛,痛彻背部,胸闷憋心,心悸气短,面色苍白,倦怠无力,舌淡,苔白或白腻,脉细缓或结代。

(5)痰浊阻滞 胸脘痞满,胀痛,心悸气短,口苦,口渴不欲饮,腹胀纳少或伴咳嗽,头晕,舌苔黄腻,脉滑数。

【进补原则】

(1)多吃富含维生素和食物纤维的食物 新鲜蔬菜、水果、粗粮是维生素和食物纤维的丰富来源。维生素特别是维生素 C 对脂类代谢有一定的影响,它能加快胆固醇转变成胆酸的速度,增高对膳食中胆固醇的吸收。富含维生素 C 的食物主要是绿叶蔬菜、橘子、广柑、红枣等。食物纤维可防止便秘,并可促使胆酸从粪便中排出,以降低血胆固醇的含量,从而起到防治冠心病的作用。

(2) 多吃植物蛋白类食物 动物蛋白质与冠心病发病呈正相关性,而植物蛋白质与冠心病发病呈负相关性。多吃大豆蛋白质,可使血胆固醇下降。因此,在既要求低脂肪、低胆固醇饮食,又要有一定营养时,就必须使每日植物蛋白质和动物蛋白质摄入量的比例控制在 3∶1 左右为宜。

(3) 多吃有利于降血脂和改善冠心病症状的食物 如大蒜、洋葱、山楂、柿子、香蕉、淡菜、西瓜、葵花子、黑芝麻、黑木耳、大枣、豆芽、荞麦、冬瓜、鲤鱼、蜂蜜等食物。

(4) 限制动物脂肪和胆固醇的摄入 动物脂肪中饱和脂肪酸多,所以冠心病患者应少食和不食动物脂肪;植物脂肪中含不饱和脂肪酸较多。不饱和脂肪酸有降低血胆固醇,防止动脉粥样硬化加重的作用,所以冠心病患者应尽量选用植物油烹调,尤其是菜油、茶油、芝香油、玉米油。胆固醇是导致动脉粥样硬化的重要原因之一,所以,饮食中要限制胆固醇的摄入,尤其是各种动物的脑、肝、肾、蛋黄,虾,蟹黄,鱼子等高胆固醇食物。

【注意事项】

(1) 积极治疗有心肌梗死前驱症状的患者,包括休息,适当的抗凝治疗,如使用川芎、丹参、赤芍等活血化瘀的中药。可长期服用补益心气的中药,如人参、黄芪等,以增强心肌收缩力,改善心功能。

(2) 冠心病患者因消化吸收能力差,易引起肠胀气或腹泻。因此,应少吃胀气食物,如白薯、萝卜等。

(3) 禁食刺激性食物,如浓茶、咖啡、辣椒等,并应戒烟禁酒,可进行适当的体育锻炼。

【推荐疗方】

玉米粉粥:取玉米粉 100 克,粳米 100 克。将粳米洗净,放入锅中,加清水 500~800 毫升,旺火煮至米开花后,调入玉米粉,再用文火煮沸片刻即成。

田七炖鸽肉:取田七 2 克,肉鸽 1 只,精盐、味精、生姜末适量。将肉鸽宰杀后去毛和内脏,洗净,和田七、调料入锅加水 1 000 毫升,文火炖熟,食肉饮汤。

洋葱炒肉片:取洋葱 150 克,瘦猪肉 100 克,酱油、盐、油、味精适量。将植物油少许倒入锅内烧至八成热,放入瘦猪肉煸炒,再将洋葱下锅与肉同炒片刻,倒入各种调料再炒,少时即成,可佐餐。

山楂荷叶茶:取山楂 15 克,荷叶 12 克。共切细,加水煎汤,取浓汁即可。每日 1 剂,不拘时代茶饮。

双耳汤:取白木耳、黑木耳各 10 克,冰糖 15 克。将黑、白木耳温水泡发,放入小碗,加水、冰糖,置蒸锅中蒸 1 小时。饮汤吃木耳。

九、高血压

高血压是一种常见的以体循环动脉血压升高为主的综合征。正常人的血压在不同的生理情况下有一定的波动幅度,焦虑、紧张、应激状态、体力活动时都可升高;正常人的收缩压随年龄而增高,40 岁以下收缩压不超过 18.7 千帕(140 毫米汞柱),以后随年龄每增长 10 岁,收缩压可增高 1.33 千帕(10 毫米汞柱)。本病属中医学"眩晕"、"头痛"范畴。

【病因】中医认为本病的发生是由精神因素、饮食失节和内伤虚损等因素所引起,多属肝、肾二脏阴阳、虚实的消长失去平衡所致。高血压初期的表现,以肝阳上亢者为多。肝阳之所以上亢,往往与肾阴不足有关。中期由于肝阳的不断上亢,可进一步损及肾阴,可逐渐发展为肝肾阴虚。故本病的发生,可以说其变动在肝,而根源在肾,肝肾互为影响,产生其他变化。后期由于病久不愈,阴损及阳,则往往导致肾阳不足,是阴损于前,阳亏于后,而后导致阴阳两虚的症候。在临床上本病虚证多于实证,阴虚多于阳虚。从标本论上讲阳亢为标,阴虚为本。然病变的演变,却阴虚与阳亢往往先后同时出现,或偏于阳亢,或偏于阴虚,但其中又有部分挟风、挟火、挟痰之兼证伴随而起。阳胜可以化风化火,风火相煽,出现中风闭证,亦可由于阴阳俱虚,虚风内生而出现脱证。总之,本病虚中夹实,造成了本虚标实的病理现象,所以本病应遵循滋阴潜阳的进补原则。

【辨证分型】

(1)肝阳上亢 头痛,眩晕,性情急躁,失眠,口干苦,面红目赤,大便干结,舌尖红,苔薄白或黄腻,脉弦有力。

(2)肝肾阴虚 头部空虚感,头痛,眩晕,耳鸣,失眠,心悸,手足心热,腰膝无力,易怒,乏力,健忘,舌红而干,苔薄或少苔,脉弦细或沉细。

(3)阴阳两虚 严重眩晕,面目虚浮,夜尿多,面部及两下肢水肿,腰酸、腰痛,阳痿,遗精,舌淡胖嫩,苔薄或无苔,脉沉细,尺弱。

【进补原则】

(1)控制食用胆固醇食物 高血压患者,特别是 40 岁以上的人,应尽量避免食用高胆固醇食物,如动物的肝、心、肾、脑,以及各种动物油、骨髓、蛋黄、鱼子等。通常情况下,每日摄入的胆固醇含量应控制在 300 毫克以下,若三酰甘油持续过多,除限制高脂肪食物外,还应限制高糖类食物,因为肝脏能将糖类的中间代谢产物合成三酰甘油。

(2)补充维生素　尤其是维生素 C 和维生素 E。据报道,它们可以防止因高血压而致的动脉粥样硬化。若无慢性肾功能不全,不必限制蛋白质的摄入,并适当增加鱼类或大豆蛋白质。

(3)高血压患者可适当增加镁的摄入　尤其对使用利尿酸、速尿等利尿剂者,由于镁排泄增加,更应补充镁的摄入。高镁食物,包括各种干豆、鲜豆、香菇、菠菜、毛豆、苋菜、桂圆、黄豆芽等。

(4)平时多食一些有保护血管和降压作用的食物　在日常吃的瓜果、蔬菜和粮食中,有一部分可防治高血压。这类食品有玉米、绿豆、蜂蜜、海蜇、海参、芹菜、胡萝卜、淡菜、茭白、马兰头、荸荠、山楂、苹果、橘子等。

【注意事项】

(1)合理安排生活和工作,注意劳逸结合,避免过于疲劳,避免情绪过于激动和兴奋,保持心情舒畅,保证足够的睡眠时间。

(2)高血压患者使用降压药物时,不要在短时间内使血压降得过快、过多。这样患者反而会觉得不舒服,甚至导致脑、心、肾供血不足,引起严重后果。

(3)需要强调的是高血压的治疗一定要持之以恒,不能半途而废,要定期检查身体,这样会大大减少高血压的并发症。

(4)要避免饮食过量,采用低盐饮食,控制体重,戒烟禁酒,以及少喝浓茶和咖啡。

【推荐疗方】

芹菜汁:取鲜芹菜 500 克,用冷开水洗净,捣烂取汁,再加蜂蜜 50 毫升调匀,每日分 3 次饮服。或用连根芹菜 120 克,切碎,加粳米 250 克,常法煮粥,经常服用。

醋花生:取花生仁适量,浸入醋中,5 日后食用。每天早上吃 10~15 粒。

蒸木耳:取黑木耳 5 克,清水浸泡一夜,洗净,在饭锅上蒸 1~2 小时,加冰糖适量,临睡前服。

绿豆海带粥:取绿豆 100 克,海带 100 克,切碎,粳米 200 克,常法煮粥服食。

油拌菠菜:取鲜菠菜适量,置沸水中烫约 3 分钟,用香油拌食,每日 2 次。

十、低血压

低血压指按常规方法测量血压,收缩压低于 12 千帕(90 毫米汞柱),舒张压低于 6.7 千帕(50 毫米汞柱),谓之低血压。主要表现为头晕,耳鸣,眼花,气短,无力,无汗。重者感觉胸闷,甚至昏厥。本病属中医学"眩晕"、"虚劳"、"晕厥"的范畴。

【病因】中医认为本病多由气虚阳虚而致心脉鼓动无力,气机升降失调,清阳不升,心脑失养,阴血虚亏所致;血脉不和也可致心脑失养。气阴两虚则阴阳失调,脏腑功能低下。所以,本病应遵循益气养阴补阳的进补原则。

【辨证分型】

(1)气虚阳虚 面色㿠白,畏寒,肢冷,自汗,头晕目眩,耳鸣,少气懒语,神疲乏力,甚至晕厥。舌质胖淡,苔白滑,脉沉缓或迟而无力。

(2)气阴两虚 头晕目眩,少气懒语,神疲乏力,口干欲饮,五心烦热,大便干结,尿少,心悸,气短,胸闷,舌质红绛,苔薄白,脉细数。

【进补原则】

(1)饮食要合理搭配,不能偏食,荤素兼吃,以保证摄入充足的营养物质,使瘦弱的身体变得强壮,才能有助于提高脑和心血管系统功能。平时低血压患者宜多食莲子、桂圆、大枣、桑葚等干鲜食品,这些食物有养心补血、健脾益脑之功,既能增强心血管功能,又有提高大脑神经中枢调节血压的功能,对改善低血压有显著作用。

(2)对伴有贫血者,宜多吃具有补血作用的食物,如猪肝、瘦肉、蛋黄、豆腐、鱼、虾、鳗鱼、牛奶、贝类、大豆、菠菜、番茄、葡萄等。血液中血红蛋白和红细胞含量升高,不但能纠正贫血,而且能增强心肌收缩力,增加心排血量,从而有利于偏低的血压上升,同时还可适当多吃些高脂肪、高胆固醇的食物。据研究,胆固醇是人体内多种激素的原料,血中胆固醇浓度的高低,与血压的升降有密切关系,它们能提高动脉血管的紧张度,促进血压上升。

(3)低血压患者多数胃口不佳,可适量佐以调味品,还可限量饮些葡萄酒、啤酒等。这些食物可促进胃肠蠕动,增强食欲。低度酒尚能提高血液中的高密度脂蛋白,这也有益于血压上升。

【注意事项】

(1)适当加强体育锻炼,如慢跑、太极拳,进行力所能及的体力活动,同时配以丰富合理的饮食。

（2）对慢性疾病者,应积极治疗其原发病。

（3）扩张血管药、镇静降压药宜慎用。

【推荐疗方】

大枣栗子焖鸡:取大枣 15 个,栗子 150 克,鸡 1 只。先将鸡洗净切块,猛火煸炒,后加佐料,煮至八成熟,加入大枣、栗子焖熟食之。

大枣黄芪粥:取大枣 10 个,黄芪 15 克,糯米 50 克,先加水煮黄芪,去渣。汤汁与大枣、糯米同煮粥。每晚服 1 次,1 个月为一疗程。

益智仁红糖茶:取益智仁 12 克,红糖 20 克,大枣 20 个。一起加水煎汤,每日 2 次,代茶。

鲫鱼糯米粥:取鲫鱼 1 条(约 150 克),去肠杂,洗净,糯米 50 克,同放锅中加水煮粥,每周服 2 次,1 个月为一疗程。

莲子羹:取新鲜莲子 300 克,冰糖 150 克,桂花酱 6 克,淀粉 2 克,樱桃 10 个。先将莲子煮熟,去心,锅内放入冰糖,煮化后放入莲子及用水调开的淀粉,熄火后放入桂花酱和樱桃,搅匀即可食用。

十一、高脂血症

脂肪代谢或运转异常使血浆一种或多种脂质高于正常称为高脂血症。高脂血症是一种全身性疾病,指血中总胆固醇(TC)和(或)三酰甘油(TG)过高或高密度脂蛋白胆固醇(HDL-C)过低,现代医学称之为血脂异常。脂质不溶或微溶于水,必须与蛋白质结合以脂蛋白形式存在,因此,高脂血症通常也称为高脂蛋白血症。该病对身体的损害是隐匿、逐渐、进行性和全身性的。大量研究资料表明,高脂血症是脑卒中、冠心病、心肌梗死、心脏猝死独立而重要的危险因素。中医属"痰证"、"湿浊"等范畴。

【病因】本病患者多由饮食不节,过食肥甘厚味,嗜酒无度,损伤脾胃,脾失健运,水谷不化,生痰生湿,痰湿中阻,水谷精微输布失调,酿为本病;或因情志失调,肝失条达,疏泄失常,气血运行不畅,思虑过度,伤及脾胃,内生痰湿,导致本病;或由于素体肥胖或素体阴虚,"肥人多痰湿",痰浊中阻,可致本病。阴虚者多肝肾不足,肝肾阴虚,肝阳偏亢,木旺克土,伤脾胃生痰,或劳欲过度,更伤肾脏,因生命原动力缺乏而致代谢失调,发为本病。

【辨证分型】

（1）痰浊中阻　形体肥胖,心悸眩晕,胸脘痞满,腹胀纳呆,乏力倦怠,恶心吐涎,口渴不欲饮水,舌淡体胖边有齿痕,苔腻,脉濡。

（2）肝郁脾虚　精神抑郁或急躁易怒，健忘失眠，口干不思饮食或纳谷不香，四肢无力，腹胀便清，舌淡苔白，脉弦细。

（3）肝肾亏虚　头晕目眩，耳鸣健忘，失眠多梦，咽干口燥，腰膝酸软，胁痛，五心烦热，舌红少苔，脉细数。

（4）气滞血瘀　胸胁胀闷，走窜疼痛或憋闷不适，性情急躁，胁下痞块刺痛拒按，舌紫黯或见瘀斑，脉沉涩。

【进补原则】高脂血症患者饮食调理的总原则为：控制总热量，限制脂肪，减轻体重，促使动用体内积存的脂肪。

（1）控制热量摄入，保持合理体重　由于高脂血症患者常合并有肥胖，因此，通过限制热量摄入往往可使血脂随着体重的减轻而逐渐降低。同时应限制脂肪的摄入量，尤其是减少饱和脂肪酸的摄入量。

（2）限制食物中胆固醇的摄入量　胆固醇是血脂中的主要成分。因此，高脂血症患者每日的胆固醇摄入量应控制在200毫克以内。忌吃高胆固醇食物，如有蛋黄、动物内脏、脑髓、鱼子、蟹黄以及蚌、螺等。

（3）适当补充蛋白质　高脂血症患者可适当食用豆类或豆制品，也可增加一些鱼类，尤其是海鱼类，以摄取优质蛋白质和丰富的磷脂、不饱和脂肪酸，从而增强体质，促进早日康复。

【注意事项】

（1）高脂血症患者应禁用的食物有：白糖、红糖、葡萄糖及糖制甜食，如糖果、糕点、果酱、蜜饯、冰激凌、甜饮料等。另外，含糖类较多的土豆、山药、芋芳、藕、蒜苗、胡萝卜等少用或食用后减少相应的主食量。

（2）少喝咖啡、茶，禁止饮酒，酒精含有高热量，1克乙醇（酒精）可以产生29.26千焦（7千卡）的热量，是导致肥胖的重要饮食因素。咖啡因会增加体内的胆固醇。因此，应注意尽量少喝咖啡、茶，并禁止饮酒。

（3）在烹调动物性食品中，绝对避免油炸。较适宜的方法是蒸和烤，这样才能使食物中的油脂滴出。

【推荐疗方】

洋葱炒菠菜：取洋葱50克，菠菜250克。将洋葱、菠菜洗净，锅内放油，待热后，入洋葱、菠菜煸炒，放调料调味，佐餐。

黄瓜拌蒜泥：取黄瓜2条，大蒜头1只。将黄瓜切片，大蒜切碎捣泥，拌匀食用。

炸芦笋：取芦笋、面粉、调味品适量。将芦笋撕去根端外层老皮，洗净切段，用面粉、湿淀粉、精盐、香油和水调拌成糊,将芦笋沾匀,入油锅炸成金黄色捞出,用花椒、盐、番茄酱蘸食。

淡菜粥:取淡菜 50 克,粳米 100 克。将淡菜用温水泡发,先煮开,去中间黑心,加粳米和水常法煮粥,加调味品,每日早、晚温热服食。

萝卜冬瓜莴苣汤:取白萝卜 60 克,冬瓜皮 10 克,莴苣 15 克,将前三味加水适量,煎服,每日 2 次。

葱须芫荽木耳汤:取葱须 15 克,芫荽 20 克,黑木耳 30 克。将前三味加水煎煮,喝汤吃木耳,每日 1～2 次。

萝卜煮花生:取胡萝卜 1 个,花生仁 50 克。将前两味洗净,加水煮熟,一次服食。

降脂茶:取生姜 4 片,藿香 6 克,荷叶 15 克,加水煎服,代茶饮。

十二、充血性心力衰竭

各种慢性病变或长期心室负荷过重,以致心肌收缩力量逐渐减弱,使心脏不能排出与静脉回流及身体组织代谢所需相称的血液供应,称为慢性心功能不全。由于慢性心功能不全皆伴有各器官明显瘀血、充血的表现,因此又称充血性心力衰竭。基本病因是心肌收缩力减低,心脏负荷加重,心室舒张压顺应性减低。诱发因素是急性呼吸道感染、严重心律失常(如阵发性心动过速或房颤)、妊娠与分娩、过度劳累、精神刺激、电解质平衡失调、肺栓塞、感染性心内膜炎等,以及各种负性肌力药过量。本病发病率约为 1%,男女发病率相当。本病属中医学"心悸"、"怔忡"、"咳嗽"、"胸水"范畴。

【病因】本病主要由于心气(阳)不足,脾肾阳虚为本,水湿、痰饮、瘀血为标。早期心衰为心肺气虚,晚期为脾肾阳虚。根据中医"阴阳互根"学说,当病情发展到一定程度时,就会出现"阳损及阴",此时患者常出现阴虚症状,最后发展为阴阳两虚。另外,心衰患者在整个病情发展过程中常兼有血瘀征象,由气虚、阳虚以及痰湿留滞所致,因此,在治疗中常需于益气温阳的同时,加入活血化瘀之药物,以标本同治,重症患者常常痰血郁滞,蕴而化热,可重用益气养阴,凉血活血,化痰利水的药物治疗。所以,本病应遵循补心肺气虚、温脾肾阳虚的进补原则。

【辨证分型】

(1)心肺气虚,瘀血内阻 心悸,气短,咳喘,身困,颜面苍黄或晦暗,腹胀胁痛,下肢或全身水肿。舌胖大,质黯淡,舌边齿痕或有瘀点,脉细数无力或结代。

（2）脾肾阳虚，水气凌心　心悸，气短，咳嗽痰多，气逆不能平卧，纳差腹胀，全身水肿，面色灰暗。舌淡，苔白，脉沉细或结代。

（3）肺肾两虚，痰浊射肺　心悸，气短，咳喘，痰多，呼多吸少，动则更甚，不得平卧休息，面色青，尿少。舌淡黯，苔白，脉沉细或滑数。

【进补原则】

（1）心衰患者应采取低热量饮食　使患者的体重维持在正常或略低于正常的水平，以减轻心脏的负担。另外，每日每千克体重供给的蛋白质的量应在1克以下，在心衰轻时，蛋白质的用量可控制在1克左右。只有在心衰基本控制后，才可逐渐增加蛋白质，一般以每千克体重摄取蛋白质 $1.0 \sim 1.5$ 克为宜。

（2）适当补充维生素　食物中要增加维生素 B_1、维生素 C 的含量，并注意供给含钙质和磷质的食物，因为心肌的功能恢复正常，就必须保证心肌所需要的这些营养成分的供给。但因钙质可增加洋地黄中毒的机会，因此用洋地黄时不可增加钙质的摄入。

【注意事项】

（1）心功能较好时积极进行体育锻炼，以增强心脏功能。

（2）平时注意保养，减少感冒，避免各种感染。

（3）生活有规律，按时作息，保持精力和治疗信心。

（4）避免过劳及情绪激动，限制过量的食盐摄入，保持大便通畅。

（5）一旦发生心力衰竭，应积极处理。

【推荐疗方】

猪心炖大枣：取猪心1个，大枣15个。将猪心洗净，剖开放入大枣，置碗内加水，蒸熟食用。

玉竹粥：取玉竹 $15 \sim 20$ 克（鲜者 $30 \sim 60$ 克），粳米 100 克。将玉竹洗净，去除根须，切碎，煎取浓汁后去渣，然后加入粳米，再加适量水煮成稀粥，粥熟后放入少许冰糖，稍煮 $1 \sim 2$ 沸即可，早晚温热服食。

银耳太子参汤：取银耳 10 克，太子参 25 克，冰糖适量，先将银耳泡发，然后和太子参、冰糖一起煎汤饮服。

糖渍龙眼：取鲜龙眼 500 克，白糖 50 克。将鲜龙眼去皮和核，放入碗中，加白糖上笼蒸，晾3次，至色泽变黑，将变黑的龙眼拌白糖，装入瓶中即成。每次服龙眼肉4粒，每日2次。

茶根饮：取新鲜老茶树根 150 克，洗净，切段，加水适量，加黄酒 50 克，同煎，分2次饮服。

十三、心肌梗死

心肌梗死是因冠状动脉粥样硬化，以致管腔狭窄、闭塞、血流中断而造成部分心肌死亡的疾病。动脉粥样硬化为一持续的、进行的疾病过程。但在冠状动脉明显狭窄之前，可毫无自觉症状，只有当狭窄的冠状动脉不能将足够血流供给心肌时，患者才出现心绞痛。一旦心绞痛出现，表示冠状动脉口径已比原来减少70％以上。当冠状动脉发生严重狭窄，以致无法维持血液循环时，则发生心肌梗死。心肌梗死的预后与发病年龄、梗死面积呈正相关。心肌梗死属中医学"心痛"、"胸痹"、"厥心痛"、"真心痛"范畴。

【病因】风冷邪气，寒主收引，既可抑遏阳气，所谓暴寒折阳，又可使血行凝结，血得温则行，得寒则瘀，寒邪凝结，脉络瘀阻，发为心痛。过食膏粱厚味，酿成湿热，热灼津液为痰，湿郁成痰，痰踞胸膈，阻遏心阳，阴乘阳位，大气失展，发为胸痹心痛。饮酒无度，情志失节，劳倦伤脾，脾失转输消磨之用，未免积湿成痰，痰踞胸中，阳失旷达；脾虚不运，气血生化日薄，无以濡养心脉，发为心痛胸痹。年迈肾虚，肝肾精血既衰，心肝阳越不潜，一水难济二火，坎离因失交济，心脉失于濡养，发为胸痛。所以，本病应遵循固阴回阳、滋补肝肾的进补原则。

【辨证分型】

(1) 阴寒凝结，元阳暴脱　心痛彻背，喘不得卧，面色惨白，魄汗淋漓，皮肤湿冷，四肢清厥，舌淡胖，苔白滑，脉沉微欲绝。

(2) 脉络瘀阻，气阳式微　胸膈窒闷，痛彻背脊，环唇青紫，呼吸迫促，大汗淋漓，四肢湿冷，舌质淡，或有瘀斑，脉小沉微。

(3) 心阳暴脱，水凌心下　心痛彻背，喘不得卧，颈脉动，剧咳，痰多泡沫，或痰色粉红，心悸气促，皮肤湿冷，足跗水肿，舌淡紫，苔白滑，脉沉微且数。

(4) 心气暴竭，心阴潜消　胸膈窒闷，背肩胛间痛，两臂内痛，心悸，气促，自汗，虚烦不寐，口干欲饮，大便干结。舌尖红，无苔或有剥裂，脉结代，促数。

【进补原则】

(1) 补充富含维生素的食物　维生素中的维生素 C 对防治动脉硬化有重要意义，它具有加强血管弹性、韧性，减低脆性和防止血管出血等作用，促进心肌梗死患者创面愈合。富含维生素 C 的食物主要是新鲜蔬菜和水果，特别是酸性水果，如柑橘、草莓、杏、猕猴桃和酸枣等。另外，微量元素中的镁能帮助心肌细胞解除心脏的毒性物质，并维持正常节律，对缺血的心肌有良好的保护作用。因此,平时应适当多吃些含镁丰富的绿叶蔬菜。

（2）采用低脂、低胆固醇、清淡的饮食　用低脂肪、低胆固醇、不饱和脂肪酸代替饱和脂肪酸的"改良膳食",可使心肌梗死患者的血清胆固醇降低,病死率下降。通常情况下,心肌梗死患者摄取胆固醇应不超过 300 毫克。平时饮食宜清淡、平衡,且富有营养,以改善机体,包括心肌细胞营养的供给,保护和维持心脏功能,促进患者康复。

【注意事项】

（1）限制饮食中的热量、食盐的摄入,以免直接加重心脏的负担。同时,心肌梗死患者应戒烟或酒,不喝浓茶、咖啡及其他刺激性食物。

（2）患有高血压、糖尿病、冠心病的患者,须及时治疗,避免情绪刺激、受寒。

（3）一旦发生急性心肌梗死,须安定患者情绪,避免焦躁,主动配合医生治疗,注意保暖,保持大便通畅。

【推荐疗方】

参麦炖鸡:取鸡腿肉 150 克,人参 15 克,麦冬 20 克。将洗好去皮的鸡腿肉和适量冷水同时入锅,在文火中煨沸 10 分钟后,入洁净的药物,煨至烂熟即可。

海带绿豆汤:取海带 150 克,绿豆 150 克,红糖 150 克。将海带浸泡,洗净切丝;绿豆洗净,共煮至豆烂,用红糖调服。

蜂蜜首乌丹参汤:取蜂蜜 25 克,何首乌 25 克,丹参 25 克。先将两味中药加水煎汤,去渣取汁,再调入蜂蜜拌匀,每日 1 剂。

白果叶汁:取白果叶、瓜蒌、丹参各 15 克,薤白 12 克,郁金 10 克,甘草 6 克。六味共煎汤饮服,每日早晚各 1 次。

黑芝麻桑葚糊:取黑芝麻 60 克,桑葚 60 克,粳米 50 克。将黑芝麻、桑葚、粳米分别洗净后,同放入罐中捣烂。沙锅内放清水 3 碗煮沸后放入白糖,待糖溶化后,徐徐加入捣烂的 3 种食物,煮成糊状服食。

十四、贲门失弛缓症

食管-贲门失弛缓症又称贲门痉挛、巨食管,是由于食管神经肌肉功能障碍所致的疾病。其主要特征是食管缺乏蠕动,食管下端括约肌高压和对吞咽动作的松弛反应减弱,临床表现为咽下困难,食物反流和下端胸骨后不适或疼痛。本病为一种少见病,可发生于任何年龄,最常见于 20~39 岁的年龄组,男女发病大致相等,中医属"噎膈"范畴。

【病因】本病的病位在于食管,属胃气所主,发病机制除胃以外,又与肝、脾、肾密切相关,忧思可以伤脾,脾伤则气结,津液不能输布,聚而为痰。郁怒可伤肝,肝郁则血液不能畅行,久之积而成瘀。痰瘀两者互相搏结,阻塞胃口,则食不得下,嗜酒无度或多进肥甘之品,易于酿生痰浊,若恣食辛香燥热食物则易致津伤血燥,两者均能妨碍咽食而发生噎膈。所以,本病应遵循和胃、化痰、祛瘀的进补原则。

【辨证分型】

(1) 痰气交阻　吞咽梗阻,进食迟缓,胸膈不适,时轻时重,多因情绪而诱发或加重,舌淡红,苔薄白而腻,脉或弱或缓。

(2) 阴伤血燥　咽下不顺,梗涩而痛,口干舌燥,心烦少寐,舌体瘦,舌红少津,苔花剥,脉弱细而数。

(3) 阳气衰微　咽下困难,经久不愈,面色㿠白,精神疲惫,泛吐清涎,时时反食,舌淡而胖,边有齿痕,苔薄白,脉细弱或沉细无力。

(4) 气血两亏　病程日久,饮食不下,甚则滴水不入,面色萎黄或苍白,头晕眼花,心烦失眠,身倦无力,形体枯瘦,舌淡,苔白,脉细微如丝。

【进补原则】

(1) 少食多餐　此类患者因咽下困难,常常减少进食量,久之会引起营养不良,所以应少食多餐。

(2) 进食高蛋白质、高糖类、多维生素类及易消化食物。

(3) 食疗　①白木耳5～10克,浸泡数小时,以文火煮烂,酌加冰糖,每日2次;②薏米粥:生薏米50～100克,白米30～50克,先将薏米用水煮烂,后入米煮成粥,可作晚餐食之;③雪梨1个,丁香50粒,梨去核,放入丁香,外用纸包好,煨热吃,每日3次;④鲜威灵仙120克,捣汁,生姜120克捣汁,香油60克,白蜂蜜120克,四味同入瓷器内搅匀,慢火煎,待如粥状时,候冷,不拘时,少少频服之。

【注意事项】

(1) 高枕卧位,减少食物反流,餐后1～2小时不宜卧床。

(2) 若呕吐时注意体位,以免食物残渣吸入气管,诱发肺部感染。

(3) 戒烟戒酒,避免粗糙、过冷过热和刺激性大的食物,如辛辣厚味、浓茶、咖啡等。

【推荐疗方】

玫瑰花6克,公丁香3克,银耳30克,冰糖少许。将银耳蒸1小时,入玫瑰花、公丁香、冰糖,稍煮,分次服。用于间歇性咽下困难及食物反流者。

牛奶 200 毫升。烧沸后空腹食。早晚各 1 次。用于间歇性咽下困难者。

生萝卜 200 克，捣汁，沸水烫温，分数次温服。用于气滞痰凝者。

半夏 15 克，白芍 30 克，醋 15 克。同煮后去渣取汁，加鲜鸡蛋 1 个，搅匀后饮。

十五、慢性胃炎

慢性胃炎是以胃黏膜的非特异性慢性炎症为主要病理变化的疾病，根据胃黏膜组织学的改变，可分为浅表性、萎缩性和肥厚性胃炎。按病变的部位又可分为胃体胃炎和胃窦胃炎。临床上的脘腹闷胀、疼痛、嗳气频作为主要症状。本病属中医学"胃脘痛"、"胃痞"范畴。

【病因】本病常因情绪变化，天气变化，衣着不慎，饮食不当等原因损伤胃气而发作或加重。这些因素又可相互影响，使发病频繁，缠绵不愈。本病的病位在胃，但脾与胃，一脏一腑，有表里关系，脾运胃纳，一升一降，阴阳相济，共司消化。在消化过程中又有肝的疏泄作用，脾与肝，有相互制约的关系。故本病与胃、肝、脾有关。若胃热挟滞，或肝气犯胃，或胃阴不足，皆可引起胃痛。所以，慢性胃炎应遵循疏肝气、健脾运、养胃阴的进补原则。

【辨证分型】

（1）肝胃不和型　中脘胀痛，或痞满不适，食后尤甚，嗳气频作，时有泛酸，呕吐，苔薄白，脉弦或弦细。

（2）寒凝气滞型　中脘挛痛，并有冷感，时泛清水，得热则舒，受寒辄发，形寒肢冷，嗳气，苔白滑，脉沉弦。

（3）肝胃郁热型　胃脘灼痛，痛势急迫，烦躁易怒，嘈杂泛酸，口干口苦，舌红苔黄，脉弦或数。

（4）脾胃虚寒型　胃痛隐隐，得温则减，喜按，畏寒怕冷，胃纳不佳，神疲乏力，大便不实或稀溏，苔薄白，舌质淡，脉缓或细弱。

（5）胃阴亏虚型　胃脘隐痛或不适，食欲不振，口燥咽干，大便干结，舌红少津或舌尖红有裂纹，脉细或细数。

【进补原则】

（1）慢性胃炎患者由于消化不良，营养吸收障碍，加之慢性病的长期影响，机体常会出现营养不良，所以对患者应强调给予丰富的营养物质，尤其要供给蛋白质、维生素 A、维生素 B 和维生素 C 等。值得注意的是，慢性胃炎可伴有缺铁性贫血，此时饮食中应适当增加猪肝、蛋类、瘦肉、菠菜，以补充铁，并多吃各种水果和新鲜蔬菜。

（2）慢性胃炎患者饮食宜软，容易消化，以减轻胃的负担。食物还宜少渣、少粗纤维素，以减轻对胃的机械刺激和化学刺激。可适当增加进餐次数，或在两餐之间适当吃些面包或饼干，临睡前饮半杯牛奶。适当限制脂肪性食物，因为这类食物在胃内贮留时间较长，会刺激胃泌素的分泌，增加胃酸的分泌，损害胃黏膜。

【注意事项】

（1）保持心情愉快，树立战胜疾病的信心。

（2）积极治疗口腔和咽喉慢性疾病。

（3）慢性胃炎患者应禁食各种刺激性食物。这些食物主要包括辣椒、咖啡、浓茶、浓烈的调味品以及过冷和过热的食物。酒精内含有乙醇，对胃黏膜有损害作用，加上酒精能消耗机体大量的热量，导致胃黏膜的营养障碍，从而削弱其屏障功能，所以慢性胃炎患者应禁酒。

【推荐疗方】

丹参蜂蜜汤：取丹参 15 克，檀香 10 克，炙甘草 6 克，蜂蜜 30 克。先将前三味中药煎汤，去渣取汁，调入蜂蜜服用。

猪肚粥：取猪肚 1 只，粳米 100 克。将猪肚洗净，加水煮至七成熟，捞出，切丝备用。用猪肚丝 100 克和粳米常法煮粥，每日早晚温热服食。

蜜汁萝卜：取鲜白萝卜 500 克，蜂蜜 100 克。将萝卜洗净，切成丁，入沸水内煮熟后捞出，再放锅内入蜂蜜，以文火煮，调匀即成。

牛奶鹌鹑蛋：取牛奶半瓶，鹌鹑蛋 1 个。将牛奶煮沸，打入鹌鹑蛋再煮沸即可，每日早晨空腹吃 1 次，连服 1 周。

椒盐火腿：取火腿肉 250 克，花椒、盐、葱、姜各少许。将火腿切片，加葱末、姜片、水适量，清蒸烂熟后备用。花椒用锅炒热，入盐再炒，放入小盘内，用火腿肉蘸椒盐吃。

十六、消化性溃疡

消化性溃疡主要指发生在胃和十二指肠的慢性溃疡，亦可发生于食管下段、胃空肠吻合术后的吻合口周围及 Meckel 憩室，是一种常见的胃肠病。其主要症状是有规律的上腹痛。胃溃疡的疼痛多在餐后 1/2～2 小时出现，至下餐前已消失；十二指肠溃疡则多在餐后 3～4 小时出现，持续至下次进餐，进食后可减轻或完全消失，故称空腹痛。十二指肠溃疡疼痛有时在夜间发作，因病灶均在胃和十二指肠的黏膜上，随时都会受到胃酸和食物的刺激而发作。本病属中医学"胃脘痛"、"胃痛"等范畴。

【病因】中医认为本病多与情志失调及饮食不节有关。五志过极,肝失疏泄,肝气横逆犯胃;胃阴不足,络脉失濡;脾胃虚弱,运化失常;瘀血内停,胃络瘀阻均能引起胃痛。所以,消化性溃疡应遵循健脾养胃的进补原则。

【辨证分型】

(1) 肝气犯胃型　胃脘胀痛,牵及二胁,嗳气吐酸,急躁易怒,胃纳不佳,苔薄,脉细弦。

(2) 脾胃虚寒型　脘腹隐隐作痛,痛时喜温喜按,遇冷痛剧,神疲乏力,四肢萎软,面色萎黄,大便溏薄,舌质淡,脉细弱。

(3) 胃阴不足型　胃痛隐隐,伴有灼热感,口干舌糜,手足心热,似饥不欲食,舌红,苔少而干,脉细弦或细数。

(4) 湿热中阻型　胃脘疼痛,伴灼热感,食则加剧,口干口苦,喜冷饮,嘈杂吞酸,大便干结,小便短赤,舌质红,苔黄腻,脉细弦或数。

【进补原则】

(1) 饮食中要增加一些易于消化的蛋白质、脂肪和维生素,如平时多食用牛奶、豆浆、蛋糕、藕粉、瘦猪肉、猪肝等,这类食物不仅营养丰富,且所含的蛋白质、脂肪易消化,可减轻胃肠负担。蛋白质能与胃酸和胃蛋白酶相结合,使其失去"自我消化"的能力;脂肪有抑制胃酸分泌的作用,对溃疡愈合十分有利。值得注意的是,虽然选食一些富含维生素 A、维生素 B_1、维生素 C 等食物,对身体和病情有好处,但有些蔬菜含纤维素较多,因此,为了避免饮食中粗纤维过多,可取果汁、蔬菜汁调入食品中,供患者食用。

(2) 消化性溃疡患者主食最好以面食为主,便于食后消化和稀释、中和胃酸。如在溃疡病并发出血时(非穿孔),以吃流质为宜,或短期用牛奶加鲜橘汁。此时,患者要忌食粗糙、多渣、产气不易消化的食物,如粗粮、芹菜、韭菜、竹笋、豆芽、甘薯、萝卜、土豆等。

(3) 消化性溃疡患者平时进食要定时定量,避免过饥过饱,少食多餐。平时饮食最好每隔 2~3 小时进食一次,正餐之间再加一次点心。这样一方面可减轻胃肠道负担,另一方面胃里常有适量食物消化,有利于中和胃酸。

【注意事项】

(1) 去除一切可能引起消化性溃疡的因素,少用损伤胃黏膜的药物。

(2) 忌食刺激性食品,如烟、酒、咖啡、浓茶、辣椒、咖喱粉、芥末、大蒜、大葱等。

（3）平时所吃食物不能太冷或太烫。食物太冷可使胃黏膜的血管收缩，发生缺氧、缺血，促使胃肠道蠕动或出现痉挛，而引起疼痛。食物太烫，进入胃肠道以后，会烫伤胃肠黏膜，并使血管过分扩张，从而加重病情或出现消化道出血。

（4）急性发作期应注意休息，既要放松身体，又要解除精神心理负担，保持乐观开朗的精神状态；病变缓解期要坚持治疗，重视溃疡愈合后的保养，加强预防保健措施以减少复发。

（5）动静结合，注意锻炼身体，活动量以不疲劳为限，增强身体素质，以提高抗病能力。

【推荐疗方】

干姜粥：取干姜 3 克，粳米 50 克。干姜入锅，加水 500 毫升，浸透煎 10 分钟，去渣，入粳米煮粥。每日早晚温热空腹服食。

柴栀冰糖茶：取柴胡 10 克，栀子 6 克，冰糖 10 克。将柴胡、栀子加清水 500 毫升，浸透，旺火煎 5 分钟，去渣取汁，入冰糖，熔化搅匀，不拘时代茶饮服。

炖猪肚：取猪肚 150～200 克，洗净，加生姜、肉桂适量，隔水炖烂后分 2 次食用。

豆腐汤：取鲜豆腐 500 克，红糖 30 克。将豆腐切成小条或块状，煮后加入红糖，日服 2 次。

乌甘茶：取乌梅 6 个，甘草 6 克，大枣 5 个。将乌梅、甘草、大枣入锅内，加水 500 毫升，浸透，文火煎 20 分钟，代茶饮。

十七、反流性食管炎

反流性食管炎系指胃和（或）十二指肠内容物反流入食管，引起食管黏膜的炎症、糜烂、溃疡和纤维化等病变，属于胃食管反流病。本病经常和慢性胃炎、消化性溃疡或食管裂孔疝等病并存，但也可单独存在，主要症状是吞酸、吐酸、胸骨后烧灼感、不适或灼痛，以及吞咽障碍，甚至吐酸。中医根据症状可诊断为"吞酸"、"吐酸"、"胸痛"、"噎食"、"噎膈"等症。

【病因】中医认为食管连属于胃，因此胃的功能对食管影响最为重要。胃为水谷之海，与脾互为表里，共同主受纳、消化、吸收和输布之作用，共同统摄大肠，维护腑气顺畅之功能，而食道则是胃腑受纳饮食之具体所在，因此反流性食管炎，病位在食管，而病理机制在脾胃。脾主升，胃主降，脾气健升，胃气和降才能完成以上消化生理功能，因此凡是由于饮食不节、脾胃宿疾等原因引起脾胃升降功能失常，都可发生恶心、呕吐、泛酸、吐酸等证。此外肝主气机之疏泄，如肝气郁结或肝气犯胃也可影响脾胃之气机，发生呕吐、吐酸和胸膈阻闷、灼痛的症候。

所以,本病应遵循健脾养胃、清热化瘀的进补原则。

【辨证分型】

(1) 肝胃不和　每因情志不遂而致胃脘胀满,两胁疼痛,胸闷脘痞,胸骨后灼热或灼痛,嗳气频繁,反酸打呃,食欲不振,苔薄白,脉弦。

(2) 脾虚气滞　胃脘胀满隐痛,剑突下或胸骨后隐隐灼热,嗳气则舒,食欲减退,反酸或吐酸水清水,大便不调,舌质淡,苔薄白,脉沉弦或细。

(3) 脾虚胃热　胃脘隐痛胀闷,吐酸水清水,嗳气,纳食差,大便时干时稀,剑突下灼热,胃中嘈杂,口干喜饮,胸中烦闷,舌淡红,苔薄黄或薄白,脉弦缓。

(4) 肝郁化热　剑突下或胸骨后烧灼感或烧灼样疼痛,反酸嗳气,甚则发生呕吐,性情急躁易怒,头面燥热,胁肋引痛,大便干结,口干喜饮,舌红,苔黄腻,脉弦数。

(5) 气虚血瘀　面色无华、神疲乏力,形体消瘦,气短懒言,口干咽燥,吞咽困难并呈持续性胸骨后疼痛,舌淡黯,舌边有瘀点,脉沉涩。

【进补原则】

(1) 适当增加蛋白质的摄入　因蛋白质能刺激胃泌素的分泌,胃泌素能增加食管下端的压力,可使食管下端的括约肌收缩,防止胃内容物反流入食管。富含蛋白质的食物有蛋类、肉类、禽类、鱼类、奶、大豆及豆制品。

(2) 减少脂肪进量　脂肪能刺激胆囊收缩素分泌。由于胆囊收缩素能降低食管下端压力,使胃内容物反流入食管,因此应减少脂肪的摄入量。富含脂肪的食物有猪油、牛油、羊油、黄油、奶油、蛋黄、各种植物烹调油及花生、核桃等。

【注意事项】

(1) 饮食宜少食多餐,不宜过饱;忌烟、酒、咖啡、巧克力、酸食和过多脂肪。

(2) 避免餐后即平卧,卧时床头抬高 20～30 厘米,裤带不宜束得过紧,避免各种引起腹压过高状态。

【推荐疗方】

仙人掌炒牛肉:鲜仙人掌 30～60 克,牛肉 60～90 克。将仙人掌洗净,切细;牛肉用温水焯过,切片,放碗中,加生粉、酒、味精等调味品,拌好放置 10 分钟。炒锅放火上烧热,放入花生油,下牛肉煽炒几下,然后入仙人掌同炒至熟,起锅盛盘,即可食用。本膳有健脾益气、活血止痛的作用,可用于治疗脾虚气弱,内有郁热之胃痛、泛酸、嘈杂等病症。

黄芪猴头乌贼汤:猴头菇 150 克,鸡肉 200 克,小菜心 100 克,黄芪 30 克,乌贼骨 30 克。将猴头菇洗净,用温水浸泡 30 分钟,削去底部的木质部分,切成大片;鸡肉用湿水洗过,切成 3 厘米长,1.5 厘米宽的条方块,菜心洗净;黄氏、乌贼骨一并放沙锅内,加水浸 30 分钟,水煎取汁,药汁和药渣一并放置备用。将炒锅旺火烧热,放菜油烧至七成熟,放葱段、生姜丝,煸炒出香味,下鸡块,倒入黄芪、乌贼骨及药汁,放黄酒、精盐,用旺火烧沸,再用文火烧 40 分钟,然后下猴头菇再煮 20 分钟,撒上胡椒粉,搅匀。捞出鸡块放在碗的底部,再捞出猴头菇片盖在上面。汤中下小菜心,略煮一下,放味精调味,倒入碗内,即可食用。本膳黄芪、乌贼骨配合有养胃作用的猴头菇、鸡肉,能发挥很好的补中气、健脾胃作用,适宜于胃食管反流病患者食用。

茴香牛肉汤:牛肉 500 克,八角茴香 10 克,陈皮 10 克。将牛肉用温水洗净,切成小块,与八角茴香、陈皮同放入锅中,加黄酒、酱油,并放适量清水,用旺火煮沸后,改用文火煮 2 小时,加味精调味,即可食用。本膳健脾和胃,理气散寒,适宜于辅助治疗脾胃虚寒之腹痛、呕吐、食入不化、嘈杂不适等病症。

十八、吻合口溃疡

消化性溃疡经胃切除术后再次发生的溃疡称为复发性消化性溃疡,其中尤以吻合口或吻合口附近空肠黏膜上的复发性消化性溃疡最为多见,称为吻合口溃疡。此病男多于女,以术后 2～3 年最为多见,临床以中上腹痛、恶心、呕吐、出血为多见。中医属"胃痛"范畴。

【病因】胃为五脏六腑之大源,主受纳腐熟水谷,如饮食不节,暴饮多食,或过饥过饱,或劳倦过度,或饮酒过度,嗜食肥甘辛辣之品,都能损伤胃受纳腐熟之功能,而致食滞气机阻滞而痛,日久损伤脾胃,或引起脾阳不足,虚寒,或胃阴受损,失其濡养而发生疼痛。胃失和降,而致恶心、呕吐,脾不统血而见便血、呕血。所以,本病应遵循养胃阴、补脾阳的进补原则。

【辨证分型】

(1) 肝胃气滞　胃脘痞胀疼痛或攻窜胁背,嗳气频作。舌苔薄白,脉弦。

(2) 寒邪犯胃　胃脘冷痛暴作,呕吐清水痰涎,畏寒喜暖,口不渴,舌苔白,脉弦紧。

(3) 胃热炽盛　胃脘灼痛或痞满胀痛,嘈杂吐酸,心烦口渴,口干口臭,牙龈肿痛,尿黄,舌红,舌苔黄腻,脉数。

(4) 食滞胃肠　胃脘胀痛,痞闷厌食,嗳腐吞酸或呕吐不消化食物,吐后痛缓,肠鸣矢气,泻下不爽,臭如败卵,舌苔厚腻,脉滑或实。

(5) 瘀阻胃经　胃痛较剧,痛如针刺或刀割,痛有定处,拒按,或大便色黑。

舌紫黯,脉涩。

（6）**胃阴亏虚**　胃痛隐作,灼热不适,痞胀,嘈杂似饥,食少口干,大便干燥,舌红少津,脉细数。

（7）**脾胃虚寒**　胃痛绵绵,空腹为甚,得食则缓,喜温喜按,泛吐清水,神疲乏力,腹胀食少,畏寒肢凉,大便多溏。舌淡,舌苔白润,脉沉细。

【进补原则】

（1）**维生素类**　B族维生素、维生素C和维生素U对消化、物质代谢以及溃疡病灶愈合都有效,故宜多食。如卷心菜,其含有多量B族维生素、维生素U、维生素C等成分,并认为其含有的维生素U样物质较人工合成的维生素U效果更好,可促进溃疡愈合。糯米、豆类、马铃薯、豆芽、猪瘦肉中含有大量B族维生素,可常服食。维生素C则多含于水果中,如柑、橙、柿子、苹果等。这些食物味酸,虽可帮助消化,但胃酸过多者则不宜,故食用时应权衡利弊。

（2）**蛋白质的补充**　蛋白质充足是溃疡愈合的重要因素之一。每日每千克体重不低于1克,可选用易消化的蛋白质食品如鸡蛋、牛奶、豆浆、豆腐脑、鸡肉、鱼肉、瘦肉等。活动性溃疡患者可用牛奶治疗,牛奶有中和胃酸的作用,并在胃内形成乳块,保护黏膜以减轻疼痛,促进溃疡愈合,但它刺激胃泌素的分泌,使胃酸增多。

（3）**少量多餐**　在急性活动期,食物宜量少而餐次增多,以减少胃酸的刺激,并保证充分的营养,一日可进5～6小餐,多吃牛奶、豆浆、糯米粥、米糊、软饭等,用以中和胃酸,补充营养。食物要细软少渣,不用含粗硬纤维多的食品,饮食温度也要适宜,勿过烫过冷,以防刺激溃疡面。

【注意事项】去除一切对消化道黏膜有刺激的物质,如香料、胡椒、辣椒、咖啡、可可、浓茶、酒精和刺激性药物。应戒烟。进食时应细嚼慢咽,改变暴饮暴食。弃除粗糙的食物,如坚果、芹菜等。对牙齿脱落的患者应吃无渣半流质或果泥。

十九、胃下垂

人取站立位时,如胃的下缘达盆腔,胃小弯弧线最低点降至髂嵴连线以下,称为胃下垂。胃下垂属胃无力症,多见于消耗性疾病患者及无力型体质者。胃肌松弛,胃脏下垂,直接影响消化功能。轻度胃下垂多无症状,下垂明显者可伴有与胃肠蠕动力及内分泌功能减退有关的症状,如上腹部不适、易饱胀、厌食、恶心、嗳气及便秘等。胃管引流试验可出现胃潴留现象,X线钡餐检查显示胃窦部下垂,胃蠕动无力。本病属中医学"胃缓"、"腹胀"范畴。

【病因】中医认为脾主肌肉,又主升清,所以,本病的发生多由脾胃虚弱,中气下陷,清阳不升所致;脾胃不健,肝气每易乘侮,导致脾虚肝郁证;肝郁气滞,气滞血行不畅,又可导滞气血瘀滞证。所以,本病应遵循健脾、养胃的进补原则。

【辨证分型】

(1)脾虚气陷证 腹胀不舒,食后尤甚,神疲乏力,四肢倦怠,形瘦面黄,舌质淡、苔薄,脉缓。

(2)肝郁气滞证 腹胀不舒,腹痛隐隐,嗳气泛酸,烦躁易怒,口渴欲饮。舌淡,苔薄,脉弦细。

【进补原则】

(1)胃下垂患者应多吃易消化的蛋白类食物,以增强体质。由于胃下垂患者多见于消耗性疾病患者,体质较弱,所以应多吃些富含蛋白质的且易消化的食物。这些食物主要有童子鸡、鱼类、里脊肉、牛奶、奶酪、豆奶、豆腐等。

(2)胃下垂患者应防止便秘。便秘会加重胃下垂的程度,所以要多食含维生素和矿物质的绿叶蔬菜、水果及有润肠作用的核桃仁、桑葚子、芝麻等。每日清晨空腹喝一小杯淡盐开水,或每日临睡前喝一小杯蜂蜜水。

(3)胃下垂患者应坚持少食多餐的原则。由于胃下垂患者的胃功能减弱,所以每次用餐量宜少,但次数可适当增多,这样可减轻胃的负担。同时,最好要定时进餐,以保证体内足够的营养及热量。进餐的类别主食宜少,蔬菜宜多。用餐速度宜缓慢,细嚼慢咽有利于消化。餐后还应休息半小时左右。

【注意事项】

(1)注意劳逸结合,尤其是脑力劳动者,不宜过度集中精力工作,要适当加以休息。

(2)加强腹肌锻炼,以增强腹肌张力。具体做法为:延长呼气,充分紧缩腹肌;腹肌收缩与放松交替进行;仰卧起坐。

(3)胃下垂患者应少吃较硬和油腻食物,如牛排、炸猪排、蚕豆及肥肉等,禁喝咖啡及含咖啡因的饮料,其中不仅包括可乐类,也包括各种茶类。

【推荐疗方】

鲫鱼黄芪汤:取鲫鱼1尾(约250克),黄芪30克,炒枳壳10克。将鲫鱼洗净,用纱布袋包扎好黄芪、枳壳,和鲫鱼一起加水煮,待鱼熟烂后,食肉饮汤。

猪肚白胡椒:取猪肚250克,白胡椒15克。将猪肚洗净切片,同白胡椒共煮熟后分 2 次或 3 次服食。

山楂汤：取山楂、枳壳各 15 克，水煎去渣，每日 1 剂，每日服 2 次。

人参六味汤：取人参、生姜、茯苓、陈皮各 3 克，苍术 9 克，枳实 1.5 克，加水煎汤，每日 3 次分服。

炖童子鸡：取童子鸡 1 只，干姜、公丁香、砂仁各 3 克。将童子鸡宰杀后去毛洗净(保留心、肝)，切成小块，把干姜、公丁香、砂仁装入纱布袋和鸡块一起炖煮，分次吃完。

二十、十二指肠炎

十二指肠炎是一种常见的胃肠病，可单独存在，但常与慢性胃炎、消化性溃疡等合并存在。一般分为原发性和继发性两种：原发性可能为十二指肠溃疡的一个期或潜在病变；继发性十二指肠炎可由感染(细菌、螺旋体、病毒、真菌、寄生虫等)引起，或在一些危重疾病及重要脏器衰竭等严重应激状态时发生，也可为肠道疾病的一部分。主要表现为消化不良、食后上腹饱胀、嗳气、反酸、恶心呕吐，有的患者可毫无症状或表现酷似十二指肠溃疡，少数病例可以呕血和(或)黑便为首发症状。治疗原发性十二指肠炎与治疗十二指肠溃疡相同，继发性十二指肠炎的治疗主要针对病因或主要疾病，并辅以治疗原发性十二指肠炎的药物。中医属"胃痛"范畴。

【病因】本病的发生常由饮食不节、情志所伤和脾胃虚弱所致，亦与过度劳累，外感六淫有一定的关系。病变主要在胃，与肝、脾关系密切。所以，本病应遵循健脾胃、养胃阴的进补原则。

【辨证分型】

(1) 肝胃不和　胃脘胀痛，胁肋胀闷，遇情志不遂则加重，嗳气吐酸，善怒而太息，纳食减少，舌苔薄白，脉弦。

(2) 肝胃郁热　胃脘灼痛，痛势急迫，烦躁易怒，反酸嘈杂，口干口苦，便秘溲赤，舌红，苔黄腻，脉弦数。

(3) 脾胃受寒　胃痛隐隐，喜温喜按，空腹痛甚，得食痛减，泛吐清水，纳差，神疲乏力，手足不温，大便溏薄，舌淡苔白，脉虚弱或迟缓。

(4) 胃阴不足　胃痛隐隐，口燥咽干，大便干结，舌红少津，脉细数。

(5) 瘀血内停　胃脘疼痛，痛有定处而拒按，或痛有针刺感，食后痛甚，或见吐血黑便，舌质紫黯，脉涩。

(6) 寒热夹杂　胃脘灼热，胀满痉痛，喜温喜按，喜食热食，嘈杂吞酸，口干，大便时干时溏,小便短赤,苔白或黄白相间,脉弦数。

【进补原则】

(1) 急性发作期　①少量多餐,每隔 2～3 小时进一次餐,每天 6～7 次,使胃内经常有食物与胃液混合,从而减轻胃酸对十二指肠的腐蚀。②营养丰富,给予比平时营养价值高的饮食,适量增加脂肪、蛋白质和各种维生素并控制糖量,因脂肪能降低大脑皮质的兴奋性,减少胃液分泌,减轻疼痛。蛋白质可减轻胃肠道代谢负担,丰富的维生素可促进十二指肠炎的愈合,但糖含量的增加则使大脑皮质兴奋性增强,胃液分泌增加,所以要控制进糖量。③流质清淡,每天饮食须选用对胃肠分泌作用较弱、不含植物纤维的食物,如牛奶、蒸蛋、米汤、藕粉、果汁等,每天食盐不能超过 3 克,因过多则刺激胃液分泌,影响炎症的痊愈。

(2) 缓解期　急性发作 7～10 天后症状减轻,进入缓解期,此时可吃些"过渡性食物",主食可增加煮细面条、面片汤、苏打饼干、面包干等,副食须增加蛋白质含量,如蒸肉末等,饮食仍须少食多餐。

(3) 恢复期　此期病情稳定,基本恢复正常饮食,凡不含粗糙植物纤维和对胃液分泌刺激作用微弱的各种食物均可食用,如番茄、冬瓜、茄子、胡萝卜等。烹调方法仅限于蒸、煮、烩,禁用炸、煎、炒,以减少对胃的刺激。患者基本可恢复正常饮食量,但每日进餐 4～5 次为好。

【注意事项】养成良好的生活习惯,有规律地定时进食,进食时多加咀嚼,避免急食,饮食有节,不可暴饮暴食,不进食能加重症状的食物,如烟、酒、咖啡、浓茶、油炸物、辛辣之类。

二十一、慢性结肠炎

慢性结肠炎通常指慢性非特异性溃疡性结肠炎,是一种原因不明的直肠和结肠慢性炎性疾病。病变主要影响直肠和乙状结肠的黏膜,且以溃疡为主,也可累及降结肠和整个结肠。临床上常见反复发作腹泻或黏液脓血便,有时可有腹痛和里急后重感。病程缓慢,病情轻重不一。溃疡穿孔所引起的腹膜炎、结肠或直肠周围脓肿、瘘管形成、炎性息肉及癌变,为主要并发症。溃疡愈合时的瘢痕形成,可导致结肠缩短及肠腔狭窄。病变肠壁的血管常有血栓形成。本病属中医学"泄泻"范畴。

【病因】中医认为本病多因饮食不节或感受暑湿热毒之邪,损伤脾胃,脾失健运,生湿化热,湿热蕴结大肠,肠道气血凝滞,壅而生脓,腑气逆乱,故见腹痛、腹泻、便下黏液脓血等症。如因情志不畅,郁怒伤肝,肝失疏泄,横逆犯脾,导致肝脾不和,也可出现腹痛、腹泻,病情迁延日久,又可导致脾阳虚弱,或脾病及肾,脾肾阳虚,则经常腹痛溏泻或五更泄泻。病变出血过多,必耗伤阴血。久病入络,可致瘀血,内阻日甚,形成夙根,迁延不愈,反复发作。所以,本病应遵循健脾温阳,益气养阴的进补原则。

【辨证分型】

(1)湿热内蕴　腹痛腹泻,大便中夹血或脓血,里急后重,肛门灼热,小便短赤,发热口苦。苔黄腻,脉滑数。

(2)肝脾不和　每因精神紧张或情绪激动即发腹痛泄泻,泻后痛减,肠鸣腹胀,胸胁胀痛。苔薄,脉弦。

(3)脾胃虚弱　大便稀薄,夹有黏冻,腹痛绵绵,肢倦乏力,纳食减少,面色少华,舌淡苔白,脉细弱。

(4)瘀阻肠络　少腹刺痛,以左侧为甚,按之痛甚,泻下不爽,常夹脓血,面色晦滞,舌边有瘀斑或质暗红,脉细弦或细涩。

(5)脾肾阳虚　肠鸣腹痛腹泻,黎明之前容易发作,夹有黏液血便,遇寒加重,畏寒肢冷,腰膝酸软。苔白舌淡,脉沉细无力。

(6)阴血亏虚　便血黏稠量少,腹中隐痛,午后低热,头晕目眩,失眠盗汗,神疲乏力,舌红少苔,脉细数。

【进补原则】

(1)慢性结肠炎患者应补充足够的蛋白质、糖类和维生素。由于经常腹泻会导致水、电解质紊乱,造成营养不良,所以平时应多吃富含蛋白质的食物。这些食物主要包括瘦肉、禽类、鸡蛋、动物内脏、豆制品等。糖类可由面条、粥、软饭等主食中供给。维生素 C、矿物质食物主要来源于果汁、菜汤和新鲜水果。

(2)慢性结肠炎患者平时应选食纤维素少的低渣或少渣食物,任何含有纤维素的食物都应切碎,因为纤维素在肠道内能刺激肠蠕动,加重炎性病灶。平时应多吃易消化食物,如豆腐、粉丝、粉皮等。另外,慢性结肠炎患者常伴贫血和骨骼发育障碍,因此在掌握以上进补原则的同时,需适当增加摄入含铁质和钙质多的食物。

【注意事项】

(1)保持情绪乐观,心情舒畅,减少顾虑,避免精神紧张及烦恼。

(2)注意劳逸结合,在保证休息的前提下,可适当配合一些体育运动,如散步、太极拳、气功等,以增强体质,有利于康复。

(3)养成良好的生活习惯,注意季节气候变化,避免腹部受寒。

(4)慢性结肠炎患者对脂肪的消化吸收能力减弱,易产生脂肪腹泻,进一步影响肠道的消化和吸收功能,从而加重病情。所以,患者应忌吃高脂肪食物。

（5）慢性结肠炎患者应忌吃辣椒、浓茶及其他浓烈的调味品。生菜、大蒜、豆类、萝卜、南瓜、红薯等容易在肠道内产生大量气体,促进肠蠕动,均不宜食用。牛奶对某些患者也会产生胀气,所以也应尽量少喝。同时饮食宜定时定量,戒烟禁酒,切忌暴饮暴食。

【推荐疗方】

姜汁牛肉饭：取鲜牛肉100克,姜汁适量,酱油、花生油各少许。将牛肉洗净剁成肉泥,放碗内加姜汁拌匀,下酱油、花生油再搅拌,待锅内米饭将熟时,把姜汁牛肉倒入米饭上摊开,蒸熟即成。

羊肉黄芪羹：取羊肉250克,黄芪15克,精盐少许。先将黄芪、乌梅入锅内加清水1 000毫升,浸透,煎20分钟,去渣留汁,加入切成小块的羊肉、精盐,文火炖至烂熟,食肉喝汤。

荔枝粥：取干荔枝15枚,山药、莲子各15克,粳米100克。先将前三味加水煎煮,去渣取汁,后入粳米。常法煮粥,温热服食。

无花果炖猪肉：取无花果干品50克,瘦猪肉250克。将猪肉洗净,加水适量,入无花果,瓦锅隔水炖熟,调味食用。

肠炎汤：取茯苓15克,炒白术10克,党参15克,怀山药15克,扁豆衣10克,砂仁3克,升麻10克,柴胡10克,赤芍10克,桃仁10克,红花10克。将上述诸药一起入水,煎汤饮服,每日1剂,每日2次。

二十二、脂肪肝

脂肪肝是指由于各种原因引起的肝细胞内脂肪堆积过多的病变。脂肪肝并非一种独立的疾病。患者多无自觉症状,往往通过B超检查发现。多数患者较胖,故更难发现轻微的自觉症状。轻度脂肪肝有的仅有疲乏感,中重度脂肪肝有类似慢性肝炎的表现,可有食欲不振、疲倦乏力、腹胀、嗳气、恶心、呕吐、体重减轻、肝区或右上腹胀满隐痛等感觉。一般而言,脂肪肝属可逆性疾病,早期诊断并及时治疗常可恢复正常。中医属"胁痛"、"呃逆"等范畴。

【病因】现代医学认为肥胖、过量饮酒、糖尿病是本病的三大主要病因。此外饥饿、营养不良、长期使用皮质激素及使用四环素者也可能引起本病。中医认为饮食主要是通过胃的受纳、脾的运化生成水谷精微,并由脾的转输散精作用而布散营养周身,另外肝主疏泄、肾藏精主水,肝、脾、肾三脏功能失调均可导致水谷精微（包括脂质）的运化失常,痰饮、水湿内生,瘀血停留,形成脂肪肝。所以,本病应遵循疏肝解郁、健脾补肾的进补原则。

【辨证分型】

（1）肝气郁结　肝区胀痛、胸闷不畅、倦怠乏力、善叹息、恶心纳呆，并随着情志变化而增减，肝脏肿大或不肿，舌质黯红、苔薄白腻、脉弦细。

（2）脾虚湿盛　右肋胀满、嗳气恶心、食少纳呆、倦怠乏力、大便溏薄、舌质淡红、苔厚白腻、脉濡缓。

（3）肝肾亏虚　体型稍胖、头晕目眩、耳鸣健忘、偶有头痛、五心烦热、口干咽燥、失眠多梦、舌红少苔、脉细数。

【进补原则】

（1）控制热量摄入　以便把肝细胞内的脂肪氧化消耗。肥胖者应逐步减肥，使体重降至标准体重范围内。以标准体重计算，每千克体重可给热量84～105千焦（20～25千卡）。标准体重（千克）＝身长（厘米）－105（或100），男性165厘米以上减105，而女性和男性165厘米以下者减100。

（2）高蛋白质饮食　每天每千克体重可给1.2～1.5克，高蛋白质可保护肝细胞，并能促进肝细胞的修复与再生。蛋白质供给，优质蛋白质应占适当比例，例如豆腐、腐竹等豆制品、瘦肉、鱼、虾、脱脂奶等。

（3）保证新鲜蔬菜　尤其是绿叶蔬菜供应，以满足机体对维生素的需要。但含糖多的蔬菜及水果不可进食过多。

（4）含有甲硫氨基酸丰富的食物　如小米、莜麦面、芝麻、油菜、菠菜、菜花、甜菜头、海米、干贝、淡菜等食品可促进体内磷脂合成，协助肝细胞内脂肪的转变。适量饮水，以促进机体代谢及代谢废物的排泄。

【注意事项】　对于脂肪肝人群，良好的日常习惯也非常重要。平时饮食宜清淡，多锻炼，限制烟酒等。还可以适当选择饮用有保肝护肝作用的中药茶饮。

（1）合理膳食　每日三餐膳食要调配合理，做到粗细搭配营养平衡，足量的蛋白质能清除肝内脂肪。

（2）适当运动　每天坚持体育锻炼，可视自己体质选择适宜的运动项目，如慢跑、乒乓球、羽毛球等运动。要从小运动量开始，循序渐进，逐步达到适当的运动量，以加强体内脂肪的消耗。

（3）慎用药物　肝脏是人体的化工厂，任何药物进入体内都要经过肝脏解毒。所以平时不要动不动就吃药。对出现有症状的脂肪肝患者，在选用药物时更要慎重谨防药物的不良反应，特别对肝脏有损害的药物绝对不能用，避免进一步加重肝脏的损害。

（4）心情要开朗　不暴怒，少气恼，注意劳逸结合等也是相当重要的。

【推荐疗方】

何首乌粥：取何首乌 20 克，粳米 50 克，大枣 2 个。将何首乌洗净晒干，打碎备用，再将粳米、大枣加清水 600 毫升，放入锅内煮成稀粥，兑入何首乌末搅匀，文火煮数沸，早晨空腹温热服食。

赤小豆鲤鱼汤：取赤小豆 150 克，鲤鱼 1 条（约 500 克），玫瑰花 6 克。将鲤鱼活杀去肠杂，与余两味加水适量，共煮至烂熟。去花，调味，分 2～3 次服食。

菠菜蛋汤：取菠菜 200 克，鸡蛋 2 只。将菠菜洗净，入锅内煸炒，加水适量，煮沸后，打入鸡蛋，加盐、味精调味，佐餐。

灵芝河蚌煮冰糖：取灵芝 20 克，蚌肉 250 克，冰糖 60 克。将河蚌去壳取肉，用清水洗净待用。灵芝入沙锅加水煎煮约 1 小时，取浓汁加入蚌肉再煮，放入冰糖，待溶化即成，饮汤吃肉。

兔肉煨山药：取兔肉 500 克，怀山药 50 克，盐少许。将兔肉洗净切块，与怀山药共煮，沸后改用文火煨，直到烂熟，饮汤吃肉。

马兰头拌豆腐：取马兰头 100 克，豆腐 250 克。将马兰头洗净，入沸水中略煮，捞出切碎，拌豆腐，可常吃。

赤小豆粥：取赤小豆 100 克，粳米 50 克。将赤小豆洗净，和粳米一起常法煮粥，每日早晚温热服食。

黑鱼冬瓜汤：取黑鱼 1 条，冬瓜 250 克，葱、姜、盐、味精适量。将黑鱼洗净，去鳞和肠杂，冬瓜切块，然后一起入锅煮，加调味品，分 2 次服食。

二十三、肝硬化

肝硬化是常见的慢性进行性肝病。由一种或多种病因长期反复作用，造成弥漫性肝脏损害，使肝脏逐渐变形、变硬而发展为肝硬化。肝硬化的起病及病程很缓慢，可能隐伏数年至十数年之久（平均 3～5 年）。由于肝脏具有很强的代偿功能，早期临床表现常不明显，即使有症状也缺乏特征性。临床上凡仅有恶心、呕吐、消化不良、右上腹痛、大便不规则等而无明显体征，肝脏可轻度肿大，或有脾肿大，或出现蜘蛛痣、肝掌，肝功能正常或轻度异常者，称为功能代偿期。而有腹水、水肿、黄疸、食管静脉曲张、发热、出血、显著营养不良、肝昏迷等表现者，表示肝脏损害严重，代偿功能减退，称为功能失代偿期，又称晚期肝硬变。本病属中医学"积聚"、"癥瘕"范畴。

【病因】中医认为肝硬化多由情志抑郁、饮食不节、慢性肝炎失治而致湿热久郁,肝脾两伤。日久则气滞血瘀,壅遏络道,成为癥积。继而水湿内滞涉及肾脏,既不能气化膀胱,又不能温运脾阳而发生肿胀。总之,本病每日由实转虚,而致虚实互见。所以,本病应遵循健脾、补肝、温肾的进补原则。

【辨证分型】

(1)气滞湿阻型　两肋胀满,胸闷不舒,胃口不佳,恶心呕吐,嗳气频作,面色萎黄,苔白腻,脉弦。多见于肝功能代偿期偏前期。

(2)气滞血瘀型　右胁胀痛,触之有癥块。质偏硬,腹胀嗳气,胃纳不馨,面色晦滞,颈臂见赤丝血缕,牙宣鼻衄,舌黯红,或有瘀斑,脉弦细。多见于肝功能代偿期偏中后期。

(3)湿热蕴结型　腹部日渐胀大,面浮肢肿,烦热口苦,大便秘结或溏薄,小便赤涩,或面目发黄,舌质红,苔黄腻,脉弦数。多见于肝细胞进行性损害,肝硬化肝功能失代偿期偏前期。

(4)水瘀互结型　腹大如鼓,青筋显露,胁腹胀痛,面色晦暗,小便量少,唇舌紫黯,苔腻,脉沉细或弦。多见于肝硬化肝功能失代偿期偏中后期。

(5)脾肾阳虚型　腹鼓胀大,面色苍黄,体倦畏寒肢冷,纳呆便溏尿少,腰膝酸软,下肢水肿,舌淡胖,苔白,脉沉细无力。多见于肝功能失代偿期偏后期病情反复发作者。

(6)肝肾阴虚型　腹大、四肢瘦削,胁痛腰酸,面色黧黑,时有低热,口燥心烦,面热掌红,牙宣鼻衄,小便短少,舌质红绛,苔少或光剥,脉弦细数。多见于肝功能失代偿期偏后期。

【进补原则】

(1)增加蛋白质的摄入　高蛋白质饮食对于已损害的肝细胞具有促进修复作用,对有腹水、低蛋白血症而无肝性昏迷的患者尤为适宜。通常情况下每天蛋白质的摄入量宜为100～120克,同时应注意有一定数量的优质蛋白质。但是,有肝昏迷趋势者,则应限制高蛋白质饮食,否则会发生肝昏迷。

(2)补充高维生素和适量矿物质　为保护肝脏功能,应注意供给富含各种维生素的食物,如各种绿叶蔬菜和新鲜水果,必要时可服用维生素类片剂。近来有报道,肝硬化患者体内锌和镁离子的缺乏已受到人们的注意,因此,在日常饮食中应适量摄取含锌和镁丰富的饮食,如瘦猪肉、牛肉、羊肉、鱼类以及乳制品等。

【注意事项】

(1)彻底消灭血吸虫病和积极防治病毒性肝炎,是预防肝硬化的重要途径。

已患肝硬化的患者,应安心休养,消除顾虑,注意生活调摄。

(2)肝硬化患者要注意防寒保暖,避免正虚邪袭,感染并发他病。

(3)肝硬化患者如有水肿和腹水时,应采用低盐饮食,一般每日钠盐的摄入量应控制在1.5克以内。在烹饪过程中,为了调味,可用无盐酱油等调味品。同时,严禁食含有酒精的各种饮料。

【推荐疗方】

郁李仁粥:取郁李仁10~15克,粳米50克。先将郁李仁捣烂,加水500毫升,煎至100毫升,过滤取汁,加入粳米常法煮粥,每日早晚温热服食。

当归炖母鸡:取当归、党参各15克,母鸡1只(约1 000克),葱、姜、料酒、盐各适量。将母鸡洗净,当归、党参放入鸡腹内,置沙锅内,加水入调料。沙锅置旺火上煮沸后,改用文火煨至烂,吃肉饮汤。

枸杞大枣鸡蛋汤:取枸杞子15克,大枣8个,鸡蛋2个。三味共煮汤,蛋熟后去壳再煮片刻,调味,饮汤食蛋,隔日1次,连服2周。

橘饼鸡蛋汤:取橘饼30克,鸡蛋2个,鲜田基黄250克(干品100克)。将前三味加水共煮,至蛋熟去壳再煮片刻,喝汤食蛋,隔日1次,连服2周。

海带荔枝核:取海带50克,荔枝核、小茴香、青皮各15克,共加水煮,每日饮服1次。

二十四、肝性脑病

肝性脑病过去称肝昏迷,是严重肝病引起的,以代谢紊乱为基础的中枢神经系统功能失调的综合病征,其主要临床表现是意识障碍、行为失常和昏迷,大部分肝性脑病是由各型肝硬化引起,肝性脑病常有明显的诱因,常见的有上消化道出血、大量排钾利尿、放腹水、高蛋白质饮食、安眠镇静药、麻醉药、便秘、尿毒症、外科手术、感染等。诱因明确容易消除者的预后较好。有腹水、黄疸、出血倾向的患者提示肝功能很差,其预后也差。中医属"昏迷"范畴。

【病因】中医认为本病乃湿热或疫疠之邪侵袭人体,蕴毒化火伤阴,且传变迅速,热毒内攻,郁蒸肝脏,伤及营血,内陷心包,扰乱心神,故导致昏迷。所以,本病应遵循清湿热、化痰浊的进补原则。

【辨证分型】

(1)热入心包 壮热烦躁,面目深黄,便干尿赤,或便血尿血,渐转昏迷、抽搐,口鼻有肝臭味,舌红苔黄燥,脉洪大有力。

(2)痰浊壅盛 躁扰如狂,呼吸气粗,喉间痰鸣,口鼻有肝臭味,逐渐进入昏睡状态。

（3）气阴两虚　汗出肢冷，两手抖动，昏迷，渐见气息低微，脉微欲绝。

【进补原则】

（1）应调节和限制蛋白质的入量　给无氮或少氮饮食，凡血氨升高，又有神经精神症状，应以糖类饮食为主，如米汤、粥、藕粉、果汁、面条、面包等。以流质、半流质为宜，少量多餐。

（2）禁食蛋白质食物不宜时间长久　一般禁食蛋白质2～3天后，随着疾病改善，可给少量豆浆、豆腐、牛奶或蛋清等，以免负氮平衡。蛋白质每日总量以不超过20克为宜，如患者耐受良好，逐步增加到每日30～50克（一般为每日每千克体重0.5克）。

（3）昏迷不能进食者，可用鼻饲或静脉滴入20％～50％高渗葡萄糖溶液，或经静脉供给营养，每日最好保持热量在628千焦耳以上，供给充足的糖可减少体内蛋白质的分解和血氨的生成。

（4）由于肝昏迷经常伴有碱中毒的发生，所以最好选用酸性食物（如柠檬、橙子、乌梅等），以提供氢离子，使游离的氨变成离子。离子状态的铵不易吸收，不能通过血脑屏障进入脑内，可使昏迷症状减轻。

【注意事项】肝硬化患者常伴有食管静脉曲张，饮食应细软，易消化。禁吃带骨、刺及硬的食物，避免引起出血。

二十五、黄疸

黄疸是高胆红素血症的临床表现，即血中胆红素增高而使巩膜、皮肤、黏膜以及其他组织和体液发生黄染的现象。正常血中胆红素不超过17 $\mu mol/L$（1.0 mg/dL），如胆红素超过正常值而肉眼仍未能察见黄疸时，可名为隐性或亚临床黄疸。黄疸不是一个独立疾病，而是许多疾病的一种症状和体征，尤其多见于肝脏、胆囊和胰腺疾病。按照病因又可分为肝细胞性黄疸、梗阻性黄疸、溶血性黄疸。临床上以肝细胞性黄疸、梗阻性黄疸为多见。

【病因】由于外感湿热疫毒，从表入里，内阻中焦，或饥饱失常，或嗜酒过度，皆能损伤脾胃，湿浊内生，湿阻中焦，脾胃的升降功能失常，影响肝胆的疏泄，或积石内阻，以致胆液不循常道，渗入血液，溢于肌肤，而发生黄疸。所以，本病应遵循清肝利胆的进补原则。

【辨证分型】

（1）肝胆湿热　身目俱黄，黄色鲜明，发热口渴，心中懊憹，口干而苦，恶心欲吐,腹满胁痛,大便秘结或呈灰白色,小便短黄。舌红,舌苔黄腻,脉弦数。

（2）湿困脾胃　身目俱黄,黄色晦滞,头重身困,胸脘痞满,恶心纳少,腹胀,大便溏垢。舌苔腻微黄,脉弦滑或濡缓。

（3）热毒炽盛　发病急骤,黄疸迅速加深,色黄如金,伴有高热烦渴,神昏谵语,或见衄血,便血,肌肤瘀斑,舌红绛,舌苔黄而燥,脉弦滑数。

（4）寒凝阳衰　病程较长,身目俱黄,黄色晦暗,纳少脘闷,或腹胀便溏,神疲畏寒,口淡不渴。舌淡,舌苔白腻,脉濡缓或沉迟。

【进补原则】

（1）肝细胞型黄疸的进补原则

（1）糖类　糖类是供给热量的主要来源,同时可保持肝细胞内糖原的含量,以利肝细胞的再生和解毒功能,此外还可减少蛋白质的消耗。糖类一般应占每日食物总量的60%左右,黄疸患者成人饮食中,每日给糖300～500克,主要是粮食和糖（如葡萄糖、白糖、蜂蜜等）。如患者能正常进食,热量已够,则不必强调糖类的补充,否则摄入过多易促使体内脂肪堆积,甚至可致高脂血症和脂肪肝及肝炎后糖尿病的发生,并可出现或加重口酸反酸、脘痞纳呆、舌苔厚腻等症。

（2）蛋白质　蛋白质对肝细胞的再生修复有重要作用,一般患者每日饮食中的蛋白质以每千克体重1～1.5克为宜。其中应以动物蛋白质为主,如牛奶制品、蛋类、鱼类、鸡肉及瘦猪肉等。其次为豆腐、豆浆等。若摄入过多会增加胃肠及肝脏负担,助湿生热,反而不利病情恢复。而当危重患者出现肝昏迷先兆时,为减轻肝脏负担和减少血氨的来源,则应限制蛋白质的摄入,以防导致和加重肝昏迷。

（3）脂肪　脂肪可供给人体热量及某些脂肪酸和脂溶性维生素,而且可促进食欲。一般患者每日可食脂肪40～60克。但黄疸患者早期多厌食油腻,故不宜强求,应以患者能耐受而又不影响食欲及消化为度。在黄疸消退、食欲渐增时,可食用易消化的含胆固醇少的脂肪,如植物油、奶油等。若摄入过多则会影响脾胃的消化与吸收,以致出现腹胀、腹泻等症,同时肝细胞内脂肪沉着能妨碍肝糖原的合成,日久能导致肝脂肪变,并能降低肝细胞的生理功能。

（4）维生素　维生素也是黄疸患者不可缺少的,应适量予以补充。其中维生素 B_1 在糖代谢中发挥重要作用,在黄豆、瘦肉等食物中含量丰富。维生素 B_6 与脂肪、蛋白质及糖类代谢有关,在蛋黄、鱼、肉、乳汁、谷物及种子外皮、包心菜等食物中含量丰富。维生素 C 有促进抗体形成,促进肝细胞再生和肝糖原合成,减轻肝脂肪变性,增强肝脏解毒功能,加强肝细胞抵抗力,防治出血等功能,在新鲜水果、蔬菜中,特别是在西红柿、橘子、鲜枣中含量丰富。维生素 K 可促进肝脏合成凝血因子 Ⅱ、Ⅶ、Ⅸ、Ⅹ,防治出血;可加强受损肝细胞的活动能力和吸收能力;能延缓肾上腺皮质激素在肝脏的分解,间接起到增强肾上腺皮质激素的作用。用于黄疸患者可降低血清胆红素和胆固醇,缓解黄疸引起的皮肤瘙痒,在动物肝、菠菜中含量丰富。

(2)梗阻性黄疸的进补原则

(1)适量的蛋白质和热量　因本病起病急,有发热及消化功能紊乱的表现,对营养的消耗较大,且蛋白质吸收障碍,故应补充一定的蛋白质食物及糖类,饮食以清淡为主,急性期可暂禁食 1~2 天,或纯流质饮食,可服食稀粥、米汤、水果汁、菜汤等,缓解后则宜进食去脂的肉汤、豆浆等。

(2)低脂肪、低胆固醇　不论是胆囊炎或胆结石,或两者并存,每当摄入脂肪都会引起胆囊收缩,产生疼痛及腹部胀痛,且脂肪靠胆汁分解消化,加重肝脏的负担,不利于疾病的康复,故饮食以清淡为主,烹调应纯用植物油。另处,食用高胆固醇的食物,可导致血液及胆汁胆固醇的浓度升高,如同时伴有胆汁郁结、胆盐减少的情况,极易产生积石,故应限制高胆固醇的食物,如猪脑、鸡肝、鸭肝、鸡蛋黄、鱼子、虾米、鱿鱼等食品含胆固醇较高,切忌食用。

(3)高糖及补充大量水分　高糖饮食一则可补充热量,且有明显利尿作用,可协助退黄和补充发热的消耗,但有腹胀、食少、嗳气时,则不宜多服,以免产生胀气,补充大量水分,可稀释胆汁,使胆汁不致郁结,可助排石或利胆,一般每日以进水量不少于 1 000 毫升为宜。

【注意事项】

(1)肝细胞性黄疸患者患病期间应适当休息,注意调节营养,药食结合,促进食欲,增强体质,切忌饮酒。

(2)梗阻性黄疸患者应多吃新鲜蔬菜和水果,以提供足量的维生素、矿物质和食物纤维等。可多吃大蒜、洋葱、香菇、木耳等具有降胆固醇作用的保护性食物。多进水(每天可达 1 000~1 500 毫升),以防止胆汁瘀滞。忌吃刺激性食物和浓烈的调味品,如辣椒、咖喱、芥菜、酒和咖啡等。烹调时宜用煮、烩、炖、焖等方法,忌用煎、炸、爆炒、油氽等方法。

【推荐疗方】

鸡骨草煲大枣:鸡骨草 60 克,大枣 8 个,水煎代茶饮。适用于阳黄、急黄。

溪黄草煲猪肝:溪黄草 60 克,猪肝 50 克,水煎服。适用于阳黄、急黄。

丹参灵芝煲田鸡:丹参 30 克,灵芝 15 克,田鸡(青蛙)250 克。将田鸡去皮洗净同煲汤,加盐调味,饮汤食肉。适用于阴黄。

二十六、药物性肝炎

药物性肝炎简称为药肝,是指由于药物或及其代谢产物引起的肝脏损害。可以发生在以往没有肝病史的健康者或原来就有严重疾病的患者,在使用某种药物后发生程度不同的肝脏损害,均称药肝。目前至少有 600 多种药物可引起药物性肝炎,其病理表现为肝细胞坏死、胆汁瘀积,细胞内微脂滴沉积或慢性肝炎、肝硬化等。临床表现多为发热、乏力、纳差、黄疸,以老年人为多见。中医属"黄疸"范畴。

【病因】因使用某种药物,损伤脾胃,以致运化功能失职,湿浊内生,郁而化热,熏蒸于肝胆,胆汁不循常道,浸淫肌肤而发黄。所以,本病应遵循清化湿热、健脾养胃的进补原则。

【辨证分型】

(1) 肝胆湿热,热重于湿　目黄身黄,其色鲜明,发热口渴,心中懊恼,恶心呕吐,小便短少而色黄,大便秘结,或腹部胀满,舌苔黄腻,脉弦数。

(2) 湿热蕴蒸,湿重于热　身目俱黄,但不如热重者鲜明,多无发热,或身热不扬,头重身困,口淡不渴,胸脘痞满,恶油腻,不欲食,腹胀便溏,舌苔厚腻或淡黄,脉濡稍数,或濡缓。

(3) 寒湿阻遏　黄色晦暗,食少纳呆,脘闷或腹胀,神疲畏寒,大便不实,舌质淡,苔白腻,脉象濡缓。

(4) 瘀血停积　身目发黄而晦暗,面色青紫暗滞,胁下有肿块且疼痛不舒,皮肤可见蛛纹丝缕,大便黑,舌质青紫或有瘀斑,脉弦涩或细涩。

【进补原则】

(1) 热量供应　药物性肝炎患者应供给充足的热量,以减少蛋白质的消耗,防止体重明显下降。热量以维持正常体重为宜,过高的热量会导致脂肪肝,对肝功能的改善带来不利影响。成人每天以 8 368~10 460 千焦(2 000~2 500 千卡)为宜。

(2) 蛋白质的供给　肝脏是体内蛋白质代谢的主要脏器。此类患者由于消化吸收障碍,分解代谢作用加强,白蛋白、凝血因子等的合成减少,肝细胞广泛性坏死,加速蛋白质丢失等原因,容易出现负氮平衡。为了促进肝细胞的恢复,饮食中的蛋白质需要量要增加,每千克体重需 1.5~2.0 克或每天 100~120 克。如患者食欲不佳,不能摄入大量富于蛋白质的食物,膳食中需补充浓缩蛋白质食品,如奶粉、黄豆粉等。

（3）脂肪的供给　肝脏是脂肪代谢的主要场所。当肝功能不良时,过多的脂肪在肝内堆积可发生脂肪肝。药物性肝炎患者每日摄入的脂肪以占总热量的20%~30%为宜。

（4）糖类的供给　在肝脏有病的情况下,糖类的新陈代谢也会出现故障,如长期用高糖类饮食,使胰岛长期负担过重,可能发生糖尿病。药物性肝炎患者糖类的供给量,以占热量的65%~75%较合适,最好不要加服过多的葡萄糖、白糖、蜂蜜、水果糖。多吃糖可使患者体重在短期内迅速增加,造成过度肥胖,促进脂肪肝的发生。

（5）补充维生素 A、维生素 B_1、维生素 B_2 及维生素 C　肝脏贮存占体内95%的维生素 A,肝细胞能将胡萝卜素转变成维生素 A。当肝脏受损时,致使维生素 A 的浓度下降出现皮肤干燥,夜间视物不清,角膜软化,眼睛发干。富含维生素 A 的食物有肝、牛奶、蛋黄、鱼子等。富含胡萝卜素的蔬菜有红苋菜、菠菜、雪里蕻、胡萝卜、番茄、南瓜、红柿椒等。肝脏受损,可引起维生素 B_1、B_2 缺乏,因此应从饮食中补充。富含维生素 B_1 的食物有豆芽、豌豆、花生、麦芽、谷芽、新鲜蔬菜、水果等。猪肝、肉类、乳类、豆类含量亦丰。富含维生素 B_2 的食物有小米、大豆、猪肝、猪肉、蛋类、乳类及绿色蔬菜等。大剂量的维生素 C 可增加肝细胞的抵抗力,并有促进肝细胞再生及肝糖原合成,改善新陈代谢、利尿、解毒,消除黄疸、降低转氨酶等作用。富含维生素 C 的食物有各种新鲜蔬菜和新鲜水果。

【注意事项】停用对肝脏有损害的药物,适当休息,加强营养。

二十七、胆石症胆道感染

胆石症是指胆道系统(包括胆囊及胆管)的任何部位发生结石的疾病。其临床表现取决于结石是否已引起胆道感染,胆道梗阻以及梗阻的部位和程度。主要临床症状为:上腹或右上腹胀满不适,疼痛且向右肩胛放射,嗳气等消化不良症状,进食油腻可使症状加剧等,甚至出现胆绞痛、发热、黄疸等重急症。本病属中医学"结胸"、"胁痛"范畴。

【病因】中医认为胆为中清之腑,藏胆汁而以转输通降为顺,其功能既依赖于肝的疏泄,又促进脾胃运化。若情志不遂、过食油腻、虫积或外感均可影响肝胆疏泄和脾胃运化。肝胆气滞则胆汁排泄不畅,脾失健运则湿热内蕴,日久煎熬成石,气滞腑闭,血行不畅,化瘀壅脓,而成脓毒症。所以,本病应遵循疏肝、利胆、健脾、养胃的进补原则。

【辨证分型】

（1）肝胆气滞型　右上腹阵发性绞痛,痛引肩背,有轻度发热恶寒,口苦,食欲不振,或有恶心呕吐,舌苔黄腻,脉弦紧。多见于单纯性胆囊炎或无梗阻型胆结石。

（2）肝胆湿热型　右上腹持续性胀痛,或绞痛时作,痛引肩背,畏寒高热,口苦咽干,恶心呕吐,舌苔黄腻,脉弦紧。多见于急性胆囊炎及胆管结石有明显梗阻及感染者。

（3）血瘀热结型　右胁刺痛,持续日久,时有寒热,入夜尤甚,痛区可扪及肿块,腹胀,大便秘结,黄疸持续不退,唇有瘀斑,舌质紫黯,苔薄,脉弦数。多见于肝、胆管阻塞及多次手术复发的肝内胆色素结石。

（4）脓毒内盛型　脘胁绞痛,寒战高热,黄疸,腹部胀满,痛处拒按,便秘尿赤,汗出,甚则神昏谵语,舌质红绛,苔黄糙,脉细数。多见于坏疽性化脓性胆囊炎、梗阻性化脓性胆管炎、胆汁性腹膜炎及中毒性休克。

【进补原则】

（1）多吃植物蛋白质和新鲜蔬菜　应尽量食用大豆及其制品等植物蛋白质多的食品,以满足身体对蛋白质的需要。维生素和无机盐能改善机体的新陈代谢,增强机体抵抗力,预防感染,所以要注意补充。尤其是维生素 A 有助于胆管上皮的生长和保持其完整性,可以促进胆管疾病的恢复。便秘是胆囊炎、胆石症发作的诱因之一,而新鲜蔬菜中含有大量的维生素和无机盐,还含有大量的食物纤维,能够促进胃肠蠕动,保持大便通畅。

（2）限制饮食中的脂肪含量　高脂肪食物可促进缩胆囊素的产生,增加胆囊收缩。胆管括约肌不能及时弛缓时,便出现胆汁流出不畅,导致上腹部不适,甚至出现胆绞痛现象。一般情况下每日脂肪摄入量最好控制在 40 克左右,减少动物脂肪,适量增加植物油,如玉米油、豆油、菜油等。但是任何胆管疾病在急性发作期,应禁食脂肪类食物,采用高糖类的流质饮食。

（3）胆管疾病患者平时可多吃些具有清热、利胆、化石作用的食物及药物,如马兰头、大枣、绿豆、薏苡仁、米醋、郁金、金钱草、广木香、香附、白芍等,以及具有疏肝、消炎、溶石作用的饮料,如佛手片泡茶、金钱草茶、新鲜小麦嫩梗汤等。另外,胆管疾病患者可适量多吃些大蒜、洋葱、香菇、木耳等具有降胆固醇作用的食物,多饮水可以稀释胆汁,促进胆汁流出,防止瘀滞,从而起到防治胆管疾病的作用。

【注意事项】

（1）预防和治疗肠道寄生虫病和肠道感染,可显著降低胆结石的发病率。

（2）控制胆固醇的摄入对本病的防治有着重要的意义。通常情况下,每日膳食中的胆固醇含量宜控制在 300 毫克以内。平时不吃肥肉、脑、蛋黄、鱼子、动物内脏,但可进食鱼、瘦肉、蛋白、脱脂牛奶等。

（3）保持精神愉快和大便通畅。

（4）忌食刺激性食物和浓烈的调味品,如辣椒、咖喱、芥菜、芥末、咖啡、浓茶和烈酒等。

（5）平时烹调时宜用煮、烩、炖、焖等方法,忌用炸、煎、爆炒、油氽等方法。

【推荐疗方】

米仁山药粥:取薏苡仁 50 克,山药 30 克,粳米 50 克。常法煮粥,每日晨起温热服食。

泥鳅炖豆腐:取泥鳅 500 克,豆腐 250 克。将泥鳅去鳃、内脏,洗净放锅中,加食盐少许,水适量,清炖至五成熟,加入豆腐,再炖至泥鳅烂熟,隔日服一次。

清胆汤:取玉米须 30 克,茵陈蒿 15 克,车前草 30 克。共同煎汤,日服 2 次,2 周为一疗程。

橘络黄酒:取橘络、当归、红花各 6 克,黄酒适量。将前三味中药加入适量黄酒和水同煎。每天分 2 次服下。

栀子仁粥:取栀子仁 3～5 克,粳米 50～100 克。将栀子仁研成末,粳米煮粥至熟,加入栀子仁末,稍煮即可。每日早晚各 1 次,连服 3～5 天。

二十八、胰腺炎

胰腺炎可分急性和慢性。急性胰腺炎是一种胰腺及其周围组织被胰腺分泌的消化酶自身消化的化学性炎症。本病任何年龄均可发病,但以青壮年居多,女性多于男性。临床上有突然发作的上腹部剧痛,常伴有恶心和呕吐,严重者可有休克、呼吸衰竭及腹膜炎等表现,是常见的急腹症之一。病理变化轻者表现为水肿,重者呈现坏死和出血。早期血、尿或其他体液淀粉酶的增高,常有助于急性胰腺炎的诊断。慢性胰腺炎是指胰腺腺泡、胰等慢性进行性炎症、破坏和纤维化的病理过程,常伴有钙化、假性囊肿及胰岛细胞减少或萎缩,临床主要表现为腹痛、消瘦、腹泻或者脂肪痢,后期可出现腹部包块、黄疸和糖尿病等。本病属中医学"腹痛"、"脾心痛"、"泄泻"范畴。

【病因】中医认为,本病多因暴饮暴食,长期酗酒,损伤脾胃,积滞于中,酿湿化邪,邪热食滞互结,阻滞气机,不通则痛,导致腹痛,气滞血行不畅,而致瘀血内阻,形成腹块,湿热蕴蒸肝胆,而致黄疸;病久反复发作,而致脾气虚弱,运化失司,大便溏薄或泄泻;脾虚不能摄精,可导致水谷精微下注而为糖尿。所以,本病应遵循疏肝、利胆、健脾、和胃的进补原则。

【辨证分型】

(1) 气滞食积型　胁腹胀痛,阵阵而作,嗳气频作或干呕,甚则大便秘结,舌苔腻,脉弦。

(2) 脾胃实热型　脘腹满痛拒按,痞满不通,大便燥结,口干,苔黄厚腻或燥,脉滑数。

(3) 瘀热互结型　壮热寒战,腹痛如刀割,持续不解,拒按,恶心呕吐,大便秘结,口干烦躁,或见腹痛及腰背部有瘀斑,舌质紫黯,苔黄燥,脉洪数。

(4) 肝胆湿热型　脘胁疼痛,发热,黄疸,身重倦怠,恶心呕吐,舌苔黄腻,脉弦滑或数。

(5) 脾胃虚弱型　大便溏薄或泄泻,不思纳食,倦怠乏力,苔薄白或少苔,脉细弱。

【进补原则】

(1) 急性胰腺炎患者应禁食　因为食物和酸性胃液进入十二指肠后,可反射性地刺激和直接影响胰腺分泌消化酶,从而加重胰腺的负担,不利于胰腺炎的恢复。对于轻度胰腺炎,一般禁食1~3日,等腹痛和呕吐基本消失后,可选用如下流质:藕粉、果汁、米汤、去油肉汤、豆浆、菜汤等,以后逐渐转换成稀粥、面条,可酌加蛋类、鱼、瘦肉。随着病情的好转,再逐渐恢复常人饮食,但需较长时间保持低脂饮食。

(2) 胰腺炎患者在饮食中应尽量避免食用纤维素食物,忌生冷和容易产生胃肠胀气的食物,如红薯、玉米等。尤其应禁食油腻之物,在病情控制后,可适当选用些易于消化的含糖及维生素C丰富的食物。

【注意事项】

(1) 积极预防和治疗蛔虫病、胆石病以及胆道感染,以免诱发胰腺炎。

(2) 制止呕吐以保证服药是取得疗效的关键。呕吐、恶心轻者可少量多次服药;或服药时针刺内关、合谷止呕;或服药前肌注胃复安。呕吐、恶心严重者或腹胀明显伴麻痹性肠梗阻时,可作胃肠减压,并在间歇期经胃管定期灌药,灌药后关闭胃管2~3小时。

(3) 饮食有节,避免暴饮暴食,戒酒。

【推荐疗方】

清炖鲫鱼:取鲫鱼1条(约250克),橘皮10克,砂仁3克,调味品适量。将鲫鱼洗净,去鳞及内脏,将橘皮、砂仁包扎于纱布内,并将药袋纳入鱼腹内,加料酒、盐、葱,隔水清炖半小时后,去药袋,加少许味精即成。

柴栀冰糖茶:取柴胡10克,栀子6克,冰糖10克。将柴胡、栀子加清水500

毫升,浸透,旺火煎 5 分钟,去渣留汁,放入冰糖,溶化搅匀,代茶饮。

郁金虎杖茶:取郁金 250 克,虎杖 500 克,蜂蜜 1 000 克。将郁金、虎杖共入锅中,水煎 2 次,去渣留汁,同蜂蜜再放入锅中,文火煮沸 5 分钟离火,冷却后半瓶备用。每日 2 次,每次 1 匙,开水冲服。

佛手柑粥:取佛手柑 15 克,粳米 50 克。将佛手柑入沙锅,加清水 300 毫升,浸透,煎至 150 毫升,去渣留汁备用,粳米加水 1 000 毫升,煮粥,兑入药汁,煮 1~2 沸,每日 2~3 次,温热服食。

杞子大枣煲鸡蛋:取枸杞子 20 克,大枣 10 个,鸡蛋 2 个。将枸杞子、大枣入锅,加清水 500 毫升,煎至 350 毫升,再将鸡蛋入汤内,煮至蛋熟,食蛋饮汤。

二十九、功能性便秘

便秘即大便干燥,排便次数减少,排出困难,一般认为正常人摄入食物,经消化吸收后形成粪便,再排出体外,需 24~48 小时,平均为 27.6 小时,若超过 48 小时则可视为便秘,但由于食物的成分和个人排便习惯不同,也有很大差异。便秘由多种原因引起,如年老体弱、营养不良、妊娠、结肠癌等,但最常见的原因,一是饮食不当,食物过于精细,纤维素摄入量少;二是缺乏定时排便的习惯。本病属中医学"阳结"、"阴结"、"脾约"范畴。

【病因】中医认为便秘的形成,主要由于大肠传导功能失常。其病因归纳为以下四个方面。

(1)素体阳盛,肠胃积热 凡阳盛之体,或饮酒过多,或过食辛辣厚味,以致肠胃积热,或热病之后,余热未尽,津液耗伤,导致肠道干涩、燥结,形成热秘。

(2)情志失和,气机郁滞 忧郁思虑过度,情志不舒,或久坐少动,或术后肠道粘连,或肺气不降,均可导致大肠气机郁滞,通降失常,传导失职,糟粕内停而形成气秘。

(3)气血不足,阴津亏损 病后、产后及年老体弱之人,气血亏损,气虚则大肠传导无力;血虚则津枯不能滋润大肠,都可造成虚秘。

(4)阳虚体弱,阴寒内生 常食生冷,或过度使用苦寒药物,伐伤阳气,或年老体弱,真阳不足,脾肾阳虚,阴寒内生,留于胃肠,致阳气不通,糟粕不行,凝于肠道而成冷秘。

根据以上便秘形成的病因,应遵循补气、养血、滋阴、温阳的进补原则。

【辨证分型】

(1)热秘 大便干结,小便短赤,面红身热,口干口臭,腹胀或痛,舌质红,苔黄燥,脉滑数。

(2)气秘　排便困难,大便干结或不干,嗳气频作,胸胁痞满,甚则腹中胀痛,胃纳不佳,舌苔薄黄腻,脉弦。

(3)虚秘　根据症状可分为气虚和血虚两型。

(1)气虚　虽有便意,临厕努挣乏力,难以排出,挣则汗出气短,便后乏力,面色㿠白,神疲懒言,舌淡嫩,苔薄白,脉细弱。

(2)血虚　大便干结,面色无华,头晕目眩,心悸健忘,唇舌淡白;脉细。

(4)冷秘　大便艰涩,排出困难,小便清长,面色㿠白,四肢不温,喜热怕冷,腹中冷痛,舌质淡,苔薄白,脉沉迟。

【进补原则】

(1)多食多渣蔬菜、水果和粗粮、杂粮　因为这些食物富含纤维素,而纤维素不易被消化吸收,残渣最多,可增加肠管内容积,提高肠管内压力,刺激肠蠕动,有利于排便。常见的多渣蔬菜有芹菜、韭菜、菠菜、青菜等。

(2)平时多吃具有润肠通便的食物　如蜂蜜、黑芝麻、核桃仁、花生仁、香蕉、柿子、梨等。这些食物有良好的润肠通便作用,能使粪便滑润柔软,防止阻塞。洋葱、萝卜、南瓜、土豆、红薯等,食后易在肠内产气,可加快肠蠕动,有利于排便。

(3)每日要有足够的饮水量　特别是重体力劳动者,由于出汗多,肠管内水分被大量吸收,所以要治疗便秘,就要多饮水。根据中医"咸能软坚"的理论,如果能养成每日晨起空腹饮一杯淡盐开水,对治疗便秘有重要作用。足量饮水,可使肠道得到充足的水分,使大便通畅。

【注意事项】

(1)养成良好的排便习惯,每日定时排便,即使无便意,亦要按时去蹲厕。

(2)对便秘患者不可一味经常使用泻药或灌肠来解决排便;少用或不用可能引起便秘的药物,如阿托品、氢氧化铝等。

(3)积极治疗肠道疾病,尤其是在一些疾病恢复期,要及早采用预防便秘的措施。

(4)保证充足的睡眠时间,以免精神过度紧张。

(5)不嗜精细饮食,禁食辛辣刺激性食品,如辣椒、芥末、大蒜、咖啡、浓茶、烈酒等等。

【推荐疗方】

菠菜猪血汤:取菠菜200克,猪血150克,盐少许。将菠菜与猪血同煮,熟后加盐,然后饮汤。

猪心柏子汤：取猪心 1 个，柏子仁 15 克。将柏子仁纳入猪心内，清水炖熟，3 天吃一次。

黄芪蜜茶：取黄芪 15 克，蜂蜜 30 克。将黄芪入沙锅，加清水 500 毫升，煎至 300 毫升，去渣取汁，加入蜂蜜，和匀煮 1～2 沸，代茶饮不拘时。

蔗浆粥：取蔗浆汁 100 毫升，粳米 50 克。将新鲜甘蔗洗净，榨取浆汁备用，粳米加水 400 毫升，煮至开花后，兑入蔗浆汁，煮粥。每日早、晚温热服食。

决明润肠茶：取草决明 30 克，炒至适度，研碎，用沸水冲泡 5～10 分钟，代茶饮，每日 1 剂，不拘时饮服。

三十、慢性肾炎

慢性肾炎是慢性肾小球肾炎的简称，可发生在任何年龄，以中青年最多。此病分普通型、高血压型和肾病型。普通型者较常见，轻者表现为神疲乏力、食欲不振、轻度水肿，尿液检查可见红、白细胞，偶尔可有管型；重者表现为全身水肿、尿少，出现血尿、蛋白尿、管型尿。近来发现一种肾炎，它的临床表现与普通型相仿，其特点是常有血尿，且血中免疫球蛋白 A 增高。本病属中医学"水肿"、"虚证"范畴。

【病因】中医认为本病发生机制主要与肺、脾、肾三脏关系密切，尤以脾肾二脏阳虚为主要环节。三脏在水液调节上的作用各不相同，而又彼此密切相关，相互为用。任何一脏气化障碍，如肺失肃降，则布化失健；脾阳衰微，则运化无力；肾阳不足而气化乏源，三焦之气闭塞，决渎之能自废，致水因气闭，水因气壅而成水肿，或由于血水同源，"血不利则为水"，气滞瘀阻，导致水湿内停，也可引起水肿。若因肾气虚则固摄无权而精气外泄，而肾阳乏源主责于脾，脾虚则后天水谷精微失于充养而产生精气外泄，蛋白随尿排出。肾之阳虚，阴寒过盛则收引拘挛，致脉络不畅，血行受阻而引起高血压。后期由于蛋白质大量丢失，脾虚，后天充养乏源，中焦不能取汁化赤为血，故可见贫血。所以，本病应遵循益肺、健脾、补肾的进补原则。

【辨证分型】

（1）气阴不足　神疲乏力，心悸气短，纳少便溏，腰膝酸软，面色苍白。舌淡，苔薄白，脉弦细或弦缓。

（2）脾肾阳虚　形寒畏冷，神疲纳少，面色㿠白，全身水肿，可伴胸腹水，舌淡苔薄，脉细无力。

（3）肝肾阴虚　头晕，眼花，腰膝酸软，五心烦热，失眠。舌红少苔，脉弦细数。

（4）水湿浸渍　全身水肿，以腹部及下肢为重，身重困倦纳呆，胸闷，泛恶，苔白腻，脉濡。

（5）湿热壅滞　咽喉肿痛，皮肤疖肿，脘闷纳呆，口渴而不多饮，尿少色深，大便干结，舌质红，苔黄腻，脉滑数。

（6）瘀血内阻　面色黧黑，皮肤有瘀点或瘀斑，腰痛固定不移，尿中经常有红细胞。舌紫或有瘀斑，脉细涩。

【进补原则】

（1）合理补充蛋白质　慢性肾炎患者的肾功能尚可代偿时，即肾脏排泄血液中"剩余氮"的功能正常时，成人每日可供给蛋白质 80～120 克。这种补充蛋白质的饮食是有治疗意义的。因为慢性肾炎患者常出现蛋白尿，所以必须从饮食中加以补充。但应当注意，在肾脏排泄"剩余氮"的功能有障碍时，血中"非蛋白氮"超过正常水平，就不能增加蛋白质，相反必须限制饮食中蛋白质的含量。

（2）补充维生素和无机盐，多食新鲜蔬菜和水果，如冬瓜、金针菜、鲜藕、萝卜、番茄、蜜桃、梨、橘子、西瓜等。若每日尿量在 1 000 毫升以上时，不需控制钾。有高血钾和尿量在 1 000 毫升以下时，应控制钾的摄入量，选用低钾食物。每 100 克含钾量 100 毫克以下的食物有蛋类、猪肠、猪血、海参、面筋、藕粉、凉粉、菱角、南瓜、菜瓜等；含钾量在 300 毫克以上的有肉类、各种动物的内脏、鸡、鱼、虾米、海蟹、鳝鱼、花生、豆类、土豆、红薯、菠菜、芹菜、海带、大枣等。

【注意事项】

（1）感染常为致死原因，本病患者对感染抵抗力较低，故败血症较常发生，若临床见血压波动及血钾波动或呼吸衰竭时应考虑有无感染。对本病合并感染应以扶正为主，兼去毒邪。

（2）去除感染病灶如扁桃体等。

（3）注意休息，起居有节，防止受寒感冒。

（4）出现肾功能障碍时，应当限制水、钠摄入量。

（5）慢性肾炎患者应忌食辛辣刺激性食物，如辣椒、咖啡、浓茶、酒等，以及鹅、猪头肉、带鱼等海腥发物。

【推荐疗方】

甘蔗梢红花汤：取甘蔗梢一大把，红花 6 克，黄酒适量。把甘蔗梢切碎，红花浸入 500 毫升水中，与甘蔗梢同入锅内煮至 200 毫升，去渣后将酒倒入红花甘蔗汤内饮服。每日 1 次,连服 1 周。

冬瓜粥:取新鲜连皮冬瓜 80～100 克,或冬瓜子干品 10～15 克(鲜品 30 克),粳米适量,同煮粥。

鲜拌莴苣:取莴苣 250 克,黄酒、精盐、味精各适量,拌食。

雪羹汤:取荸荠及海蜇头(洗净去盐)各 30～60 克,煮汤,一日服完。

刀豆煮腰子:取刀豆 250 克,猪腰子 1 个,加调味品适量,同煮熟。

三十一、尿路感染

尿路感染是由细菌侵入泌尿道,在局部产生炎症反应所致。细菌以大肠埃希菌最多,为 60％～80％。尿路感染可分为上尿路(肾盂肾炎)和下尿路(尿道炎、膀胱炎)感染两类。下尿路感染可单独存在,而上尿路感染则常伴有下尿路感染。尿路感染的主要症状有发热、尿频、尿急、尿痛、血尿和脓尿,尿道口发红,有脓性分泌物。尿常规检查可见红细胞、白细胞,尿液细菌培养为阳性。本病属中医学"淋证"、"腰痛"范畴。

【病因】中医认为本病的病位在肾与膀胱,一脏一腑,经脉相连。秽浊之邪上犯膀胱或肝胆湿热下注膀胱,致使气化失司,水道不利;湿热蕴蒸,经络受阻,肾气失于宣泄,故见尿频、急、痛、发热、腰痛等一系列临床表现。湿热久恋,耗灼津液,损伤正气,可致正虚邪恋,气阴两亏或脾肾两虚而邪热未清,致使遇劳则发,缠绵不愈。所以,本病应遵循健脾、补肾、益气、养阴的进补原则。

【辨证分型】

(1)膀胱湿热,表里同病　小便频数,热涩刺痛,少腹胀满不适,伴发热,腰痛,口苦纳差,苔黄腻,脉滑数。

(2)湿热蕴积,热伤血络　小便热涩刺痛,尿色深红,甚则夹有血块,疼痛剧烈,伴心烦,发热,舌红苔黄,脉滑数。

(3)气阴二亏,湿热留恋　小便短涩刺痛时作时止,或不甚明显,腰膝酸软,神疲乏力,时有低热,伴眩晕,心烦,夜寐不安,尿色淡红,舌红少苔,脉细数。

(4)脾肾两虚,湿浊缠绵　小便短涩不甚,但淋沥不尽,时作时止,遇劳则发,腰膝酸软,神疲乏力,少腹坠胀,轻度水肿,舌淡,脉沉细。

【进补原则】

(1)调节饮食的酸碱性　经常改变尿液的酸碱度,亦可控制泌尿系统细菌繁殖,同时可增强抗菌药物的效果。因各种抗生素对泌尿系统的抗菌作用强度与尿液酸碱度有关,在尿液酸碱度条件合适的情况下,其抗菌作用大为增强。由于肾盂肾炎患者尿液中的酸碱度较正常人高,因此给予偏碱性的饮食有利于改善尿频、尿急、尿痛等膀胱刺激症状的作用。常见的碱性食品有豆腐、大豆、莴苣、萝卜、土豆、西瓜、南瓜、黄瓜、香蕉、柿子、牛奶等。

(2) 多饮水　对防治尿路感染具有重要作用,保持尿量每日达 1 800 毫升,有利于减少细菌繁殖机会,而达到对尿路的冲洗作用。在慢性期和缓解期最好每日清晨饮淡开水 500 毫升。在夏季因汗多,尚需增加水分的摄入。平时可多吃些含水分多的蔬菜、水果。同时选用汤水较多的饮食配餐,必要时可酌情喝些汽水、果子露等饮料。值得注意的是,对伴有肾小球肾炎及水肿少尿者,则不宜多饮水,宜用清热利水的中草药配制成的饮料代茶,这不仅可达到利尿的目的,且可增加杀菌、抑菌作用。

【注意事项】

(1) 应当重视对引起尿路感染的原发病的预防和治疗。

(2) 要做好阴部卫生,特别要注意妇女月经期、妊娠期、性生活后和女婴尿布卫生。

(3) 注意休息,起居有节,防止受寒感冒。

(4) 出现肾功能障碍时,应适当限制水、钠摄入量。

(5) 尿路感染患者应忌食温性食物,如羊肉、狗肉、兔肉和油腻食品。平时忌食辛辣刺激之物,如胡椒,咖啡、大蒜、烈酒等。

【推荐疗方】

绿豆米仁粥:取绿豆 50 克,薏苡仁 30 克,粳米 100 克。常法煮粥,加冰糖适量。每日早晚空腹服食。

荠菜花车前汤:取荠菜花 15 克,车前子 20 克,一起加水煎汤,每日 1 剂,日服 2 次。

芡实白糖桂花汤:取芡实 20 克,放入沸水中煮汤,加白糖、桂花适量,当点心食用。

葡萄藤饮:取野葡萄藤、萹蓄各 30 克,将两味洗净,加水煎成 100 毫升,去渣代茶饮,连服 10 天。

尿感茶:取海金沙 15 克,凤尾草 15 克,萹草 15 克,绿茶 5 克。先将前三味加水 1 000 毫升,煎沸 15～20 分钟,加入绿茶再沸 2 分钟即可。每日 1 剂,不拘时代茶饮。

三十二、缺铁性贫血

缺铁性贫血是指体内可用来制造血红蛋白的贮存铁已被用尽,红细胞生成障碍时所发生的贫血。血清铁浓度和血清转铁蛋白的饱和度均降低。其临床表现主要为乏力、活动后心慌气短、头晕、耳鸣、记忆力减退、妇女月经紊乱、皮肤和黏膜苍白。有的患者因胃酸缺乏引起胃肠功能紊乱,食欲减退,恶心呕吐,腹胀,腹泻。严重时可合并心慌、气短、心绞痛等。本病属中医学"血虚"、"虚劳"、"血枯"范畴。

【病因】中医认为本病病因较多,如饮食不当,劳倦内伤,虫积等损伤脾胃运化功能,致使气血生化无源,或因失血过多,均可导致本病。五脏之中,心主血,脾生血,脾统血,肝藏血,肾主骨生髓和血关系密切,故病变发生常和心、肝、脾、肾有联系。血虚之初,常以心、脾两脏为主,以后则影响肝肾两脏。因气和血相互依存,血虚不复,延致气虚,在临床治疗时,除辨病脏外,尚需注意补气方面,对血虚的恢复可起促进作用。所以,本病应遵循补气、养血、滋肝、益肾的进补原则。

【辨证分型】

(1) 气血两虚型　神疲乏力,倦怠,心悸失眠,眩晕健忘,面色无华、舌淡,脉细。

(2) 肝肾阴虚型　眩晕耳鸣,甚则耳聋,口干咽痛,潮热颧红,目涩昏花,急躁易怒,肢体麻木,筋惕肉瞤,遗精腰酸,两足痿弱,舌红少津,脉弦细数或沉细。

(3) 脾肾阳虚型　面色萎黄或面色苍白,食少,神疲乏力,少气懒言,恶寒肢冷,腹中冷痛,肠鸣泄泻,五更泄泻,完谷不化,遇劳则发,腰背酸痛,遗精阳痿,尿多或不禁,舌淡胖边有齿印,舌苔白,脉虚弱或沉迟。

【进补原则】

(1) 补充含铁食物　对于婴幼儿、青少年以及妊娠、哺乳期妇女,应进食含铁丰富的食物;对月经量过多的妇女和慢性失血的患者,也需多食含铁的食物。含铁丰富的食物有海带、紫菜、蘑菇、香菇、木耳、大豆制品、瘦肉、各种动物内脏(心、肝、肾)、芝麻酱等。

(2) 供给高蛋白质饮食,补充维生素C　蛋白饮食可促进铁的吸收,同时也是人体合成血红蛋白所必需的物质。维生素C为酸性药物,能将高价有机铁转变成无机亚铁(低价铁),有利于铁的吸收。所以平时应多吃富含维生素C的食物,如新鲜菠菜、芹菜、苋菜、番茄、桃子、葡萄干、菠萝、无花果等。还可将维生素

C 片剂或溶液同食物一起食用。另外,经过发酵的粮食也能提高铁的吸收率。因此,平时可多吃馒头、面包等。

【注意事项】

(1)病重者应注意卧床休息,轻者可以参加各项有益身体健康的文体活动,以增强体质和增强抗病能力。

(2)纠正不良的饮食习惯。长期素食和偏食的患者,注意荤素搭配,改变不良的饮食习惯。同时,应提倡用铁锅烹调,这样可增加铁的来源。

(3)在用铁剂治疗时应忌饮茶,以防铁被茶叶中的鞣酸沉淀而不能吸收。

【推荐疗方】

桂圆童子鸡:取童子鸡 1 只(约 1 000 克),桂圆肉 30 克,葱、姜、盐、料酒各适量。把鸡宰杀去内脏洗净,放入沸水中氽一下捞出,置入钵或汤锅,再加桂圆、调味品和水,上笼蒸 1 小时左右,取出葱、姜即可。趁热空腹食用,也可佐餐。

菠菜粥:取新鲜连根菠菜 100～150 克,粳米 100 克。将菠菜洗净,用手撕开,先放在开水中煮沸片刻,以除去草酸,随即捞出,再与粳米同煮粥,每日早晚服用。

大枣绿豆汤:取大枣 50 克,绿豆 50 克,放入锅内加水适量,煮至绿豆开花,加入适量红糖,每日 1 次,2 周为一疗程。

猪肝粥:取猪肝或羊肝 50 克,切末;盐、味精、姜、葱、猪油适量;红糯米 50 克,同煮粥服食。

酒蒸鸭血:取鸭血、盐适量,加清水,隔水蒸熟,入黄酒 20 毫升,稍煮片刻即成,饮后服。

三十三、血小板减少性紫癜

血小板减少性紫癜可分为原发性和继发性两种。原发性血小板紫癜的发病原因,到目前为止尚未肯定,一般认为与自体免疫有关,故又称特发性或自体免疫性血小板减少性紫癜。继发性血小板减少性紫癜,多与感染、药物中毒、再生障碍性贫血、白血病、尿毒症等有关。本病临床表现为皮肤黏膜广泛出血,为针尖大小的皮内或皮下出血,皮肤出血以四肢较多,也可为全身性出血斑或有血肿,偶见肉眼血尿。少数患者可发生颅内出血,这是死亡的主要原因。本病属中医学"血证"范畴。

【病因】中医认为本病的常见病因有:邪热入营血,火盛气逆,迫血妄行;阴虚内热,虚火蒸迫,血失安宁;情志抑郁,心脾失养或久病体虚、脾不统血,气不摄血;火热、气虚、外伤使血溢于脉外而留于肌肤或内脏,导致瘀血不去,出血不止。总的病机是,各种因素使血液不能循环运行或损伤脉络而溢于脉外。因此,本病应遵循益气、养阴、健脾、活血的进补原则。

【辨证分型】

(1)实热型 病势急,病程短,出血量多,色鲜红,质浓稠,皮肤瘀斑色深,鼻衄,龈血,咯血,便血,心烦口渴,喜冷饮,小便黄短灼热,舌红苔黄,脉弦数或滑数。

(2)阴虚型 病势缓,病程长,反复出血,血量较实热型少,午后潮热,咽燥口干,手足心热,大便干结。舌红少苔,脉细数。

(3)气虚型 病势缓而病程长,出血量多少不定,色淡质稀,面色㿠白,头晕,心慌,气短,神疲肢软,舌质淡胖,边有齿印,脉细弱。

(4)血瘀型 除出血症状外,可见出血色褐,另有固定性疼痛,呈刺痛,舌黯红或有瘀斑,脉弦。

【进补原则】

(1)凡是出血的患者,应给予富含维生素C和维生素K的饮食。维生素C可以增强血管壁的弹性和韧性,维护血管壁的完整性,从而减轻出血情况;维生素K参与形成使血液凝固的物质,因此有助于凝血和止血。富含维生素C和维生素K的食物有番茄、橘子、苹果、鲜枣、核桃、豌豆、扁豆、马兰头、荠菜、菠菜,以及各种动物的肝脏和鸡蛋等。另外,还应多吃连皮花生,因为花生衣有止血和促进骨髓制造红细胞、血小板的作用。

(2)本病在饮食进补方面,以食用高蛋白质、少粗纤维、易消化的饮食为原则。具体可采用半流质的形式,以每日4~5餐的方式配膳和用餐。在发热严重和出血较多时,应鼓励患者多饮水,必要时给予"补血饮食"。

【注意事项】

(1)平时适当加强体育锻炼,增强体质,提高免疫功能,对预防本病的发生或少发有益处。

(2)平时走路、骑车、工作、锻炼时,应注意不要碰撞身体,以免皮肤破损导致出血。

(3)避免食用过于粗糙和一切难以消化的食物,忌食油腻、生硬食物及虾、蟹等。

【推荐疗方】

炒花生:取连衣花生仁50克,炒熟食用,每天3次,连吃1周。

桑叶止血茶：取霜桑叶，不拘量；绿茶适量。将霜桑叶焙干研末，瓷罐封藏备用。用时取霜桑叶末 9 克，绿茶 3 克，煎沸或沸水冲泡，不拘时饮服。

炖阿胶：取阿胶 250 克，黄酒 2 匙，红糖 5 匙，炖烊后冷凝。开水冲服。冬至后服为佳。

黄芪大枣粥：取黄芪 30 克，大枣 10 个，粳米 50 克，将黄芪入锅加水 800 毫升，煎 30 分钟后，去渣留汁，入大枣、粳米，常法煮粥。每日早晚温热服食。

大枣粥：取大枣 50 克，粳米 100 克，共煮成粥，每日早晚空腹温热服食。

三十四、过敏性紫癜

过敏性紫癜又称毛细血管中毒症，是一种较常见的微血管变态反应性出血性疾病。本病是一种全身性血管性疾病，是由于小动脉和毛细血管对某些物质发生过敏反应，引起血管壁通透性增高，而出现渗出性出血和水肿。这些变化可累及皮肤、黏膜、胃肠道、关节和肾脏。主要临床表现为皮肤瘀点，腹部阵发性绞痛或持续性钝痛，关节疼痛以及不同程度的蛋白尿、血尿和管型尿。本病属中医学"血证"、"发斑"范畴。

【病因】中医认为过敏性紫癜发病与以下原因有关。

（1）外邪侵袭　表卫不固，风热外邪，邪热与气血相搏，损伤血络，溢于肌肤，发为紫癜。

（2）热盛迫血　热毒深入营血，或因脏腑功能失调，热自内生，热邪蕴蒸不泄，迫血妄行，外溢肌肤而成斑证。

（3）肝肾阴虚　肝藏血，肾藏精，精血互生，肝肾同源，精血皆属阴。肝肾阴亏，则虚火上炎，火旺灼伤脉络，外溢肌肤则肌衄发斑。

综上所述，对于过敏性紫癜应遵循清热、凉血、滋肝、补肾的进补原则。

【辨证分型】

（1）风热伤络型　起病急骤，皮下瘀斑发无定处，但以头面四肢为多见。斑形稍隆，轻度瘙痒，发热微恶风，或兼见关节肿痛，舌质偏红，苔薄黄，脉浮数。

（2）热盛迫血型　起病较急，肌表出现深红色瘀斑，间有身热，口渴，溲赤淋漓，大便干结，舌质红或有瘀点，苔黄，脉数。

（3）肝肾阴虚型　起病缓慢，紫癜色暗红，时发时隐，伴有腰膝酸软，头晕耳鸣，五心烦热，咽喉干痛，或有血尿，舌质红，苔光剥，脉细数。

【进补原则】

（1）过敏性紫癜患者常因出血过多而致贫血，因此要适当多吃富含蛋白质及补血食物,以补充机体的造血物质。这些食物主要有瘦肉、禽蛋、动物肝肾、菠菜、番茄、海带、紫菜、木耳、大枣、豆类及其制品。

(2)过敏性紫癜患者应多吃富含维生素 C 的食物。维生素 C 有降低毛细血管通透性和脆性的作用,所以患者多吃这类食物将有助于康复。富含维生素 C 的食物有柚子、橙子、柑子、苹果、柠檬、草莓、猕猴桃、番茄以及各种新鲜绿叶蔬菜等。

(3)食物过敏是引起本病的一种主要原因,许多食物中的异体蛋白质可引起过敏性紫癜。这些食物主要有鱼、虾、蟹、蛋、牛奶、蚕豆和菠萝等。如一旦发现某种食物有致敏作用,应终身禁食这种食物,同时也不可使用与这种食物接触过的炊具和餐具。另外,过敏性紫癜患者最好不要食用自己从未吃过的新鲜花蕾之类的蔬菜,因为植物花粉也是一种较常见的致敏物质。

【注意事项】

(1)过敏性紫癜患者应注意冷暖,预防感冒。

(2)过敏性紫癜患者的饮食,既要保持各种营养,又要使食物尽量清淡,避免食用香燥、辛辣刺激性食物,如辣椒、大蒜、咖啡、浓茶、酒以及浓烈的调味品。

(3)有肾脏损害者,应限制食盐和水分的摄入。

【推荐疗方】

花生仁大蒜煲:取花生仁、大蒜各 100 克,放入沙锅内,文火炖熟。隔日 1 次,连食 5 天。

莱菔绿豆饮:取莱菔子 30 克,绿豆 100 克。先将绿豆磨细粉备用;莱菔子捣烂,用布包扎好,放入锅内,加水 500 毫升,煮 20 分钟后,去莱菔子,加入绿豆粉,调匀。每日早晚温热服食,连食 5 天。

藕节荞麦叶汤:取藕节 4 个,荞麦叶 100 克。加水煎服,不拘时代茶饮。

大枣粥:取大枣 50 克,粳米 100 克。将粳米淘净,加水适量,和大枣一起常法煮粥。每日早晚温热服食。

猪蹄汤:取猪蹄 1 只,花生仁 50 克,大枣 10 个,一起加水炖至烂熟,分次服食。

抗过敏汤:取乌梅 3 克,防风 10 克,生甘草 6 克,大枣 10 个,生地炭 15 克,仙鹤草 15 克,女贞子 12 克,墨旱莲 15 克。加水煎服,每日服 1 次。

三十五、白细胞减少和粒细胞缺乏症

白细胞减少和粒细胞缺乏症是由多种原因引起的一组综合征。当周围血液中的白细胞计数持续低于 $4×10^9$/升,中性粒细胞百分数正常或稍低时,可称为白细胞减少症或白细胞减少状态。如果周围血中的白细胞计数低于 $2×10^9$/升,中性粒细胞极度减少,甚至完全缺乏,称为粒细胞缺乏症。白细胞减少和粒细胞缺乏症患者可出现神疲乏力、头晕恶心、持续低热、心悸失眠、双足酸胀、咽喉疼痛、关节痛、口腔及鼻咽部黏膜发生溃疡,甚至坏死等症状。本病属中医学"虚劳"范畴。

【病因】 中医认为本病的病因较多,或禀赋薄弱,或劳倦内伤,或药物伐损,或病后失调均可致病,但总不离"虚"字,病位可涉及肺、脾、肝、肾,但主要以脾肾气虚为主。所以,应遵循益肺、健脾、补肝、温肾的进补原则。

【辨证分型】

(1)气血两虚型 面色苍白,神疲乏力,眩晕心悸,失眠健忘,舌淡苔薄,脉细。

(2)肺肾两虚型 头晕目眩,少气懒言,自汗,易于伤风感冒,舌淡苔薄,脉虚大。

(3)肝肾阴虚型 腰酸背痛,足膝酸软,遗精耳鸣,口干咽燥,大便干结,头晕目眩,急躁易怒,肢麻筋惕,脉弦细数,舌红少苔。

(4)脾肾阳虚型 腰膝酸软,阳举不坚,畏寒肢冷,小便清长,大便溏薄,胃口不佳,少气懒言,神疲乏力,面色萎黄,舌淡胖,边有齿印,脉沉细或沉迟。

【进补原则】

(1)给予高蛋白质饮食 本病患者抗病力极差,而蛋白质则能提高机体的免疫能力,而且要使粒细胞发育完全正常,使其总数恢复正常,必须以蛋白质作为物质基础。因此,补充蛋白质具有非常重要的意义。高蛋白质食物主要有瘦肉、动物的肝、家禽、牛奶、蛋、豆类及其制品。

(2)补充维生素 维生素可以促进白细胞的生长发育,有助于粒细胞的增殖和分化。因此,患者要多吃富含维生素的食物,尤其是需要补充维生素 B_1、维生素 B_{12}、维生素 C 和叶酸。这些食物主要包括酵母、谷类、花生、蛋黄、新鲜绿叶蔬菜和果汁等。

(3)白细胞减少和粒细胞缺乏症患者如果伴有高热、感染及脓毒血症时,应补充足够的水分,同时将高蛋白质的食物制成流质或半流质,这样有利于消化和吸收。含维生素丰富的食物,烹饪时间不宜过长,以免破坏营养成分。

【注意事项】

(1)由于患者抵抗力差,居室要求阳光充足,空气流通,经常用50%食醋熏蒸消毒。

（2）要预防感冒，避免皮肤感染，保持皮肤清洁，勤洗澡，勤换内衣，勤理发。

（3）饭后漱口，加强口腔护理。

（4）调畅情志，劳逸结合。

（5）定期随访血象和骨髓象。

【推荐疗方】

桂圆山楂汤：取桂圆肉 30 克，山楂 15 克，红糖 30 克，荷叶 1 片。一起加水煎煮。每日 2 次饮服，喝汤吃桂圆肉。

大枣花生汤：取大枣 50 克，花生仁 100 克，红糖适量。先将大枣洗净用温水泡发，花生仁先煮后片刻，然后加入大枣，用文火煮半小时，加入红糖，分 3～4次服食。每日 1～2 次。

猪肝当归羹：取猪肝 150 克，当归 20 克，盐少许，先将当归入锅加清水 1 000毫升，浸透，煎 20 分钟，去渣留汁，猪肝洗净切片，然后一起加精盐用文火煮至猪肝烂熟服食。

熟地炖羊肾：取熟地黄 30 克，羊肾 1 对，调味品适量。将熟地用纱布包扎，羊肾洗净切片，放入沙锅内，加水适量，文火炖熟服食。

木耳大枣粥：取黑木耳 30 克，大枣 10 个，粳米 100 克。将黑木耳、大枣用温水浸泡 1 小时洗净，与粳米一起煮粥服食。

三十六、病毒性肝炎

病毒性肝炎是多种肝炎病毒引起的传染病，具有传染性较强、传播途径复杂、流行面广泛、发病率较高等特点。临床主要表现为乏力、食欲减退、恶心、呕吐、上腹部不适、肝区胀痛、肝肿大及伴有不同程度的肝功能损害，部分患者有黄疸和发热。病毒型肝炎分甲型、乙型、丙型、丁型、戊型 5 种。甲型肝炎主要发生于儿童及青少年，乙型肝炎较多发生于 20～40 岁青壮年，丙、戊型肝炎的发病者以成人较多。本病一年四季均可发病，但以秋季发病率较高。本病属中医学"胁痛"、"黄疸"、"瘟黄"等范畴。

【病因】中医认为本病外因为感受湿热疫毒之邪，内因为正气不足，肝脾失调，急性期以湿热郁蒸，气机阻滞等邪实为主，慢性期以外邪缠绵、脉络瘀阻、肝郁脾虚、肝肾不足等虚实夹杂为主，但病程日久，阴损及阳，又可导致肾阳亏虚；重型以疫毒鸱张，邪热闭窍，正气欲脱为主；瘀胆型则以湿热留恋，血瘀脾虚为主。所以，本病应遵循健脾、补肾、滋肾、活血的进补原则。

【辨证分型】

(1) 湿热蕴结　面目及周身肌肤发黄,脘腹胀满不适,恶心呕吐,口苦,身热,尿赤,苔黄腻,舌质红,脉弦滑数。多见于急性黄疸型肝炎。

(2) 肝郁气滞　胁胀痛或腹胀满,嗳气频作,纳呆乏力,发热口渴,大便秘结,苔薄黄或腻,脉弦数。多见于急性无黄疸型肝炎。

(3) 脾虚湿困　面色苍黄,肢体困倦,胁腹胀满不适或隐痛,胃口不佳,大便溏薄,苔腻,舌质淡,脉濡缓。多见于慢性迁延性或活动性肝炎。

(4) 气滞血瘀　面色晦暗,胁下胀痛或刺痛,或有积块,胸脘闷胀,颈部、臂部可见赤丝血缕,手掌鱼际肌殷红,鼻衄牙宣,舌黯红,脉细涩。多见于慢性活动性肝炎及部分迁延性肝炎。

(5) 肝肾阴虚　胁痛隐隐,头晕耳鸣,目糊,心烦不寐,口干唇燥,腰膝酸软。舌质红少苔,脉弦细数。多见于慢性活动性肝炎。

(6) 热毒炽盛　起病急骤,卒然壮热,黄疸迅速加深,其色如金,胁痛腹满,神昏谵语,或见衄血,便血,或肌肤出现瘀斑,舌质红绛,苔黄燥,脉弦滑数。多见于重症肝炎。

(7) 湿热挟瘀　面目俱黄,日久不退,脘腹胀满或疼痛,面色晦滞,频频泛恶,口渴欲饮,大便秘结,舌质黯红,苔黄腻,脉弦细。多见于瘀胆型肝炎。

(8) 肾阴亏虚　胁痛隐隐,缠绵不休,面萎或黧黑,腰膝酸软,畏寒肢冷,或遗精带下,舌淡苔薄白,脉细尺弱。多见于慢性活动性肝炎后期,或乙肝表面抗原阳性的病例。

【进补原则】

(1) 给予高糖类饮食　病毒性肝炎患者在饮食中需要大量易消化的糖类,通常认为蜂蜜、白糖最好。由于糖类在体内氧化代谢过程中需要维生素 B_1,因此,在予高糖类饮食时,应增加富含维生素 B_1 的食物,或者直接补充维生素 B_1 制剂。

(2) 给予高蛋白质饮食　蛋白质为机体的主要部分,它参加体内各种重要的功能活动。对于肝炎患者,大量补充蛋白质,能促进肝细胞的再生和修复,使患者早日恢复健康。在选用高蛋白质食物时,除了注意食物中所含蛋白质总量高之外,还应选用"完全蛋白质食物"。所谓"完全蛋白质"指这些食物中的蛋白质含有各种"必需氨基酸"。这些食物包括牛乳、蛋类、动物内脏、瘦肉、鱼类、甲鱼、鸽子、鸡蛋、大豆等。

(3) 给予高维生素食物　病毒性肝炎患者的饮食中,应尽量选用富含维生素 A、B 族维生素、维生素 C 和维生素 K 的食物,如各种新鲜蔬菜和水果,特别是广柑、大枣、番茄、红薯、花生仁、黄瓜等。同时应供给适量的纤维素,以刺激胆汁的分泌和防止便秘。

【注意事项】

(1)急性肝炎或慢性肝炎活动期在发病后,应隔离 30 天左右,患者应注意休息。

(2)病毒性肝炎患者应少吃脂肪多的食物,同时还应限制胆固醇多的食物。另外,要禁食各种酒类和陈腐有毒的鱼、肉、咸菜等食物。

【推荐疗方】

猪肝粥:取猪肝 100 克,小茴香适量,同煎,待猪肝熟后去茴香,加糖、酱油,再用文火煮 10 分钟,取出猪肝切碎,拌入粥内,洒少许葱、姜末服食。

绿豆赤豆汤:取绿豆、赤豆各 30 克。白糖适量。将绿豆、赤豆加水同煮,待烂熟后,加白糖,代茶饮。

茵陈煮鸡蛋:取茵陈 30 克,鸡蛋 3 个,同煮至变黑时弃汤吃蛋。每日 1 剂,以黄疸消退为度。

番茄炒牛肉:取鲜番茄 250 克,牛肉 100 克。将番茄、牛肉洗净切片,先以热油爆炒牛肉,然后放入番茄,加适量盐、味精调味,佐餐。

绿豆枣仁藕:取绿豆 200 克,酸枣仁 50 克,连节藕 4 节。将绿豆、酸枣仁先用冷水浸泡半小时,鲜藕切断纳入绿豆、酸枣仁,灌满后将切下的藕节盖在原切口处,用竹签刺穿,平放于锅内,加水将藕浸没,旺火煮至藕酥烂,加适量白糖,吃藕喝汤,当早餐食用。

三十七、菌痢

菌痢是细菌性痢疾的简称,是由痢疾杆菌引起的一种肠道传染病。分为急性菌痢和慢性菌痢两种,一年四季均可发病,但以夏秋季发病为多。临床主要表现为发热、腹痛、腹泻、里急后重、下痢脓血等。急性中毒性菌痢,可见突发高热、精神萎靡、意识不清、四肢厥冷等,甚至可危及生命。人群对本病有普遍的易感性,幼儿及青壮年发病较高。本病属中医学"痢疾"范畴。

【病因】中医认为本病多由外感"湿热疫毒"之邪,内伤饮食生冷,损及脾胃与肠形成。中医一般将菌痢分为湿热痢、疫毒痢、寒湿痢、休息痢等,以湿热痢为常见,寒湿痢、休息痢多因湿热痢治疗不及时,或治疗不当,迁延日久而成。所以,本病应遵循清热、解毒、健脾、和胃的进补原则。

【辨证分型】

（1）湿热痢　表现为腹痛，里急后重，下痢赤白，每日数次或十余次，肛门灼热，小便短赤，舌质红，苔黄腻，脉滑数。

（2）疫毒痢　表现为发病急骤，腹痛剧烈，里急后重，痢下鲜紫脓血，每日可高达数十次，高热口渴，头痛烦躁，甚至昏迷痉厥。舌质红绛，舌苔黄燥，脉滑数。

（3）寒湿痢　表现为下痢赤白黏冻，白多赤少，或纯为白冻，伴有腹部疼痛，得温则缓，里急后重，胃部饱胀厌食，头身困重，舌质淡，苔白腻，脉濡缓。

（4）休息痢　表现为下痢时发时止，日久不愈，发作时腹痛，里急后重，大便有黏冻或见脓血，饮食减少，神疲乏力，肢倦怯冷，舌质淡，苔白腻，脉细。

【进补原则】

（1）急性期　患者应禁食 12～24 小时，然后给予清淡、易消化的流质饮食，如稀藕粉、稀米粥、蛋花汤、面汤等，并应按少量多餐的原则，每天 5～6 次为宜。在维持最低营养的同时，主要是补充水分，此期患者不宜进食牛奶、豆浆、汽水等易引起肠胀气和腹泻的食物。

（2）好转期　应给患者半流质饮食，如面条、稀饭等，也可适当吃些饼干、糕点、瘦肉汤。另外，患者可选食酸牛奶、大蒜、苹果等有治疗作用的食物。酸牛奶可增加营养，能抑制肠道杆菌的生长。大蒜能杀灭痢疾杆菌，又可增加食欲。苹果中的果胶有杀菌、解毒和止血作用。

（3）恢复期　患者可适当多吃些高蛋白质、高维生素、低脂肪食物，如鱼、蛋、瘦肉、家禽、香蕉、菠萝等。烹饪应以碎、细、软、烂为宜，禁食炸、爆、煎等食物。

【注意事项】

（1）彻底治愈细菌性痢疾，以免迁延不愈，转成慢性结肠炎。

（2）注意隔离患者，控制传染源。

（3）饭前便后要洗手。

（4）不吃未经煮熟的食物。

（5）限制甜食、豆类食品。

【推荐疗方】

苋菜拌蒜泥：取苋菜 100 克，大蒜头 1 只，香油少许。将苋菜洗净切段备用，大蒜头去皮捣烂。铁锅倒入油后，立即将苋菜放入，然后置于旺火上炒熟，撒上蒜泥。

黄连白头翁粥：取川黄连 3 克，白头翁 30 克，粳米 100 克。将黄连、白头翁放入沙锅，加清水 300 毫升，浸透，煎至 150 毫升，去渣留汁。粳米加水 1 000 毫升，煮至米开花时，兑入药汁煮成粥。每日 3 次。温热服食。

橄榄膏：取橄榄(青果)500 克，郁金 25 克，明矾适量。将橄榄去核，捣烂，加水适量，同郁金一起加水煎成浓汁，去渣，再煎 3 次过滤去渣，然后下明矾收膏。每日 2 次，每次 1 汤匙，温水送服。

姜糖茶：取鲜姜 6 克，红糖 30 克，绿茶 10 克。三味同用沸水冲泡约半碗，待泡浓时顿饮，每次 1 汤匙。

烹鸭肝：取鸭肝 1 具，葱、姜、盐、食油少许。将鸭肝切片，按常法加油及调料烹炒。每日服 2 次，连服 2 日。

三十八、肺结核

肺结核是肺部感染结核杆菌所致的一种传染病。主要临床症状为午后潮热、盗汗、食欲不振、消瘦及咯血、胸痛。肺结核是一种慢性消耗性疾病，本病属中医学"肺痨"范畴。

【病因】中医认为肺结核的致病因素，主要有两个方面，一为外因感染，"瘵虫"伤人；一为内伤体虚，气血不足，阴精耗损，病变主脏在肺，可累及脾肾，甚至传遍五脏。病理性质在于阴虚。

(1)阴虚肺热　阴虚肺燥，肺失滋润，肺损络伤，而反映出"阴虚生内热"的病变。

(2)肺脾两虚　肺虚耗夺脾气以自养，则脾亦虚。脾虚不能化为水谷精微上输以养肺，则肺亦虚。

(3)肺肾阴虚　肾为肺之子，肺虚肾失滋生之源，或肾虚相火灼金、上耗母气，则可见肺肾两虚。

综上所述，本病应遵循滋阴、润肺、健脾、补肾的进补原则。

【辨证分型】

(1)阴虚肺热　午后潮热，手足心热，干咳无痰，或痰少不易咳出，咳则胸痛，或痰中带血，形体消瘦，夜间盗汗，舌苔薄，舌尖红，脉细数。

(2)肺肾阴虚　午后潮热，夜间盗汗，腰脊酸软，头晕耳鸣，心烦失眠。咳呛气急，痰少质黏，或吐稠黄量多之痰，咯血。形体消瘦，男子遗精，女子经闭，舌质红绛而平，苔薄黄或剥，脉细数无力。

(3)肺脾两虚　午后潮热，剧烈咳嗽，干咳无痰，或痰中带血，痰呈泡沫状，气短乏力，大便溏薄，面色㿠白，颧红，舌质嫩红，边有齿印，苔薄白，脉细弱而数。

【进补原则】

（1）给予足量的蛋白质和脂肪，以满足身体消耗的需要　摄入的蛋白质和脂肪应以植物蛋白质和植物脂肪为主，如大豆、豆腐、豆奶等富含植物蛋白的食品。动物蛋白以鱼类和鸡蛋为宜。脂肪的供给，除吃一些植物油外，还可食用芝麻、核桃、花生仁等食物。

（2）增加摄入维生素和无机盐　维生素在提高机体代谢率方面有重要作用。维生素 A 能增强患者的抗病力。B 族维生素和维生素 C 可参与多种代谢，并有增加食欲和提高肺与血管等组织功能的作用。维生素 D 可以帮助钙质吸收，促进结核病灶的钙化。人体在新陈代谢过程中，不断消耗无机盐，若机体缺乏无机盐，就会出现神疲乏力症状，且钙质对促进病灶钙化有很重要的作用。因此，在日常饮食中要多吃一些富含以上营养成分的食品，如糙米、动物肝脏、奶类、豆浆、蛋黄，以及新鲜蔬菜和水果等。

（3）少吃甜食　人体感染细菌以后，血液中的白细胞会通过其吞噬作用将细菌包围消灭。如果食用过量的甜味食品，白细胞的吞噬作用就会减弱，所以平时应少吃甜食。

【注意事项】

（1）保持情绪乐观，树立战胜疾病的信心。

（2）做到生活有规律，节制房事，劳逸适度。

（3）肺结核患者应忌温热、香燥之品，如辣椒、桂皮、生姜、浓茶、咖啡、羊肉等。

（4）避免食用生冷食物，如冰淇淋、棒冰等，少吃菠菜、毛笋等发性食物。

（5）经常呼吸新鲜空气，并进行气功锻炼。

【推荐疗方】

银耳羹：取干银耳 3 克，冰糖 20 克，鸽蛋 1 只。将干银耳泡 20 分钟后揉碎，加水一碗，旺火煮沸后加入冰糖，文火炖烂。鸽蛋打开后文火蒸 3 分钟，再加入炖烂的银耳羹中，煮沸即可。如无鸽蛋也可用鸡蛋。

百合汁：取鲜百合 2～3 个，洗净，捣汁用温开水和服。

羊肉焖萝卜：取羊腿肉 1 000 克，白萝卜 100 克，干橘皮 2 只，生姜 3 片，植物油、精盐、黄酒适量。先将羊肉洗净，切片，放油锅内爆炒 5 分钟，入生姜片、黄酒，加冷水半碗，烧沸 10 分钟，与萝卜、橘皮一同倒入大沙锅内，加冷水浸没，煮沸，加黄酒 1 匙，精盐适量，改文火煨至羊肉、萝卜酥烂，佐餐。

大蒜白及粥：取紫皮大蒜 15～20 瓣，白及粉 5 克，粳米 100 克。将大蒜去

最新实用家庭进补手册

皮,入沸水中煮 1 分钟后捞出,粳米淘净,加入大蒜水中煮粥,沸后加入大蒜,调入白及粉搅匀。早晚空腹热食。

猪肺百合党参汤:取猪肺 250 克,百合 30 克,党参 15 克。将猪肺洗净,挤净血水,与百合、党参共放入锅内,加水,文火煎煮,熟后调味,喝汤吃肺。每日 1 剂,分 2 次服。

三十九、伤寒

伤寒是由伤寒杆菌或副伤寒杆菌引起的急性肠道传染病,临床主要表现为持续高热,汗出不解,脘痞身重,特殊中毒状态,相对缓脉,脾肿大,玫瑰疹等。一般起病较缓,病势缠绵,病程较长。本病属中医学"湿温"范畴。

【病因】中医认为本病由于感受湿温病邪,弥漫三焦,而以中焦脾胃为主,病势缠绵,变化多端。初起湿郁于表,为时甚短;继则湿热流连气分,历时较长;日久则化燥化火,热入营血;后期邪衰正伤,致气阴两亏。所以,本病应遵循益气、养阴的进补原则。

【辨证分型】

(1) 湿重于热,邪遏卫气　发热畏寒,头痛且重,身重肢倦,胸脘痞闷,苔白腻,脉濡缓。

(2) 湿重于热,湿郁三焦　发热午后为甚,不渴或渴不欲饮,汗出热不退,头痛,身重肢倦,表情淡漠,大便溏薄,舌淡红、苔白腻,脉缓。

(3) 湿热并重　发热胸闷,渴不多饮,脘痞呕恶,肢体重痛,胸腹白痞,或肌肤斑疹,苔黄腻,脉细滑。

(4) 热重于湿　持续高热,面红目赤,心烦气粗,口渴欲饮,身重脘痞,苔黄腻,脉濡数。

(5) 热入营血　身热以夜间为甚,烦躁不宁,甚则谵妄,大便下血,舌质红绛,脉细数。

(6) 余邪未尽,气阴两伤　身热退而未尽,形体消瘦,胸脘胀闷不适,神疲乏力,苔黄而干,或光剥无苔,脉细弱。

【进补原则】

(1) 供给高热量饮食　伤寒患者由于持续高热,基础代谢率增高,据测定体温每升高 1℃,基础代谢率就加速 13%,所以成年人每天应从饮食中摄入足量的热量。若食欲欠佳,每日也要保证供给 8 368 千焦热量,其中糖类应占总热量的50%以上。

（2）供给高蛋白质饮食　由于伤寒患者长期发热，蛋白质分解增多，所以身体消耗很大。通常情况下，伤寒患者每日每千克体重应补充 1.5～2.0 克蛋白质。其中营养价值较高的动物蛋白质应占 40% 以上，这样有利于组织的修复和增强机体抗病能力。

（3）补充足量的水分　发热时患者通过皮肤和呼吸增加了蒸发，所以应鼓励患者多喝些汤水，如米汤、菜汤、蛋花汤、肉汤、豆浆、果子露等，一般成人以每日 2 000～3 000 毫升为宜。补充足量的水分，有利于各种代谢废物和毒素通过尿液、汗液排出体外，从而减轻全身中毒症状。同时，患者还需补充足够的维生素和无机盐，特别是维生素 C 和 B 族维生素，有利于促进肠黏膜损伤部位的愈合。

【注意事项】

（1）高热期间，应卧床休息。

（2）对患者进行隔离治疗至症状消失，大便培养需连续 3 次阴性以上为止。

（3）注意饮水、食物及粪便卫生管理，注意个人卫生，切断传播途径。

（4）预防接种三联预防针。

（5）应禁食坚硬、生冷、油炸和粗纤维的食物，如芹菜、韭菜、菠菜等，以及辛辣刺激性食物，更不要暴饮暴食。

【推荐疗方】

薄荷茶：取薄荷 3 克，绿茶 3 克，放入杯中，加沸水，稍煮片刻即可。不拘时代茶饮。

苦瓜汁：取新鲜苦瓜 2 条，糖少许。将鲜苦瓜一剖两瓣，除去内瓤后洗净，切碎捣烂成泥，加入糖后拌匀，榨汁，去残渣后食用。

牛肉土豆汤：取黄牛肉适量，土豆 30 克。将土豆洗净削皮，切片。黄牛肉用姜、盐调味，共煮至汤成浓汁，吃牛肉、土豆，喝汤。

白扁豆粥：取新鲜白扁豆 100 克或干扁豆 50 克，粳米 100 克。常法煮粥。每日早晚温热服食。

苦参陈皮饮：取苦参 30 克，陈皮 15 克。共加水煎汤。每日服 2 次。

四十、单纯性甲状腺肿

单纯性甲状腺肿是由于碘摄入不足或代谢障碍所致的甲状腺代偿性增生肥大，一般不伴有甲状腺功能异常。本病是一种常见病，有地方性和散发性两种。地方性甲状腺肿广泛见于世界各个地区，主要是离海较远、海拔较高的边远山区。散发性甲状腺肿则无地区性限制，在我国亦颇常见。本病好发于青年，女性多于男性,尤其妊娠期、哺乳期的妇女更为多见。根据其临床特征,本病属中医学"瘿病"范畴。

【病因】气郁痰结,水土失宜,饮食失调,气阴两虚是致发瘿肿的主要因素。久居高山地区,常饮沙水,偏食萝卜、木薯等,影响脾胃运化功能,使气机不畅,津聚成痰,气滞痰凝,壅结颈前,则形成瘿病。病程日久,由气及血,血行瘀滞,以致痰、气、瘀三者互结,瘿肿则呈弥漫性肿大并有结节。壅结之甚,如囊如袋,下垂至胸,压迫气管,影响肺系,则出现胸闷、憋气、咳嗽等症。所以本病应遵循健脾、化痰、益气、养阴的进补原则。

【辨证分型】

(1)气郁痰结 颈部一侧或两侧呈弥漫性肿大,微胀,皮色如常,边缘不清,按之柔软不痛,随喜怒而消长,有时可扪及大小不等的结节,严重时可出现咳嗽、胸闷、憋气等症状。舌质红,苔薄白,脉弦。

(2)气阴两虚 颈部一侧或两侧呈弥漫性肿大,质软,微肿,可伴有夜寐盗汗,神疲乏力,口渴欲饮,大便不爽,小便短赤,舌质红,苔薄白,脉细而无力。

【进补原则】

(1)增加饮食中碘的摄入量 由于碘的摄入量不足是导致单纯性甲状腺肿的主要原因,因此,必须在饮食中增加含碘食物,如多吃海带、紫菜、海藻、海蜇等海产品。此外,海鱼、蛤蜊、虾皮中也有不少碘质。地方性单纯性甲状腺肿患者应坚持服用碘盐。食盐是人们必用的调味品,在食盐中加入碘,有大面积防治单纯性甲状腺肿的重要作用。

(2)少吃萝卜、黄豆、白菜等食物 有研究报道,萝卜、黄豆、白菜中含有某些物质可引起甲状腺肿。但是,有时为了保持机体的营养平衡,这类食物加碘烹调后也可食用。

【注意事项】

(1)针对水土因素加强预防措施。高原边远山区居民应食用碘化盐,进行集体性预防。

(2)处于青春期、妊娠期、哺乳期和绝经期妇女,尤其要多吃含碘丰富的海产品,对预防甲状腺肿有重要作用。

(3)单纯性甲状腺患者平时应保持心情舒畅,坚持治疗,注意观察瘿肿颈部的变化,定期复查,防止癌变。

【推荐疗方】

紫菜瘦猪肉汤:取紫菜15克,瘦猪肉100克。将猪肉洗净,切块,和紫菜一起加清水适量煮汤,待将熟时入精盐、味精等调味品后服食。

海带绿豆汤:取海带 60 克,绿豆 150 克。将海带洗净切丝,和绿豆一起加水煮汤,待绿豆煮烂熟,加红糖调服。

青柿汁蜜膏:取青柿子(未成熟者)1 000 克,蜂蜜适量。将柿子洗净,去蒂,切碎、捣烂,用纱布挤压取汁。将柿汁放在锅中煮沸,改用文火熬成浓稠膏状,加入蜂蜜,搅匀,再煎如蜜,停火冷却后装瓶备用。每次 1 汤匙,以沸水冲溶饮用,每日 2 次。

紫菜淡菜汤:取紫菜 15 克,淡菜 50 克。将紫菜洗净,淡菜清水浸透,入瓦锅内加水同煨,至熟即可食用。

桑葚醪:取鲜桑葚 1 000 克,糯米 500 克,酒曲适量。将桑葚洗净,捣烂用纱布绞挤取汁,将汁与糯米按常法煮焖成干饭,待凉,加入酒曲,拌匀,发酵成为酒醪。

四十一、甲状腺功能亢进症

甲状腺功能亢进症(简称甲亢),是由多种病因所致甲状腺功能亢进,甲状腺素(TH)分泌过多引起的一种综合征。临床以高代谢综合征、神经和血管兴奋性增强、不同程度的甲状腺肿大及突眼等为特征。按其病因不同可分为多种类型。其中最常见的是弥漫性甲状腺肿伴甲亢,约占全部甲亢患者的 90%。本病多发于 20~40 岁的女性,发病常以郁怒、精神创伤为诱因,也有的在急性感染后发病。甲亢的主要症状是怕热多汗、易饥多食、大便次数增多、乏力、消瘦、心慌、心动过速、心律不齐、紧张兴奋、性情急躁、手颤、月经不调、阳痿等。本病属中医学"瘿病"范畴。

【病因】

(1)情志内伤　长期愤郁恼怒,忧愁思虑,均能导致肝失条达,致气机阻滞,津聚痰凝。

(2)饮食所伤　水土失宜,五味偏嗜,影响脾胃功能,致脾胃运化失司。

(3)体质因素　素体阴虚,常因内热,耗伤气津;妇女经、孕、产、乳与肝经气血有密切的关系。两者遇有情志及饮食等致病因素,常可引起气郁痰结等病理变化。

综上所述,本病应遵循健脾、和胃、清肝、滋阴、益气、养血的进补原则。

【辨证分型】

(1)肝经实火　颈前中度肿大,质软,光滑,皮色如常,心烦易怒,恶热,自汗,面部红赤,口干而苦,眼球突出,手指震颤,耳如蝉鸣,舌质红,苔黄燥,脉弦数。

(2)气郁痰结　颈前正中肿胀,质软不痛,眼球突出,胸胁胀闷,性情急躁,偶觉心悸失眠,苔薄白,脉弦。

(3)心肝阴虚　颈前肿块或大或小,质软光滑,手指震颤,心悸怔忡,形体消瘦,头晕目眩,口干咽燥,舌质红,少苔或无苔,脉细微数。

(4)心肾阴虚　颈前肿大,目突手颤,口干目涩,心悸怔忡,五心烦热,腰膝酸软,女子月经量少或闭经,男子阳痿,性欲减退,舌红无苔或少苔,脉细数。

【进补原则】

(1)给予高热量的饮食　甲亢患者的新陈代谢异常增快,耗氧量增加,产热量增多,而散热也加速。因此,为了补充机体所需要的热量,甲亢患者在饮食中应适量增加高热量的食物。

(2)给予高蛋白质饮食　甲亢患者分泌大量甲状腺素,会加速机体内蛋白质的分解,出现"负氮平衡"。因此,甲亢患者在饮食中应大量补充蛋白质,但不宜过多食用动物蛋白质。因为动物蛋白质会刺激新陈代谢加速,故应尽量吃植物蛋白丰富的食物。

(3)给予高糖饮食　甲亢患者分泌出的甲状腺素,会大量消耗体内的糖分,为了补充肝糖原和增加心肌及骨骼肌的能源,甲亢患者应多吃含糖量高的食物。

(4)给予富含维生素的食物　甲亢患者由于基础代谢增高,对新陈代谢所必需的维生素,尤其是维生素 B_1、维生素 C 和维生素 A 的需要量增多。因此,甲亢患者在饮食中应多吃含维生素的食物。

(5)甲亢患者在日常饮食中应补充一些含蛋白质、脂肪、糖类、维生素、钙、磷丰富的食物,如红薯、芋头、豆制品、牛奶、蛋类、白糖、骨粉、软骨、蔬菜、水果等,也可选食一些具有滋阴、平肝、潜阳作用的食物,如鳖甲、乌龟等。

【注意事项】

(1)保持心情稳定,恬静愉快,注意休息,避免紧张的脑力劳动和重体力劳动。

(2)甲亢患者应禁食刺激性食物,如辣椒、干姜、酒、咖啡、浓茶等,以免增加患者的兴奋状态而加重病情。

(3)突眼不能闭合者,应戴黑色眼镜,以防强光和灰尘刺激,睡眠时用抗生素眼膏、纱布或眼罩,可防治眼结合膜炎和角膜炎的发生。

【推荐疗方】

萝卜海带汤:取海带 150 克,陈皮 10 克,生牡蛎 30 克,海蛤壳 10 克,同煮。

水沸后30分钟,将药液滤出,取出海带切丝,把萝卜250克切块,同置入煎好的药液中,加少量鸡汤或肉汤、盐、味精,用文火煮至萝卜熟而入味为宜。吃菜喝汤。

五味粥:取酸枣仁10克,五味子6克,麦冬10克,嫩莲子20克,龙眼肉20克。先将酸枣仁、五味子捣碎,与麦冬同煮,浓煎取汁;莲子发胀后,去莲心,入水中煮烂待用。取粳米100克,常法煮粥,至八成熟时,兑入酸枣仁等浓煎药汁,加入莲子、龙眼肉,煮熟即可。食用时可加红糖调味。

五汁饮:取雪花梨1只,鲜藕1节,甘蔗6段,荸荠15只,水萝卜1只,各自切碎捣汁后,兑入杯中搅匀饮服。

干烧冬笋:取冬笋300克,切成梭子块,置入油锅低温炸成金黄色,捞出控油,再放入空锅中,加清汤、料酒、酱油、白糖、味精等调料,及枸杞子10克,麦冬10克,鲜菊花6克,生栀子3克,用旺火烧开后改用文火,烧至卤汁干,即可食用。

鲫鱼炖豆腐:取鲫鱼1尾(约250克),豆腐2块,油、盐、葱、味精各适量,共炖汤服食。

四十二、痛风

痛风是一组嘌呤代谢紊乱引起血中尿酸浓度过高并沉积所致的疾病。临床以高尿酸血症、急性反复发作性痛风性关节炎、痛风石沉积、肾实质性损害、尿酸结石形成为特点。本病分原发性和继发性两种,原发性是由先天性酶缺乏所致,继发性可因肾脏病、血液病、肿瘤等多种原因引起。根据本病临床以关节病变为主要表现,属于中医学"痹证"、"历节风"范畴。

【病因】

(1)风寒湿痹　常因居住寒冷潮湿,或因气候冷热交错,易使人体正气亏耗,风寒湿邪得以乘虚袭入,阻滞经络,致气血运行不畅,形成痹证。痹证虽因风寒湿邪互杂为患,人感之则有偏胜,因风邪偏胜者,以风为阳邪,善行数变,故见肢节疼痛,游走不定之行痹;因寒邪偏胜者,以寒主收引,其性凝滞,故见肢节疼痛,痛不移处,遇寒增剧之痛痹;因湿邪偏胜者,以湿性重着黏滞,故见肢节重着、肿痛、麻木之着痹。

(2)风湿热痹　常因劳伤耗气,肌腠疏松,卫外不密,或受风、淋雨、涉水,以致风热之邪与湿相并,乘虚侵袭,痹闭经络,或素体阴虚,痹证经久不愈,邪痹经脉,郁而化热,故热痹以经络蓄热为主,症见关节红肿热痛、脉数等。

（3）痰瘀痹阻 痹证经久不愈,气血津液运行不畅之病变日甚,血脉瘀阻,津液凝聚,以致痰浊瘀血互杂,脉络痹涩,渐至关节肿大畸形,关节周围结节,皮肤瘀斑,屈伸不利等。

（4）气血虚痹 痹证日久,阳气阴精耗伤,气血虚而肝肾损,致虚实互杂,临床易见肌肉消瘦、面色萎黄、腰脊酸软、关节疼痛、僵硬等症。

综上所述,本病应遵循化瘀、活络、益气、养血的进补原则。

【辨证分型】

（1）风寒湿痹 关节疼痛,风邪偏胜的关节肿痛呈游走性,或伴有寒热,局部皮肤麻痒脱屑;寒邪偏胜的关节疼痛剧烈,痛有定处,屈伸不利;湿邪偏胜的肢节肿痛重着,肌肤麻木,遇阴雨、霉湿、雾露之时,诸症加重。舌苔薄白,脉弦紧或浮缓。

（2）风湿热痹 关节焮红肿痛,病势较急,发热肢困,汗出不解,口渴胸闷,小便黄赤,舌红,苔黄,脉数。

（3）痰瘀痹阻 关节疼痛,日久不愈,渐至肿大畸形,关节周围结节,皮肤瘀斑,屈伸不利,舌体肿胀,紫黯,尖布瘀点,舌下静脉瘀胀,脉象沉弦或细涩。

（4）气血虚痹 痹久不愈,肢节酸痛重着,甚则僵硬,屈伸不利,伴见腰脊酸软,神疲乏力,肌肉瘦削,面色萎黄,舌淡苔白,脉象细弱或濡弱。

【进补原则】

（1）痛风患者在饮食中要减少嘌呤的含量。正常人饮食中嘌呤含量为600～1 000毫克,痛风患者每日饮食中所含嘌呤量应控制在200毫克以内,故应禁食高嘌呤食物,如动物的心、肝、脑、肾、蚝、沙丁鱼、酵母等。

（2）限制饮食中蛋白质的含量 蛋白质在体内新陈代谢过程中,易导致尿酸盐形成,而尿酸盐是产生痛风的重要因素,所以,在平时饮食中要限制蛋白质的含量。通常情况下,蛋白质摄入量应控制在每千克体重1克左右。另外,糖类应低于总热量的60%,果糖宜少服,以免增加腺嘌呤核苷酸的分解,加速尿酸盐形成。

（3）多吃碱性食物,忌食酸性食物 体内尿酸盐含量增多可产生和加重痛风病情,所以,醋、杨梅、柠檬等酸性食物应少吃;而碱性食物可降低血液中的酸度,增加尿酸盐的溶解度,避免尿酸沉积成为痛风结石。因此,平时应多吃蔬菜、水果、馒头、饼干及植物性食物等碱性食物。有缓解和治疗痛风病情的作用。

（4）痛风患者如没有心脏病和肾脏病,应鼓励其多饮水。由于大量的液体进入体内后可稀释血液中的尿酸浓度。一般情况下每日尿量应维持在2 000毫升以上为宜。另外,痛风患者在平时饮食中应多吃富含维生素C和维生素B₁的食物,及藕粉、牛奶、鸡蛋、植物油、坚果等食物。

【注意事项】

(1)避免使用对肾脏有损害的药物,特别注意不要使用抑制尿酸排泄的药物,对已有尿酸增高者更应注意。

(2)避免过度劳累、紧张、受寒、关节损伤。

(3)忌烈性酒、浓茶、咖啡、辣椒、大蒜等刺激性食物。

(4)急性发作期应卧床休息,抬高患肢,减轻疼痛,注意保暖及避寒。

(5)对有高尿酸家族史者,应定期复查血尿酸。

【推荐疗方】

橙子煎:取橙子1个,蜜糖30克。先将橙子用水浸泡去酸味,然后带皮切开与蜜糖水同煮成汁,不拘时饮服。

鲤鱼包红豆:取鲜活鲤鱼1条(约700克),赤小豆70克,陈皮6克,草果5克,葱末、姜块、鸡汤及味精各适量。将活鲤鱼宰杀去内脏及鳞,洗净,把洗净的赤小豆、陈皮、草果填入鱼腹内。把鱼装入盘内,加鸡汤、葱、姜、盐、胡椒,上笼蒸熟即成。

玉米豆枣粥:取玉米50克,白扁豆25克,大枣50克,粳米100克。将前三味洗净,和粳米一起加水适量,常法煮粥,每日早晚温热服食。

茅根粥:取鲜茅根200克(干品50克),粳米100克。先将茅根加适量水煎煮,水沸后半小时捞去药渣,再加淘净的粳米煮粥。每日早、晚温热服食。

珍珠母粥:取珍珠母120克,粳米50克。先将珍珠母置入2 000毫升水中煎汤,再将药汁和粳米一起常法煮粥,调味后,每日早晚温热服食。

四十三、腺垂体功能减退症

腺垂体功能减退症又称阿狄森病,是由于下丘脑或垂体的多种病损,使垂体的全部或绝大部分组织被破坏后而导致的功能减退症。其主要由于产后大出血、垂体肿瘤、手术或颅内感染等原因导致腺垂体组织破坏,不能合成与释放某些垂体促激素所致。临床表现为多个周围内分泌腺的继发性功能减退。本病属中医学"虚损"、"产后痨"范畴。

【病因】

(1)精血亏损 大多见于产后失血过多,百脉空虚,气随血耗,脏腑失养,以致精血不易骤生,形成劳损,而致面色苍白、无乳或少乳、闭经、毛发脱落等症。

(2)气血两虚 常因饮食不节,劳倦过度,亡血失精,病后失于调摄,而致气血亏虚,脏腑经络失于气血温煦、滋润和荣养,临床表现为神疲乏力、气短懒言、头晕心悸、面色萎黄等症。

（3）脾肾阳虚　肾为先天之本,肾阳即元阳,为人身生机之源,脾为后天之本,为气血生化之源,如因禀赋不足,房事不节,劳倦过度,皆可导致脾肾不足,阳虚则脏腑失于温养,生机衰退,出现畏寒肢冷、性功能减退、女子闭经、男子阳痿。综上所述,本病应遵循益气、养血、健脾、温肾的进补原则。

【辨证分型】

（1）精血亏损　肢软乏力,面色萎黄,腰酸腰痛,乳汁减少或无乳,月经量少或闭经,阴毛、腋毛脱落,舌淡,脉细弱。

（2）脾肾阳虚　面色苍白,腰膝酸软,形寒肢冷,嗜睡倦怠,纳差,大便秘结,下肢水肿,毛发脱落,女子闭经,男子阳痿,舌淡体胖,边有齿印,脉沉细或沉迟。

（3）气血两亏　肢体倦怠,短气懒言,头晕心悸,失眠多梦,面色萎黄,咽干口燥,性欲减退,毛发脱落,男子阳痿遗精,女子月经涩少或经闭,舌质淡红,苔少,脉沉细。

【进补原则】

（1）要大量补充钠盐和尽量多饮水　本病患者机体内常处于缺钠状态,而且每天从尿中和汗液中排出比正常人更多的钠,所以在饮食中应增加钠盐的摄入量。通常成人至少每日需补充15～30克钠盐,且应尽量多饮水。如果饮水有困难,可采用菜汤、牛奶、含水丰富的蔬菜和水果等多种形式,增加患者的摄水量。

（2）在饮食中要增加糖量　阿狄森病患者常有低血糖症状,这是由于新陈代谢紊乱,糖原的异生减弱,肠道吸收葡萄糖能力降低,故要增加饮食中的糖类,以满足机体的需要。患者要以米、面和其他淀粉多的食物作主食,并适量补充一些白糖和果糖。另外,阿狄森病是一种较严重的消耗性疾病,故应增加营养,尤其在饮食中多吃一些富含蛋白质和多种维生素的食物,尤其是维生素 C 和维生素 B_1,以帮助疾病的痊愈,促进康复。

（3）要控制富含钾的食物　阿狄森病常有高血钾的症状,血钾过高会加重病情,甚至导致死亡,所以在饮食中要限制钾盐,通常成年人每日饮食中的钾应控制在 1.5 克以内。常见的高钾食物有紫菜、海带、黄豆、红薯、荸荠、青豆、赤小豆、绿豆、豇豆、毛豆、蚕豆、肉汁、肉汤、香菇、黑木耳、黑枣等。另外,许多蔬菜、水果和其他果实的皮壳中含钾较多,故在食用蔬菜时,应先将其放在大量的水中煮一下,使其中的钾溶于水,然后倒去其含钾的水而用菜;吃水果应削去皮壳,以减少钾的摄入量。

【注意事项】

（1）做好产前检查，积极预防和妥善处理分娩过程中的出血。

（2）对于其他原因引起休克，应积极抢救。

（3）早期发现垂体肿瘤，并给予合理治疗，避免肿瘤发展晚期而导致本病。

【推荐疗方】

河虾炒韭菜：取鲜河虾 150 克，韭菜 100 克。将两味洗净，韭菜切短段，加适量油、盐炒熟，佐餐。

龟羊汤：取羊肉 500 克，龟肉 250 克，枸杞子 10 克，制附子 10 克，当归 10 克，加适量调料，炖烂熟，去药渣后食肉饮汤。

北黄芪杞子炖子鸽：取北黄芪 30 克，枸杞子 30 克，子鸽 1 只。将鸽子去毛及除去内脏，加水，三物同炖至鸽肉熟，调味佐餐。

鸡肝菟丝子汤：取雄鸡肝 1～2 具，菟丝子 10～15 克。将鸡肝洗净，菟丝子用纱布包扎，然后两味一起加水煎煮，吃鸡肝喝汤。

四十四、糖尿病

糖尿病是一种由于体内胰岛素的绝对或相对分泌不足而引起的以糖类代谢紊乱为主的全身性疾病。临床以多饮、多食、多尿、消瘦、尿糖及血糖增高为特征。本病临床可分为无症状期（隐性糖尿病）和症状期（显性糖尿病），并可分为 1 型（胰岛素依赖型）和 2 型（非胰岛素依赖型）。前者多为青少年，起病急，消瘦，病情重，有酮症。必须用胰岛素治疗。后者多发生在中年以后，病情轻，较稳定，肥胖，不易发生酮症，一般不用胰岛素治疗。本病属中医学"消渴"范畴。

【病因】中医认为本病主要由于素体阴虚，五脏柔弱，复因饮食不节，过食肥甘，情志失调，劳逸过度，而导致肾阴亏虚，肺胃燥热。以阴虚为本，燥热为标。病延日久，阴损及阳，阴阳俱虚，阴虚内热，耗灼津液使血行涩滞而成瘀血。阴损及阳，阳虚寒凝，亦可导致血瘀内阻。所以，本病应遵循滋阴、补肾、益气、活血的进补原则。

【辨证分型】

（1）肺燥胃热型　烦渴多饮，易谷善饥，形体消瘦，口干舌燥，舌边光红，脉滑数。

（2）肾阴亏耗型　尿频量多，稍置后尿浑浊如糖水，腰酸乏力，口干，舌红，或舌光红无苔，脉细数。

（3）阴阳俱虚型　尿频清长,稍置后混浊如糖水,面色黧黑或㿠白,或有水肿,或大便溏薄,甚则腹泻,畏寒怯冷,神疲乏力,舌淡苔白,脉沉细无力。

（4）瘀血内阻型　病程日久,迁延不愈,或本病合并心脑血管病变,舌质黯,或有瘀斑、瘀点,脉细涩。

【进补原则】

（1）合理分配糖类、脂肪、蛋白质这三种人体必需的营养素。蛋白质的供给量应略高于正常人。脂肪供给量不宜过高,因为高脂肪饮食会妨碍糖的利用,并易引起酸中毒,但也不能过分限制脂肪的摄入量。糖尿病患者容易引起动脉硬化,平时宜多食用植物油,少吃富含胆固醇的食物。糖类的供给量对糖尿病患者应特别加以注意,原则上应根据患者的具体情况限制糖摄入量,但也不能过低。因为饮食中糖含量太少,机体会由于缺糖而利用脂肪供给热量,这样更容易发生酸中毒,所以糖类的供给量应适当。不过,食物中不宜用纯糖,只用食物本身所含的糖便行。

（2）注意维生素、无机盐和食物的摄入,以调节体内代谢的功能。据报道,维生素 B_1 缺乏,可使糖尿病进一步恶化。糖尿病患者可多吃一些富含膳食纤维的新鲜蔬菜和水果、海菜。膳食纤维在维持血糖平衡方面起着重要的作用。实验证明,含有膳食纤维的食物,其中的葡萄糖要在小肠较远端的部位才被吸收,因而不致于使血糖突然升高。同时,多食含膳食纤维的食物,容易使人产生饱胀感,这样可避免因糖尿病患者贪食而引起血糖升高。

（3）另外,糖尿病患者饥饿时,一般用蔬菜充饥,以鸡毛菜、小白菜、大白菜、油菜、莴苣、空心菜、芹菜、韭菜、藕、白萝卜、番茄、冬瓜、豌豆等为宜。梨、桃、菠萝、南瓜、西瓜、牛奶、兔肉、羊肚等,对此病有辅助治疗作用。

【注意事项】

（1）应合理控制饮食,以利病体的康复。

（2）协助患者建立有规律的生活制度,做到劳逸结合。

（3）每天进行太极拳和气功活动,除并发活动性肺结核或严重心血管病外,应鼓励患者适当参加体力劳动。

（4）保持精神愉快,情志舒畅。

（5）平时应禁烟酒和辛辣刺激性食物。

【推荐疗方】

生地粥:取生地黄 30 克,加水煎汤,煮沸 15 分钟后滤渣,入粳米 100 克,常法煮粥。每日早晚温热服食。

炒苦瓜：取鲜苦瓜 100 克，切片，加油、盐适量，炒吃，每日 3 次，连食 10 天。

石榴汁：取鲜石榴 250 克，榨汁，分 3 次饭前饮服。

清蒸鲫鱼茶：取活鲫鱼 250 克，绿茶 10 克。将鲫鱼去肠杂，洗净，绿茶填塞鱼肚内，置盘中，隔水清蒸，至烂熟，不加调味品淡食。

豇豆汤：取带壳豇豆（干品）30～60 克，水煎后，吃豆喝汤。每日 1 剂，分 2 次服。

四十五、肥胖病

肥胖病又称肥胖症，是由于人体内脂肪堆积过多所造成的疾病。当进食热量多于人体消耗量而以脂肪的形式储存体内超过标准体重 20％时或体重指数大于 24 者，即为肥胖症。无明显病因者，称单纯性肥胖症；具有明确病因者，称继发性肥胖症。本病儿童、中年、老年均可发生，属中医学"肥胖"、"痰湿"、"肿胀"等范畴。

【病因】

（1）饮食因素　饮食是人们赖以生存的物质条件。若食量过大，肥甘过多，体内膏脂丰满，易使人胖；若膏脂内蓄，壅滞不化，影响脾胃运化功能，湿从内生，留于孔窍，横溢肌肤，使人体臃肿肥胖。

（2）情志因素　平素心情开朗，情绪和悦，心地坦荡，脾胃无疾，水谷精微吸收完全，体内无过多消耗，使人"心宽体胖"；若因长期喜坐好静，终日无所用心，导致疏泄功能怠懒，运化失司，体内膏脂停蓄不化，则致体形肥胖如肿。

（3）运动因素　长期缺少锻炼，气血运行不畅，影响脾胃运化功能，水谷精微失于输布，化为膏脂和水湿，膏脂蓄于内脏，水湿流溢于肌肤，而致肥胖。

（4）体质因素　肾为先天之本，主藏精，为人体生长、发育、生殖之源。"禀赋有余，其人多肥"，说明先天精气，决定人体素质，禀有所异，即遗传因素，对肥胖有一定影响。

肥胖病在少儿、中年、老年均可发生，多因禀赋所异。饮食、活动、情志等多种因素互为影响，诸因相合，是增加肥胖病的重要因素，其病机为正气虚衰，体内膏脂壅滞，以脾肾不足为本，湿、痰、脂、瘀为标，从而产生多种证型。所以，本病应遵循健脾、补肾、祛痰、燥湿、化瘀的进补原则。

【辨证分型】

（1）胃热脾滞型　肥胖体丰，面色红润，多食，消谷善饥，口渴喜冷饮，口苦口臭，大便秘结，舌红苍老，苔黄厚而干，脉滑数。

（2）脾虚不运型　肥胖，过去有饮食过多史。口淡无味，食后腹胀。大便时溏，神疲乏力，怠惰嗜卧，少气懒言，自汗，面色萎黄，女子白带量多，舌质淡红，胖嫩，有齿印，苔白，脉缓弱。

（3）痰浊阻络型　肥胖，平素嗜酒喜甘，胸脘痞满，咳喘痰唾、呕恶痰涎，神疲嗜睡，肢体困重，头晕目眩，心悸，舌质淡红，苔黄腻，脉弦滑。

（4）气滞血瘀型　肥胖体满，气短息促，心胸憋闷，刺痛，活动加重，胁肋胀痛，口唇紫绀，皮肤花纹，面色黯黑，舌质紫黯，苔黄而润，脉细涩。

（5）脾肾阳虚型　形体肿胖，年迈体衰，形寒肢冷，气喘吁吁，夜尿频繁，腰膝酸软，下肢水肿，大便溏薄，甚者遗溺，舌体淡胖，苔白，脉象细弱。

【进补原则】

（1）掌握正确的饮食方法　肥胖患者不宜过食和集中饮食，狼吞虎咽会使食物得不到充分咀嚼就进入胃中，必然导致饮食过量。因为咀嚼不仅可使食物与唾液充分混合，有利于营养素吸收，还可通过神经反射使人产生饱胀感。而集中饮食的人，多有肥胖的倾向，因此，肥胖者应采用少食多餐的原则。另外，肥胖患者临睡前进食，易使大量热量被积蓄而产生肥胖。

（2）注意坚持低盐饮食　低盐饮食是肥胖患者的基本要求。在减重期间每日供给1～2克盐，待体重下降至正常范围内，每日可维持3～5克。因为低盐可减少肥胖病患者常有的水潴留，减轻体重。对食欲旺盛者，低盐可降低患者的食欲。同时，低盐也是高血压、冠心病等肥胖病患者常见并发症的预防措施之一。

（3）注意营养，摄入适量蛋白质　肥胖患者要控制饮食，主要是减少糖类和脂肪的摄入，但也应适可而止，过多的减量是不正确的。同时要注意补充蛋白质。每千克体重至少每日供给1克蛋白质，可适量吃些鱼、鸡蛋、瘦肉和豆制品。此外，还要多吃新鲜蔬菜，以保证维生素和无机盐的摄取。

【注意事项】

（1）加强体育锻炼　运动可改善神经、内分泌的功能，恢复新陈代谢的正常调节，促进脂肪的消耗。运动项目可根据自己的情况来选择，如散步、打太极拳、骑自行车、游泳、打乒乓球等，开始时由小运动量逐步过渡到中等强度的运动量。

（2）肥胖患者应调整食谱　严格限制高脂肪、高糖类和高热量食物。

【推荐疗方】

赤小豆粥：取赤小豆150克，粳米50克。先将赤小豆洗净，浸泡2～3小时，煮烂后加粳米，常法煮粥。每日早晚服食。

冬瓜粥：取新鲜带皮冬瓜100克，粳米100克。先将冬瓜洗净切碎，与粳米煮粥。每日早晚温热服食。

海带草决明汤：取海带 25 克，草决明 15 克。水煎，滤出药渣，吃海带饮汤。

醋黄豆：取黄豆 150 克，醋 250 毫升。将黄豆炒 20～25 分钟（勿炒焦），冷后装瓶至 1/2 处，加醋浸泡，密封，避光，5～6 天后服食。每日早晚各服 6 粒。

白茯苓粥：取白茯苓 20 克，粳米 50 克。先将白茯苓研为细粉，与粳米煮粥。每日早晚温热服食。

四十六、神经衰弱

神经衰弱属于心理疾病的一种，是一类精神容易兴奋和脑力容易疲乏、常有情绪烦恼和心理生理症状的神经症性障碍。神经衰弱是由于大脑神经活动长期处于紧张状态，导致大脑兴奋与抑制功能失调而产生的一组以精神易兴奋，脑情绪不稳定等症状为特点的神经功能性障碍。神经衰弱的特征是易兴奋，易激惹，易衰竭，常有失眠、头痛、抑郁、注意力涣散，记忆力减退和情感脆弱等。中医属"不寐"、"郁证"范畴。

【病因】西医认为是超负荷的体力或脑力劳动引起大脑皮质兴奋和抑制功能紊乱，而产生神经衰弱综合征。研究证明，神经衰弱多是抑郁症。就心理学的观点而言，神经衰弱被认为是可由素质、躯体、心理、社会和环境等诸多因素引起的一种整体性疾病。中医认为病位主要在心，与肝、脾、肾密切相关，七情，即喜、怒、忧、思、悲、恐、惊会诱发疾病，有虚实之分，实证多由肝郁化火，痰热内扰而致，虚证多由心脾两虚、心肾不交而致。

【辨证分型】

（1）实证

① 心火亢盛　失眠，心烦，口干，舌燥，口舌生疮，小便短赤，舌尖红，苔薄黄，脉数有力或细数。

② 肝郁化火　头晕头痛，失眠多梦，烦躁易怒，面红目赤，胸胁胀痛，口苦，便秘尿黄，肌肉紧张，麻木震颤，舌质红，苔薄黄，脉弦数。

③ 痰热内扰　失眠头重，心烦懊恼，胸闷脘痞，头晕目眩，吞酸恶心，痰多口苦，舌质红，苔黄腻，脉滑数。

（2）虚证

① 阴虚火旺　虚烦不寐，烦躁不安，焦虑紧张，头晕耳鸣，手足心热，心悸健忘，急躁易怒，口燥咽干，腰膝酸软，乱梦遗精，舌红少津，苔薄少，脉细数。

② 心脾两虚　失眠多梦，心悸易醒，头晕目眩，神疲乏力，多思善虑，健忘，

面色萎黄,口淡无味,食少便溏,舌质淡,苔薄白,脉细弱。

③ 心肾不交　心悸怔忡,头晕失眠,耳鸣健忘,烦热盗汗,腰酸腿软,男子遗精阳痿,女子月经不调,咽干口苦,舌尖红,苔薄少,脉细数。

【进补原则】

(1) 多吃调节神经,有镇静催眠作用的食物　如小米、小麦、核桃、莲子、桂圆、百合、桑葚、莴苣、牛奶、蛋类、面包、大枣、苹果、香蕉、白扁豆、黑木耳、紫菜、海带、猪心、甲鱼等。特别是小米,中医认为,其味甘性微寒,能健脾和胃,养心安神。现代研究,小米中含色氨酸高,能促进大脑神经细胞分泌血清素而具有镇静催眠作用。

(2) 多吃锌、铜含量丰富的食物　研究发现,缺锌可影响脑细胞的能量代谢及氧化还原过程。铜与人的神经系统关系密切,人体缺铜会使神经系统的内抑制过程失调。因此,神经衰弱者在饮食中应有意识地多吃一些富含锌铜的食物。含锌丰富的食物有牡蛎、鲱鱼、瘦肉、黄鱼、动物肝肾、乳制品、核桃、苹果、花生、栗子、蛋黄、芝麻等;含铜丰富的食物有乌贼、鱿鱼、蛤蜊、蛏子、蚶子、淡菜、河蚌、田螺、泥鳅、羊肉、蘑菇、豌豆、蚕豆、玉米、硬果等。

【注意事项】

(1) 神经衰弱患者忌食甜食,甜食是让神经系统兴奋的食物,食用后会增加大脑兴奋性,加重病情。但是一般食物和水果里的糖是可以接受的。

(2) 神经衰弱患者要树立健康的人生观,培养乐观主义精神,建立与疾病作斗争的信心,争取早日恢复健康。

【推荐疗方】

酸枣仁粥:取酸枣仁 20 克(炒),粳米 100 克。将酸枣仁捣烂布包入锅,加水 1 000 毫升,煎 20 分钟,去枣仁,加粳米,常法煮粥。每晚睡前温热服食。

合欢花粥:取合欢花 15 克,粳米 100 克,红糖适量。将前三味同入沙锅内,加水 1 000 毫升,常法煮粥。每晚睡前温热服食。

参归炖猪心:取猪心 1 只,党参 10 克,当归 6 克。将猪心洗净,党参、当归布包。前三味入沙锅同炖熟,去药渣,加调料适量,饮汤,吃猪心。

糖水百合:取百合 100 克,白糖适量。将百合、白糖入锅,加水 500 毫升,煮至百合烂熟。每日早、晚温热服食。

夜交藤粥:取夜交藤 60 克,粳米 100 克,大枣 8 个,白糖适量,加水 1 500 毫升,煎 20 分钟,去渣,入粳米、大枣、糖,常法煮粥。每日早、晚温热服食。

八宝粥:取莲子肉、山药、红枣、桂圆肉、百合、白扁豆、薏苡仁、芡实各 6 克,粳米 100 克。将前八味加水适量,煎 40 分钟,再入粳米煮成粥,分次加糖服食。

枸杞核桃鹌鹑蛋:取鹌鹑蛋 12 只,枸杞子 10 克,核桃仁 15 克,番茄酱适量。将核桃仁放盐开水浸泡,枸杞子清水泡后上笼蒸 5 分钟;鹌鹑蛋用文火煮熟去壳,然后将鹌鹑蛋和核桃仁入油锅炸成金黄色,加入枸杞子、番茄酱调味服食。隔日 1 剂,连服 5 天。

四十七、偏头痛

偏头痛是一种反复发作的血管性头痛,多在青春期起病。多位于一侧,同时伴有恶心、呕吐、脸色苍白。每次发作的性质和过程相似。间隙期正常,约半数病者有家族史。本病属中医学"头痛"、"脑风"范畴。

【病因】头痛病因众多,中医常分为外感头痛和内伤头痛两大类。外感头痛多由感受风、寒、湿、热等外邪所引起,内伤头痛多由肝、脾、肾三脏病变以及气血失调所引起。偏头痛属内伤头痛范畴,但外邪引发不在少数,虽为诱因,但诊断时也应了解。内伤中肝、脾两者为多。

因于情志不和,肝失条达,郁而化火,上扰清窍,而致头痛;或因火盛灼阴,导致肝肾阴亏,肝阳上亢,而致头痛。偏头痛往往偏于一侧,中医经络学说所言,头二侧当属足少阳胆经,肝胆相为表里,若偏头痛牵引巅顶,更属肝经所患,因巅顶属肝经所络,日久血瘀证多见。

起因于脾者,多因病后体虚,或劳倦伤脾,气血生化之源不足,致气血亏虚,不能上引脑髓,而致头痛,或脾失健运,痰湿内生,浊阴上扰,阻遏清阳,于是发生头痛。

综上所述,本病应遵循疏肝、健脾、化瘀的进补原则。

【辨证分型】

(1)肝阳型　头痛而眩,心烦易怒,夜卧不宁,或兼胁痛,口苦面红,舌红,苔薄黄,脉弦。

(2)痰浊型　头痛昏蒙,胸闷腹胀,四肢乏力,呕恶痰涎,舌质淡,苔白腻,脉弦滑。

(3)血瘀型　头痛经久不愈,痛处固定不移,如锥刺,或有头部外伤史,舌紫或有瘀斑,苔薄白,脉细涩。

【进补原则】

(1)偏头痛患者应仔细辨证,进行辨证施食　风寒头痛者,宜常食生姜、大葱、胡椒、红糖等祛风散寒食物;风热头痛者,宜多食绿豆、白菜、萝卜、芹菜、藕、西瓜、生梨等具有清热作用的食物;痰湿头痛者,宜多吃冬瓜、赤豆、薏苡仁、扁豆、山药等健脾化湿的食物;气血不足,肝肾阴亏者,宜选食家禽、蛋、鱼及核桃、桂圆、大枣、莲子等营养丰富的食物。

(2)偏头痛患者主要是颅脑血管舒缩功能失调所致,引起这种变化的物质主要是5-羟色胺。牛奶、巧克力、乳酪、啤酒、咖啡、茶叶等食物进入人体后,会产生5-羟色胺,所以在日常饮食中应尽量少吃。另外,偏头痛患者应禁食火腿、干奶酪、保藏过久的野味等食物。因为火腿中含有亚硝酸盐,会引起血管扩张,后两种含有能够引起头痛的酪氨酸,这类食物均会加重头痛。

【注意事项】

(1)偏头痛患者应修身养性,不能急躁易怒,注意休息。

(2)急性发作后,还应坚持治疗,不可停药过早,以求根治。

(3)偏头痛患者应禁烟、禁酒、禁喝浓茶,因为它们可导致心率加快,小动脉痉挛,从而加重头痛症状。

【推荐疗方】

川芎白芷鱼头汤:取川芎9克,白芷6克,鱼头250克,生姜适量。先将鱼头洗净,然后和川芎、白芷一起放入沙锅中,加水适量炖汤服食。每天1次,连服3～5天。

白菜姜糖茶:取干白菜1块,生姜3片,红糖50克。三味加水煎汤,饮服。

三汁饮:取生藕汁100～250克,西瓜汁200～500克,雪梨汁50～100克。三汁混匀,徐徐饮服。若分别置于冰箱冷藏后混合顿服,效果更佳。

薄荷糖块:取薄荷粉30克(或食用薄荷油5毫升),白糖500克。将白糖放入锅中加水少许,以文火煎熬至稠厚时,加入薄荷粉调匀,继续煎熬至挑起成丝而不黏手时,离火将糖放在涂有食用油的大搪瓷盘中,稍冷后,将糖分割为100块左右即可。不拘时服用。

桃仁泥:取核桃仁15个,白糖50克,黄酒50克。将核桃仁、白糖捣碎成泥,再入锅中加黄酒,用文火煎煮10分钟。每天1次,连服3天。

四十八、中风

中风,现代医学称为"脑血管意外",包括脑溢血、脑血栓、脑栓塞、蛛网脑膜下隙出血等多种疾病,是中老年人的常见病之一。临床以突然昏倒、人事不省、口眼㖞斜、语言蹇涩、半身不遂为主要表现。本病属中医学"中风"范畴。

【病因】中风之发生,主要因素在于患者平素气血亏虚,与心、肝、肾三脏阴阳失调,加之忧思恼怒,或饮酒饱食,或房事劳累,或外邪侵袭等诱因,以致气血运行受阻,肌肤筋脉失于濡养;或阴亏于下,肝阳暴涨,阳化风动,血随气逆,挟痰挟火,横穿经隧,蒙蔽清窍,而形成上实下虚,阴阳互不维系的危急症候,所以,本病应遵循益气、养血、养心、滋肝、补肾的进补原则。

【辨证分型】

1. 中经络

(1)络脉空虚,风邪入中 肌肤不仁,手足麻木,突然口眼㖞斜,语言不利,口角流涎,甚则半身不遂。或兼见恶寒、发热、肢体拘急、关节酸痛等症。舌质淡,苔薄白,脉浮数。

(2)肝肾阴虚,风阳上扰 平素头晕头痛,耳鸣目眩,少寐多梦,突然发生口眼㖞斜,舌强语蹇,或手足重滞,甚则半身不遂等症。舌质红或苔腻,脉弦细数或弦滑。

2. 中脏腑

(1)闭证 主要表现为突然昏倒,不省人事,牙关紧闭,口噤不开,两手握固,大小便闭,肢体强痉。根据有无热象,又有阳闭和阴闭之分。

1)阳闭 除上述闭证的症状外,还有面赤身热,气粗口臭,躁扰不宁,苔黄腻,脉弦滑而数。

2)阴闭 除上述闭证的症状外,还有面白唇黯,静卧不烦,四肢不温,痰涎壅盛,苔白腻,脉沉滑缓。

(2)脱证 突然昏仆,不省人事,目合口张,鼻鼾息微,手撒肢冷。汗多,大小便自遗,肢体软瘫,舌痿,脉细弱或脉微欲绝。

【进补原则】

(1)摄入适量完全蛋白质 所谓完全蛋白质,是指含有人体必需氨基酸的蛋白质。一般情况下,中风患者每天每千克体重需 1 克左右的完全蛋白质。富含完全蛋白质的食物有瘦肉、鱼类、鸡、鸭、蛋清和大豆制品等。

(2)多吃含维生素和食物纤维的食物 维生素 A、B 族、C 等能调节新陈代谢,增强机体抗病能力,因此中风患者可适量多吃些新鲜蔬菜和水果,同时还应多吃一些富含粗纤维的食物,如芹菜、韭菜、菠菜、青菜、油菜、香蕉等,以刺激肠蠕动,保持大便通畅。

(3)少吃动物脂肪,适量食用植物油。中风患者大多有高血脂病史,若再食用胆固醇高的食物,如猪油、奶油、牛油及蛋黄、鱼子、动物脑、肝、肾等食品。将会使血清中胆固醇升高,而加重病情。中风患者应适量食用一些植物油,如豆油、花生油、芝香油、葵花子油、玉米油等。这些油中富含不饱和脂肪酸,特别是亚油酸,可降低血清中的胆固醇。

【注意事项】

(1)中风后遗症患者常情绪低落,对疾病的康复缺乏信心。要使患者树立战胜疾病的信心,说明治疗的目的,使之配合治疗和锻炼,并在生活上要给予体贴、关怀和细心照顾。

(2)有效地控制高血压是防止脑出血和复发的关键。高血压患者要坚持长期和有规律的治疗,切忌突然停药和降压过猛,应使血压稳定在相对正常水平。

(3)适当参加文体活动,如太极拳、慢跑、体操、气功等,保持大便通畅,防止因便秘用力引起血压骤升。

(4)合理安排工作和生活,劳逸结合,保持乐观,克服急躁情绪,避免精神紧张和激动。

(5)中风后遗症患者应禁烟、酒,忌食大蒜、辣椒、咖啡、浓茶等刺激性食物,保证足够的睡眠。

【推荐疗方】

杏菊饮:取杏仁 6 克(去皮尖,打碎),菊花 6 克。用沸水冲泡代茶饮,也可煎煮数沸饮之。

竹沥粥:取鲜竹沥水 10～15 克,粟米 50 克(即小米)。先煮米熬粥,临熟入竹沥水拌匀,晨起做早餐食之。

山药桂圆浆:取鲜生山药 100 克,桂圆肉 15 克,荔枝肉 3～5 个,五味子 3克,白糖适量。先将生山药去皮切成薄片,与桂圆肉、荔枝肉、五味子同煮成浆汁,加入白糖,晨起或临睡前食用。

归芪杞枣煮猪肉:取瘦猪肉 100 克,黄芪 30 克,当归 10 克,枸杞子 20 克,大枣 10 个。将瘦猪肉洗净,切片;黄芪、当归用纱布包扎,然后和猪肉、枸杞子、大枣一起加水煮汤,加盐调味,食肉喝汤。

核桃栗子糖羹:取核桃仁 30～50 克,栗子(炒熟)30～50 克,白糖适量。先将炒熟的栗子去壳后,再与核桃仁同捣如泥,加入白糖拌匀即成。不拘时食之。

四十九、癫痫

癫痫系指脑部异常兴奋性过高的某些神经元突然、过度地重复放电引起的暂时性脑功能异常。由于过度放电神经元所在的部位不同,临床上出现短暂的感觉障碍、肢体抽搐、意识丧失、行为障碍或自主神经功能障碍异常。有反复发作倾向者才能诊断为癫痫。癫痫发作可分阵挛性发作(大发作)、失神小发作、部分性发作（局灶性发作）、复杂部分性发作四类，本病属中医学"痫证"范畴。

【病因】痫证的发生，多因精神、饮食或先天因素等，造成脏腑功能失调、痰浊阻滞、气机逆乱、风阳内动所致。脏腑失调，主要在肝、脾、肾，影响于心而发病。

惊恐伤肝肾，肝肾阴虚，阴不敛阳而生热、生风，热又熬津液而成痰；饮食不节，损伤脾胃，运化失健，以致精微不布而痰浊内聚。这两者均为痫证发作的基础。若遇情志郁结，或劳累过度，触动积痰，引动内风，风痰上扰，阻塞心窍，以致突然昏倒，发为痫证。

若为先天因素，则多发于儿童时期。

综上所述，本症应遵循滋补肝肾、健脾养胃的进补原则。

【辨证分型】

1. 发作期

（1）肝风痰浊型　突然昏倒，牙关紧闭，两目上视，四肢抽搐，口吐涎沫，二便失禁，舌苔白腻，脉弦滑。发作前常伴有眩晕、胸闷、乏力等证。

（2）肝火痰热型　昏仆抽搐，口吐涎沫，或有吼叫，舌红，苔黄，脉弦数。平时性情急躁，心烦失眠，口苦目干，大便秘结。

2. 间歇期

（1）脾胃虚弱型　癫痫日久，头晕目花，乏力纳呆，面色无华，大便溏薄，舌淡，脉濡细。

（2）肝肾阴虚型　癫痫日久，腰膝酸软，头晕目花，健忘失眠，口干便秘，舌红，脉细数。

【进补原则】

（1）补充富含钙质的食物　儿童反复发生癫痫，常会引起低血钙等疾病的发生，钙能抑制脑神经的异常兴奋。因此，患儿可多吃富含钙质的食物，这些食物主要有虾皮、芝麻酱、骨头汤、蛤蜊、蛋黄、苋菜、雪里茹、蘑菇等。

（2）应给予丰富的蛋白质　平时可给患儿多吃些牛奶、鸡蛋、瘦肉、鱼、动物肝脏、对虾、豆制品等富含蛋白质的食物，以增强患儿的抗病能力。尤其是鸡蛋，含有卵磷脂等营养物质，能促进小儿神经系统和智力的发育，增强记忆力。

（3）增加维生素 E 的摄入　维生素 E 有抑制脑组织氧化作用，并能清除体内有毒性的自由基，防止脑细胞膜的渗透性增高，可预防发生抽搐。因此，平时应适当给患者多吃富含维生素 E 的食物，如鸡蛋、牛肝、豆芽、胡萝卜、莴苣、贝类、植物油等。同时应适当摄入维生素 C 和 B 族维生素，这主要从新鲜蔬菜、水果和动物内脏（心、肝、肾）、糙米等食物中摄取。

（4）癫痫患者平时还可多吃些对癫痫有防治作用的食物，如小麦、粟米、芝麻、大枣、黑豆、绿豆、胡桃仁、山药、萝卜、芋艿、猪心、莲子、乌贼等。

【注意事项】

（1）癫痫患者平时应怡情养性，保持情绪乐观，不能忧思恼怒，不能受惊恐等各种精神刺激。

（2）癫痫患者在发作时，应及时把毛巾、手帕等物塞入患者口中，以免患者咬破舌头。

（3）癫痫患者应禁饮酒及含酒精的饮料，少吃糖及油腻、辛辣刺激之物。

【推荐疗方】

羊脑炖杞子：取羊脑1副，枸杞子30克，调料适量。将羊脑洗净，加清水和调料，与枸杞子一起用文火炖煮，顿服。

青果白金膏：取鲜青果500克，郁金250克，明矾100克（研末），蜂蜜适量。将青果、郁金放入沙锅内，加水1 000毫升，煮1小时滤出，再加水500毫升，如前煎，两次药汁相合，文火浓缩至500毫升，加入明矾末和蜂蜜，收膏备食。每日早晚各10毫升，开水送服。间断服食。

丹参龙眼汤：取丹参、龙眼肉、炒枣仁各15克，白蜜适量。将丹参、龙眼肉、炒枣仁放入沙锅内，加水600毫升，煎20分钟，去渣取汁，加入白蜜和匀。每日2次，温热服食。

蓖麻鸡蛋汤：取红蓖麻根50克，鸡蛋2个，醋10毫升。将蓖麻根水煎后去渣取汁250毫升，趁热打蛋，加醋略煮。每日1剂，吃蛋喝汤。

猪心朱砂川贝粉：取猪心1只，朱砂10克，川贝15克。将猪心用黄泥裹好，焙干，去泥研末。另取朱砂、川贝捣碎，研末，共拌匀。每次9克，开水送服。

第四章　外科疾病进补

一、急性乳腺炎

急性乳腺炎是因细菌感染而引起的乳房急性化脓性炎症。多见于产后3～4周的哺乳期初产妇。本病多由化脓性细菌,如葡萄球菌、链球菌等从裂开的乳头侵入,加上产妇乳汁阻塞不通,使细菌迅速繁殖。临床上表现为,初期乳房肿痛,表面皮肤发红,微热,内有结块,乳汁不畅,或伴有恶寒发热,骨节酸痛,胸闷不适等症,继之乳房肿块增大,皮肤发热疼痛。本病属中医学"乳痈"、"吹乳"、"乳毒"范畴。

【病因】中医认为,急性乳腺炎外由乳头破碎,风邪入络;内由情志失调,肝失疏泄,乳汁蓄积,乳络失宣,气血乖违,郁久化热,乳汁酿毒,腐肉成脓而致乳痈。所以本病应遵循清热、疏肝、益气、养阴的进补原则。

【辨证分型】

(1) 风热型　乳房结块肿胀疼痛,皮肤或红或白,乳汁分泌不畅,全身伴有寒热,头痛骨楚,胸闷不适,恶心泛呕,胃纳不佳,舌质红,苔薄白,脉浮数。

(2) 肝火胃热型　妊娠六七月,乳房结块肿痛,皮色不变,渐渐转红,全身伴有头痛目赤,口渴欲饮,小便黄赤,大便干结,舌质红,苔薄黄腻,脉细弦数。

(3) 痰瘀型　乳房结块质地偏硬,既不消退,又不化脓,多由急性乳腺炎使用过多抗生素或寒凉中药所致。全身无发热等症状,舌质淡,苔微腻,脉弦涩。

【进补原则】

(1) 急性乳腺炎初期乳房内多有结块,因此,此时饮食宜清淡,可吃些流质、半流质食物,如鸡蛋汤、面汤、豆浆、藕粉等;同时应多吃一些具有散结通乳作用的食物,如莴苣、芹菜、黄花菜、丝瓜、马齿苋、茄子、猪蹄、河虾等。

(2) 急性乳腺炎多由于肝郁气滞或胃热壅盛,复感毒邪,毒邪壅阻而成痈。此时应多吃具有清热解毒作用的食物,如萝卜、胡萝卜、蕹菜、苋菜、马兰头、黄瓜、荸荠、百合、绿豆、番茄等。

(3) 急性乳腺炎患者破溃出脓后,一般均有气虚或阴虚的表现,此时饮食中可酌加一些益气养阴类食物,以增强体质,早日痊愈。这些食物主要有红枣、桂圆、山药、荔枝、猪肝、黑鱼、鲤鱼、鸽子、家禽、牛肉等。

【注意事项】

(1) 如有乳头内陷,应经常挤捏提拉矫正。

(2) 妊娠5个月后,应经常用温开水或75%酒精棉球清洁擦洗乳头。

(3) 产后要养成良好的哺乳习惯,定时哺乳,每次哺乳要将乳汁排空,避免乳汁瘀结。

(4) 乳头如有破裂或皲裂,应及早治疗处理。

(5) 断奶时应先减少哺乳次数,然后再行断奶。

(6) 急性乳腺炎患者应忌食辛辣热燥助火食物,如辣椒、胡椒、羊肉、狗肉、鳝鱼等,同时应禁食芥末、大葱以及各种酒类。

【推荐疗方】

冬瓜虾皮粥:取冬瓜100克,小虾皮5克,粳米100克。将冬瓜洗净切片,粳米加水适量,入冬瓜、虾皮煮粥,调味后,每日早晚温热服食。

葱白蛋清膏:取葱白、蛋清各适量。将葱白捣烂,调入鸡蛋清,烘热外敷。每日1次,1周为一疗程。

黄花菜猪蹄汤:取黄花菜鲜根60克(或干黄花菜25克),猪蹄1只。将黄花菜洗净切段,和猪蹄一起加水炖烂。不加佐料服食。

黄芪枸杞炖乳鸽:取乳鸽1只,黄芪30克,枸杞子30克。先将乳鸽洗净,黄芪用纱布包扎,然后和枸杞子一起放入碗内加水适量,隔水炖熟。饮汤,吃鸽肉、枸杞子。2~3日一剂。

银花地丁茶:取银花、紫花地丁各30克,加水,煎汤代茶饮。

二、血栓闭塞性脉管炎

血栓闭塞性脉管炎是常见的周围血管病。多发于青壮年,男性占本病患者的95%以上。病变多发于四肢末端,并以下肢为多见。本病之病变多在中小动脉的黏膜层、黏膜下层及肌层。血栓闭塞性脉管炎的病因尚不清楚,推测与性激素紊乱、自身免疫功能减弱有关,吸烟、寒冻、外伤等因素也是本病的重要诱因。本病初期有肢冷、麻木、走路不能耐久、间隙性跛行,后期可有趾指溃烂、疼痛剧烈等症候。本病属中医学"脱疽"范畴。

【病因】中医认为本病内由肝肾不足,外受寒冻,或因外伤而致寒湿凝聚,瘀阻经络,痹塞不通,气血运行受阻,阳气不能畅达四末,寒湿郁久化热,热胜肉腐,筋骨腐脱，而致气血两虚。所以，本病应遵循滋肝、补肾、益气、养血的进补原则。

【辨证分型】

（1）寒湿型　肢体沉重、怕冷、麻木，足趾刺痛，小腿抽筋，行走呈间隙性跛行，手足受冷后疼痛加剧，足背动脉搏动减弱或消失。舌质淡，苔白腻，脉沉细而迟。

（2）热毒型　足趾皮色暗红，皮肤上起黄疮变黑，皮肉枯烂。创面可流紫黑血水，疼痛剧烈，发热口渴欲饮，小便黄赤，大便干结，舌质红，苔黄腻，脉细数。

（3）气血两虚型　面色萎黄，形体消瘦，神疲乏力，脓出稀薄，疮面肉色淡红，舌质淡，苔薄白，脉细无力。

【进补原则】

（1）补充高蛋白质饮食　由于血栓闭塞性脉管炎是一种慢性病，患者普遍出现营养不良。因此，血栓闭塞性脉管炎患者平时应多吃些富含优质蛋白质的食物，如瘦肉、鱼、蛋、奶类、豆制品、动物肝脏、家禽等，以补充机体营养，增强抗病能力，有利于改善症状。

（2）中医认为，血栓闭塞性脉管炎主要由于气血不通，脉络瘀滞，不能营养四肢末端所致。因此，患者平时可多吃具有活血通络作用的食物，如鸭血、鹅血、鹿血、山楂、桂花、大枣、桂圆、荔枝、桑葚、枸杞子、黑大豆、牛蹄筋、鲜藕、雪花梨等，这对促进血栓闭塞性脉管炎患者早日康复具有重要作用。

【注意事项】

（1）血栓闭塞性脉管炎患者在生活起居上宜注意休息，生活要有规律。

（2）衣服要宽大舒适，鞋袜不宜过紧，防止局部摩擦、挤压而引起外伤。

（3）寒冷季节应穿长筒棉套，患肢应注意保暖，避免受凉。

（4）足癣要及时治疗，修剪趾甲不能剪得过深，要注意保持趾甲清洁。

（5）血栓闭塞性脉管炎患者饮食应注意清淡，应禁食辛辣肥腻之物，如肥肉、胡椒、辣椒等。

（6）应绝对禁烟。由于烟草中的烟碱可减弱动脉血与氧的结合力，血液黏稠度增加，使肢体血流缓慢，长期大量吸烟，血管壁将发生营养障碍，导致血栓形成，所以血栓闭塞性脉管炎患者应严格戒烟。

（7）在体力许可的情况下，应加强患肢体育锻炼，但在腐烂坏死期应暂停活动锻炼。

【推荐疗方】

红花狗肉：取红花、炮附子、川牛膝各 10 克，当归、鸡血藤、赤芍各 15 克，甘草、木通各 6 克,狗肉 2 000 克。将狗肉洗净切块,余药纱布包后与之共入锅中,加清水旺火烧开,撇去浮沫,改用文火慢炖 2 小时,待肉汁稠时,弃布包,调味后分次食用,3 日服完。

大豆活血粥:取黑大豆 100 克,粳米 100 克,鸡血藤 30 克,苏木 15 克,延胡索末 5 克。先将黑大豆煮至五成熟,另将鸡血藤、苏木水煎,将药汁与黑大豆同煮至八成熟,再同粳米常法煮粥。待熟时放入延胡索末,加红糖调味服食。每日 1 次,连服 1 周为一疗程。

八珍炖牛肉:取黄牛肉 1 000 克,党参 20 克,茯苓 10 克,白术 10 克,当归 20 克,熟地黄 20 克,大枣 10 个,川芎 5 克,白芍 15 克。将牛肉洗净,切块,和余药一起,加酱油、盐、糖、黄酒、生姜、茴香及清水,旺火煮沸,撇去浮沫,文火炖至肉烂汤稠为度,弃药汁食用。

藕梨汁:取银花 15 克,麦冬、鲜生地黄各 20 克,大雪梨 2 只,鲜藕 200 克。先将前三味药水煎去渣取汁,再将梨、藕洗净切碎绞汁,三汁混匀,每日分 2 次饮服。

甘草膏:取甘草适量,研为细末,用香油调匀成膏,外敷患处,每日换药 1 次。

三、少精症

精子减少症是指精子计数(密度)低于 2 000 万/毫升,属精液质量异常所致的男子不育症之一。本病主要由于睾丸生精障碍和输精管道阻塞所致。另外,长期受放射性照射、高温作业和接触有害物质引起慢性中毒,以及某些免疫因素也可引起本病。少精症患者多见于青壮年。

【病因】中医认为,先天禀赋不足或房事不节,耗伤肾精,或五劳七伤,久病及肾,下元不固;或肾阳不足,命门式微,不能温煦脾阳;脾肾阳虚,不能运化水谷精微,是产生本病的原因。总之,少精症是由于肾虚所致,因肾主精,专司生殖之精,肾亏,则生化乏源,出现精子减少。所以,本病应遵循补肾、益精、健脾、养血的进补原则。

【辨证分型】

(1)阳虚精少 精子减少,腰膝酸软,畏寒肢冷,阳痿早泄,小便清长,大便溏薄。舌质淡,苔薄白,脉沉细。

(2)阴虚精少 精子减少,腰膝酸软,手足心热,口渴欲饮,耳鸣,盗汗,小便黄赤。舌质红,苔薄白少,脉细数无力。

（3）气血两虚　精子减少，面色无华，神疲乏力，头晕目眩，夜寐不安，胃口不佳，舌质淡，苔薄白，脉细。

【进补原则】

（1）在日常生活中多吃富含精氨酸的食物，如鳝鱼、泥鳅、鱿鱼、带鱼、鳗鱼、海参、墨鱼、章鱼、蜗牛、山药、银杏、冻豆腐、豆腐皮等，因为精氨酸是形成精子的主要成分。另外，动物内脏中含有较多的胆固醇，其中约 10% 是肾上腺皮质激素和性激素，它们也有促进精子生长的作用。

（2）若是缺锌引起的少精症，那么平时应补充动物类食物，诸如牡蛎、牛肉、猪肉、鸡肉、鸡蛋、鸡肝等。因为这些动物蛋白都是锌的最好来源，即使一时锌的摄入量过多，也不必过分担心，因为多余的锌会自然排出体外。

【注意事项】

（1）节制性生活，避免穿紧身裤，防止阴囊部温度过高，影响睾丸生精功能。

（2）积极治疗甲状腺功能低下、重症糖尿病、结核病等影响精子的疾病；避免接触铅、磷等毒性物质；不宜长期在高温下作业。积极治疗睾丸炎、前列腺炎等疾病。

（3）少精症患者应戒烟禁酒。

【推荐疗方】

归芪炖羊肉：取黄芪 30 克，当归 30 克，生姜 50 克，羊肉 250 克。将羊肉洗净切块，生姜切丝，当归、黄芪用纱布包好，放锅内加水适量，炖至烂熟，去药渣，调味服食。

青虾炒韭菜：取青虾 250 克，洗净；韭菜 100 克，洗净切段。先以素油煸炒青虾，调味后，再放入韭菜煸炒，至熟后即可食用。

补骨脂核桃膏：取补骨脂 50 克，蜂蜜 250 克，核桃仁 100 克。先用开水浸泡核桃仁，去外衣，捣烂，然后和补骨脂一起放入沙锅内，加清水适量，以旺火烧沸，改用文火煎煮至半碗汤液时，滤去药渣，调入蜂蜜，搅匀，再用文火煎至黏稠如膏时为止，装在盛器内。每晨用开水冲 2 汤匙，饮服。

猪肾炖骨碎补：取猪肾 1 只，骨碎补 10 克。将猪肾去筋膜、臊腺，划切块呈腰花，与骨碎补一起加水煮，加盐、调料分次服食。

海参粥：取海参适量，糯米 100 克。先将海参浸透，剖洗干净，切片煮烂后，置入糯米煮成稀粥，调味服食。每日早晚服食。

四、遗精

遗精是指成年男子不因性交而精液自行流出。遗精有梦遗和滑精之分，有梦而遗精,称为"梦遗";无梦而遗精,甚至清醒时精液出者,称为"滑精"。成年未婚男子,或者婚后夫妻分居者,约2周左右遗精1次,属于正常生理现象,不必恐惧和担心。

【病因】

(1)阴虚火旺　劳神过度,心阴暗耗,心阳独亢;或心有妄想,所欲不遂,君火偏亢,相火妄动等,均可导致阴虚火旺,扰动精室而发生遗精。

(2)肾虚不藏　先天不足,禀赋素亏,下元虚惫,精关不固;或青年早婚,恣情纵欲,肾精不藏。肾阴虚则相火偏盛,干扰精室,以至封藏失司,肾阳虚则精不固而自遗。

(3)湿热下注　醇酒厚味,损伤脾胃,酒食酿成湿热,流注于下,扰动精室,亦可发生精液自遗。

(4)肝郁化火　精藏于肾,肝为之约束,气为之固摄。若情志不遂或郁怒伤肝,肝气郁结,疏泄失常,日久化火,扰动精室致精液外泄。综上所述,本病应遵循补肾、滋阴、固精的进补原则。

【辨证分型】

(1)肾虚不藏　遗精频作,甚至滑数,腰膝酸软,头晕目眩,耳鸣,面色无华,小便频数或余沥不尽,舌质淡,苔白,脉沉细。

(2)心肾不交　遗精,失眠多梦,头晕耳鸣,心神不宁,潮热盗汗,舌红苔少,脉数。

(3)相火亢盛　遗精,烦躁易怒,胸胁不适,面红耳赤,口苦咽干,舌质红,苔薄黄,脉弦数。

(4)湿热下注　遗精频作,或尿时有精液外流,口苦咽干,心烦少寐,小便赤涩不畅,舌质红,苔黄腻,脉濡数。

【进补原则】

(1)多吃富含蛋白质的食物　精液主要由精子和精液浆组成。由于精子头部的包膜内含有角蛋白样含硫丰富的蛋白质,精液中含有氨基酸,经常遗精会造成蛋白质和氨基酸的大量丢失。因此,要求患者在日常饮食中加以补充。富含蛋白质和氨基酸的食物主要包括鸡蛋、牛奶、牛肉、黄鱼、墨鱼、对虾、黄豆、豆腐、红薯、扁豆、家禽、鸽子、黄鳝等。

(2)补充无机盐　精液中含有丰富的无机盐,其中每100毫升中含钙25毫克,镁14毫克,钾89毫克以及锌5～23毫克。经常遗精会导致无机盐缺乏。因此,遗精患者在饮食中应及时进行补充。富含上述无机盐的食物主要有黄豆、黑豆、青豆、豇豆、紫菜、慈菇、萝卜、蘑菇、海带、莲子、葵花子、荞麦面以及各种绿叶蔬菜。

【注意事项】

（1）生活调养　排除杂念，清心寡欲，生活起居要有规律，夜晚进食不宜过饱，睡时应侧卧为宜，被褥不宜过厚，脚部不宜盖得过暖，内裤不宜过紧。

（2）体育疗法　适当进行体育锻炼，参加一定量的体力劳动。以不劳累为度；同时可行气功及太极拳，如固精功、内养功、益精操等。

（3）遗精患者应禁食辛辣刺激性食物，如烈酒、浓茶、咖啡等，以及燥热油腻之品。

【推荐疗方】

金樱根炖鸡：取金樱根 60 克，母鸡一只（约 1 500 克）。将母鸡去内脏，洗净；金樱根切碎，用纱布包扎纳入鸡腹内，加清水适量，放瓦盅内隔水炖熟，调味后饮汤吃鸡。

核桃炒韭菜：取核桃仁 50 克，韭菜 200 克。将韭菜洗净切段。锅内入油烧热，下韭菜、核桃仁炒熟，加盐少许，调味，佐餐。

芡实莲子饮：取粳米 250 克，莲子 50 克，芡实 50 克。将粳米淘净，莲子温水泡发，去心去皮；芡实也用温水泡发。粳米、莲子、芡实同入锅内，搅匀，加水适量，焖熟，即可食用。

藕节莲须汤：取藕节 30 克，莲须 20 克，加水煎汤，每日 1 剂，日服 2 次。

蒸白果鸡蛋：取生白果仁（即银杏仁）2 枚，鸡蛋 1 个。将生白果仁研碎，把鸡蛋打一小孔，将碎白果仁塞入，用纸糊封，然后上笼蒸熟。每日早晚各吃 1 个鸡蛋。

五、阳痿

阳痿是指在欲性交时，阴茎不能勃起、阴茎勃起硬度不足于插入阴道，或阴茎勃起硬度维持时间不足于完成满意的性生活。勃起功能障碍的发病率占成年男性的 50% 左右。男性性功能障碍包括性欲减退、勃起功能障碍、性高潮和射精功能障碍、阴茎疲软功能障碍，其中勃起功能障碍是最常见男性性功能障碍。相当于西医的勃起功能障碍（ED）。

【病因】西医认为勃起功能障碍主要与不良生活习惯、心理因素等有关。中医认为男性阳痿主要是由于肾气亏虚、精关失固等原因而引起的，或心脾气虚，统摄失权而成。或平素急躁易怒，兼过食肥甘厚腻，过量饮酒，酿生湿热，蕴结于肝,下注阴器,扰动精室,而致阳痿。或劳倦过度,房事不节,而致阳痿。或先天禀赋不足,或频繁手淫,过早婚事,以致肾气虚衰,封藏不固,精关失守,而致阳痿。或忧思过度,伤心耗血,饮食不节,劳伤脾胃,心脾气虚,统摄无权,精易外泄,而致阳痿。

【辨证分型】

(1) 命门火衰 阳事不举,精薄清冷,阴囊阴茎冰凉冷缩,或局部冷湿,腰酸膝软,头晕耳鸣,畏寒肢冷,精神萎靡,面色㿠白,舌淡,苔薄白,脉沉细,右尺尤甚。

(2) 心脾受损 阳事不举,精神不振,夜寐不安,健忘,胃纳不佳,面色少华,舌淡,苔薄白,脉细。

(3) 恐惧伤肾 阳痿不举,或举而不坚,胆怯多疑,心悸易惊,夜寐不安,易醒,苔薄白,脉弦细。

(4) 肝郁不舒 阳痿不举,情绪抑郁或烦躁易怒,胸脘不适,胁肋胀闷,食少便溏,苔薄,脉弦。有情志所伤病史。

(5) 湿热下注 阴茎痿软,阴囊湿痒臊臭,下肢酸困,小便黄赤,苔黄腻,脉濡数。

【进补原则】

(1) 对阳痿患者要仔细进行辨证,不能一概吃温补类食物。肾阳虚者给予补充温肾食物,如羊肉、狗肉、牛肉、鹿肉、虾、韭菜、牛鞭、海参、核桃、鹌鹑、鸽子等。肾阴虚者应适当吃些滋阴食物,如竹笋、紫菜、蚌肉、鸭肉、银耳、菠菜、莲子等食物。

(2) 阳痿患者忌生冷寒凉及肥腻食物,如生萝卜、生黄瓜、苋菜、田螺等。

(3) 少数属湿热下注者,饮食宜清淡,忌肥甘厚味。同时,应禁烟,忌喝浓茶、浓咖啡。

【注意事项】

(1) 男性应该对阳痿有充分的了解,充分认识精神因素对性功能的影响,女性要避免给丈夫造成精神压力,阳痿患者应努力克服精神紧张。

(2) 男性如果长期房事过度,频繁手淫的话就会导致精神疲乏,这是导致阳痿的重要原因。

(3) 身体虚弱、过度疲劳等都是导致阳痿的原因,男性应当积极从事体育锻炼,增强体质,并且注意休息,调整中枢神经系统的功能失衡。

(4) 发现性生活勃起功能异常时,应及时就医,不要随便服用壮阳药。

【推荐疗方】

当归牛尾汤：取当归 30 克，牛尾 1 条，盐少许。将牛尾巴去毛，切成小段，与当归同锅加水煮，后下调料。饮汤吃牛尾。

炖虫草鸡：取冬虫夏草 10 克，母鸡 1 只，盐、味精适量。将鸡开膛取出杂物，洗净，同冬虫夏草放入锅内加水炖 2 小时，待鸡肉熟烂时，下少许盐和味精。吃肉饮汤。

泥鳅枣汤：取泥鳅 400 克，去核大枣 10 个，生姜 2 片。将泥鳅开膛洗净，加水与枣、姜共煮，以一碗水煎至半碗即成，日服 2 次。

羊肉羹：取羊肉 250 克，葱、姜、虾米各适量。将羊肉切片，同葱、姜、虾米一起入锅焖至熟烂，即可食用。

附片炖狗肉：取熟附片 30 克，生姜 150 克，狗肉 1 000 克，葱、蒜适量。先将附片加水煎 2 小时，然后放入狗肉、生姜、葱、蒜一起炖烂，分多餐服食。

六、痔疮

痔俗称"痔疮"，是人体直肠末端黏膜下和肛管及肛缘皮下静脉丛瘀血曲张、扩张形成柔软的血管瘤样病变。痔的发病率很高，民间有"十人九痔"之说，是成年人的常见病，多发病。痔核位于肛门齿线以上的称"内痔"；位于肛门齿线以下的称"外痔"；内外痔同时存在的称"混合痔"。痔疮的主要临床症状有：便血，便后有痔核脱出肛外，疼痛，肛门黏液量分泌增多，肛门下坠作胀等。本病属中医学"痔"的范畴。

【病因】中医认为痔与人体全身脏腑、经络、气血、阴阳的病理变化有密切联系。具体可表现为饮食不节，过食辛辣酒醴，湿聚热生，蕴结筋脉冲突成痔；久泻久痢，久坐久立，劳累过度。妇女妊娠等引起正气虚损，血脉滞阻，经脉交错，冲突为痔；大便秘结，努挣用力，正气耗损，浊气蓄积于局部，下坠而为痔；外感邪气，内伤七情而致热毒蕴积，气血壅滞不通冲突为痔。所以，本病应遵循益气、养血、固摄的进补原则。

【辨证分型】

（1）湿热内蕴型 症见大便出血，色鲜红，或多或少，伴有口干欲饮，小便黄赤，大便秘结，舌质红，苔黄腻，脉弦数。

（2）气不摄血型 症见便血色淡，量时多时少，伴有面色无华，胸闷心悸，神疲乏力，舌质淡，苔薄白，脉细无力。

（3）气虚下陷型 症见痔核脱出于外，不能回纳或自行回纳，伴有神疲乏力,气短懒言,面色无华,胸闷心悸,头晕耳鸣,舌质淡,苔薄白,脉细无力。

【进补原则】

（1）经常食用高纤维食物,如玉米饼、糙米饭、薯类、粗麦面粉及各种粗纤维蔬菜。这些食物中的纤维素能作为粪便扩充剂在大肠内吸收水分,使粪便的重量和体积增加而变软,以刺激肠腔壁的蠕动,加速粪便在肠道内运行,使排便容易、迅速,减少直肠末端血管受腹部的压迫,这对痔疮的防治有一定的意义。

（2）痔疮出血时,宜进食清热凉血止血之品,如荠菜、马齿苋、冬瓜、黄瓜、鲜藕、荸荠、百合、马兰、木耳、银耳、花生、柿饼、蕹菜、黄花菜、茄子、丝瓜、番茄、萝卜等。

（3）痔疮是一种血管病,不能根治,常反复发作,容易导致患者气血两虚,所以,平时可适当多吃些具有益气养血作用的食物,如家禽、牛肉、动物的肝脏、牛奶、蛋黄、虾、鲫鱼、鲤鱼、大枣、参芦等,以提高机体抗病能力。

【注意事项】

（1）养成良好的排便习惯　每当有明显便意时,应立即如厕。掌握科学的排便规律,即在前一个排便动作完了后,应安静休息;当粪便从直肠上部下移,产生第二次排便感时,再进行第二个排便动作。蹲厕时间不宜过长,切勿为了抓紧时间,边蹲厕边看报。

（2）久坐久立的人,要注意适当改变体位,积极锻炼盆底肌肉,多做提肛运动。

（3）切忌暴饮暴食,忌食各种辛辣燥热之品和各种酒类,以免刺激直肠肛门部位血管而加重病情。

【推荐疗方】

马齿苋煮大肠:取马齿苋100克,猪大肠1段(约17厘米长)。将马齿苋切碎装入大肠内,两头扎好,蒸熟,晚饭前1次服食。每日1剂,连服3日。

木耳柿饼红糖汤:取黑木耳10克,柿饼100克,红糖50克,一起加水煮汤服食。

黄酒煮猪皮:取黄酒半碗,猪皮150克,红糖50克。将黄酒加等量水煮猪皮,用文火煮至酒尽为止,晒干,研为末,用白酒送服。每次5克,日服3次。

米醋煮羊血:取羊血250克,米醋300克,盐少许。将羊血凝固后用开水烫一下,将血污水倒出,切成小方块,用米醋煮熟,加适量精盐调味。只吃羊血,不饮醋汤。

乌梅粥:取乌梅20克,粳米50克。将乌梅煎取浓汁去渣,入粳米,煮粥。

每日早晚温热服食。

七、肛瘘

肛瘘是肛门直肠瘘的简称,是肛管直肠与肛门周围相通的异常管道,多由肛门直肠周围脓肿所致。早期是以局部红、肿、热、痛及全身症状为主的急性炎症变化过程。当局部脓肿溃破或切开引流后,脓液减少,瘘道逐渐形成。瘘道外口一般时通时闭。当瘘道闭塞时又由于感染源的存在,使局部炎症时有反复发作。其主要临床表现为流脓、疼痛、瘙痒、排便不畅。本病属中医学"痔瘘"范畴。

【病因】中医认为,肛痈溃后,余毒未尽,蕴结不散,血行不畅,或因肺脾两虚,湿热下注大肠;或因房劳过度,过食辛辣温燥之品,致使阴虚生热,或忧虑气结,热毒蕴结,或劳伤元气,风、湿、燥、热四气相合,流于肠间,并聚成毒发为肛瘘。依其病因病机可分为虚实二证。实证相当于西医的化脓性肛瘘,虚证相当于西医的结核性肛瘘。所以,本病应遵循滋肝、补肾、益气、养血的进补原则。

【辨证分型】

(1)湿热下注型 症见脓出黄稠,带粪臭,伴发热,口苦口黏,身重体倦,食欲不振,小便短赤,舌质红,苔黄或腻,脉弦数。

(2)气血两虚型 症见脓液黄而不稠,皮色多紫黯不鲜,肿而高起不明显,脓出溃而不多,伴全身乏力,面色萎黄或苍白,食少便溏,舌质淡,苔薄,脉沉细无力。

(3)肝肾阴虚型 症见局部脓肿平塌,溃流稀薄脓水,不热不痛,肉色不鲜,全身体虚羸瘦,面色潮红,低热盗汗,口渴欲饮,舌质红或绛,苔少或光剥,脉细数。

【进补原则】

(1)肛瘘是一种慢性炎症性疾病,反复发作,对人体消耗很大,因此,要适当多吃些富含蛋白质和维生素的食物,这些食物主要有甲鱼、鳗鱼、瘦猪肉、牛肉、鸽子、猪肝、羊肉、鸡蛋、大枣、蘑菇以及各种绿叶蔬菜、冬瓜、丝瓜、萝卜等。

(2)肛瘘患者要保持大便通畅,平时多吃蔬菜、水果、粗粮等富含纤维素的食物。纤维素可在肠中吸收水分,使自身体积膨胀,大便量增加,粪便变软。纤维素的另一个作用是促进肠蠕动,缩短粪便在肠内停留时间,有利于排便,防止便秘。烹饪菜肴时,可适当用些植物油,这样既可增加食物的香味,增进食欲,又可润滑肠道,软坚通便。

(3)肛瘘患者在保守疗法不能控制炎症时需进行手术治疗。由于术后48

小时内应控制大便,所以此时不宜吃易引起肠胀气的食物,诸如甜牛奶、甜豆浆、豆粉及各种豆制品等,可适当多食含钾丰富的食品,如肉汁、菜汤、连皮水果等。术后患者饮食营养应循序渐进,不可急躁猛增营养,否则会事与愿违,不但达不到进补的目的,而且会导致消化不良。

【注意事项】

(1) 保持肛门局部清洁,避免肛门发生急性感染。

(2) 肛裂患者应及时治疗,防止形成皮下瘘。

(3) 肛旁脓肿溃破后,遗留成管,应遵医嘱予以切除,以免再次复发,加重病情。

(4) 肛瘘患者应禁食辛辣刺激性食物,如大蒜、洋葱、咖啡、浓茶、辣椒、烈酒等,少吃油腻、内生湿热的食物。

(5) 积极锻炼身体,提高抗病能力。

【推荐疗方】

芝麻核桃酥:取核桃仁 60 克,黑芝麻 30 克,同捣细,每日早晚各 1 匙,用温开水送服。

黄芪蜜茶:取黄芪 15 克,蜂蜜 30 克。将黄芪入沙锅,加清水 500 毫升,煎至 300 毫升,去渣留汁,入蜂蜜和匀,煮 1～2 沸,代茶,不拘时饮服。

蔗浆粥:取甘蔗汁 100 毫升,粳米 100 克。将新鲜甘蔗洗净,榨取浆汁备用;粳米加水 500 毫升,煮至米开花时,兑入蔗浆汁,煮粥。每日早晚温热服食。

鲫鱼炖韭菜:鲫鱼 1 尾(约 200 克),韭菜适量,盐少许。将鲫鱼洗净,韭菜洗净切段,纳入鱼腹内,放入盖碗内,加盐上盖,蒸半小时即可食用。

烤鳗鲡片:取鳗鲡(又名白鳝)1 条,花椒、盐、酱油各少许,将鱼去头及肠杂物,剔骨,肉切片,放入炭火上炙烤至熟,然后把炒焦的花椒及盐研成细末,同鱼片拌匀,蘸酱油食之,每日 1 次。

八、烧伤

因热力作用于人体而引起的损伤,称为烧伤。烧伤患者都伴有超高代谢和明显的负氮的平衡,每天消耗大量热量、体液、电解质和蛋白质。如果营养摄入不足或发生吸收、利用障碍就会导致严重的营养不良。严重烧伤后,继发感染几乎不可避免,营养不良则降低患者对感染的耐受性,感染又加重蛋白质分解,影响创面愈合。因此,合理进补对烧伤患者的康复有重要作用。

【病因】烧伤由于强热的作用,侵害人体,以致皮肉腐烂而成,主要有沸水

（油）、火焰、电、放射线或化学物质等。轻者，仅使皮肉损伤，不影响内脏；严重者，则不仅皮肉损伤，而且火毒炽盛，伤及体内阴液，或者热毒内攻脏腑，以致脏腑不和，阴阳平衡失调，变证甚多。因此，本病应遵循养阴、益气、补血、健脾、和胃的进补原则。

【辨证分型】

（1）火热伤津型　症见发热，口干欲饮，大便秘结，尿短而赤，唇红而干，舌质红而干，苔黄或黄糙，或舌光无苔，脉洪数或弦细而数。

（2）阴伤阳脱型　症见体温不升，呼吸气微，表情淡漠，神志恍惚，嗜睡，语言含糊不清，四肢厥冷，汗出淋漓，舌质红或紫暗，舌面光剥无苔，脉微欲绝。

（3）火毒内陷型　症见壮热烦渴，躁动不安，口干唇焦，大便秘结，小便短赤，舌质红或红绛而干，苔黄或黄糙，脉弦数。

（4）气血两伤型　症见低热或不发热，形体消瘦，面色无华，神疲乏力，食欲不振，夜卧不宁，自汗，盗汗，创面皮肉难生，舌淡红或胖嫩，边有齿印，苔薄白或薄黄，脉细数或濡缓。

（5）脾胃虚弱型　症见口舌生糜，口干津少，嗳气呃逆，纳呆食少，腹胀便溏，舌黯红，苔白，脉细数或细弱。

【进补原则】

（1）补充蛋白质　由于烧伤患者的创面有大量渗液，血浆中的蛋白质会大量溢出体外。一方面从创面中丢失蛋白质，而另一方面机体修复创面又需要大量的蛋白质，所以烧伤患者应补充足量的蛋白质，且以高营养动物蛋白质为主。这类食物包括禽蛋类、乳类、鱼、肉、豆制品等。严重烧伤患者，如果从饮食方面补充营养素还不能满足患者的需要时，可考虑"肠道外"供给营养的措施。

（2）补充维生素　烧伤患者由于创面水分的渗出和蒸发，可导致维生素C、维生素B_1、维生素B_2等水溶性维生素的丢失。因此，必须从食物中加以补充，尤其是维生素C对促进创面愈合有非常重要的作用。当单纯靠选食富含维生素的食物还不能满足机体需要时，可配用各种维生素制剂，或将其混入食物中食用。

（3）补充微量元素　人体代谢的微量元素有钴、铬、铜、氟、碘、锌等，正常饮食中一般都能供给，但长期鼻饲的患者和全身静脉营养的患者则应适量增加。锌有利于烧伤创面愈合，可适当给予补充。日常饮食中富含锌的食物有牡蛎、海带、紫菜、牛排、猪肝、黄鱼、荔枝、黄豆、赤豆、芹菜、青菜、花生仁等。

【注意事项】

（1）加强劳动保护和防火灭火设备，开展防火宣传教育，注意安全操作及积极做好烧伤的预防工作。

（2）在家庭、幼儿园，开水、热粥、热汤要放好，以免烫伤小孩；注意不要让小孩玩火。

【推荐疗方】

蛋清白酒：取鸡蛋1只，白酒15克。将蛋清与白酒调匀，敷患处，每日3～4次。

香油糯米汤：取香油、糯米各适量。烫伤初期，先用香油抹之，再用糯米加水煮至汤稠，取汤1碗，加入香油1～2匙搅拌，加热至能挑起细丝为止，涂患处。

黄瓜汁：取老黄瓜适量，切开去籽，切碎，用纱布挤汁，过滤，将汁装入瓶内备用。用时将汁涂于患处。

鲜牛奶：取鲜牛奶适量，将消毒纱布浸于牛奶中，然后将纱布敷于患处。

马铃薯汁：取马铃薯适量，去皮，洗净切碎，捣烂如泥，用纱布挤汁，用汁涂于患处。

九、肺癌

肺癌是指原发于支气管黏膜和肺泡的癌肿，是临床上常见的恶性肿瘤之一。患者早期常有胸痛、胸闷、咳嗽，时有带血丝黏痰或低热等症状，后期出现消瘦、咳吐血痰，有时出现胸背痛及胸水等。中医认为肺癌是一种全身属虚、局部属实的病症。虚者以阴虚、气虚为多见；实者有气滞、血瘀、痰凝、毒聚等病理变化。本病属中医学"肺积"范畴。

【病因】中医认为，"肺主一身之气而布津液，贯心脉而司呼吸"，"肺为娇脏，邪气易伤"。所以肺癌主要由于正气虚损，阴阳失调，六淫之邪乘虚而入，留滞肺络，引起肺脏功能失调，宣降失司，肺气膹郁，易于化热化火，邪热蕴结于肺，于是气机不利，血行受阻，津液失于输布，津聚生湿，酿痰成饮，痰凝毒壅，瘀阻络脉，胶结日久，形成肺部症积。肺为肾母，肺虚不能输布精气以滋养于肾，于是肾阴亏虚，进而阴损及阳而成阴阳俱虚征象。因此，肺癌是一种全身属虚、局部属实的疾病。所以本病应遵循益气、养阴、润肺、健脾、补肾的进补原则。

【辨证分型】

（1）阴虚热盛型　发热呛咳，无痰或痰少咯吐欠爽，为泡沫黏痰或痰黄而稠，痰中夹血，气急胸痛，口干唇燥，心烦失眠盗汗，语言嘶哑，小便黄赤，大便干结不畅，舌质红绛，苔薄黄，脉细数。

（2）气阴两虚型　咳嗽气短，痰少且黏，痰血时作，咳声低弱，动则喘促，精神疲惫，四肢乏力，面色㿠白，口干不多饮，自汗或盗汗，舌质淡红，苔薄白，脉细弱。

（3）脾虚痰浊型　咳嗽不扬，痰多而稀或黏，胸闷气短，胃纳呆滞，脘腹作胀，神疲乏力，少气懒言，四肢水肿，大便溏薄，舌质淡胖有齿印，苔白或厚腻，脉濡缓。

（4）气血瘀滞型　咳嗽频作，咳痰不畅，胸胁胀闷疼痛，面色紫黯，肌肤甲错，大便秘结，舌质紫黯或见瘀点，舌苔薄腻或薄黄，脉弦细或细涩。

（5）阴阳俱虚型　咳嗽胸闷气急，动则喘促，难以平卧，面色㿠白，神疲乏力，腰膝酸软，畏寒肢冷，舌质淡，苔薄白，脉细沉。

【进补原则】

（1）早期肺癌患者，因其消化系统功能健全，所以应及时给机体补充营养，以增强抵抗力，防止发生恶病质。在补充营养素时，除了要估计消化和吸收能力外，尚应注意蛋白质、脂肪、糖类、无机盐及维生素等各种营养成分的全面补充。只有这样，才能使机体耐受手术以及化疗、放疗，使患者早日康复。

（2）肺癌患者临床上常有咳嗽、咯血等症状，对于咳嗽和咯血较重的患者，在给予补血饮食的同时，尚可选用一些具有止咳、止血、收敛作用的食物。这些食物有藕、莲子、柿子、梨、山药、百合、白木耳等。

（3）肺癌患者在用放射治疗或用抗癌药物治疗时，往往会使白细胞下降，此时应适当多吃些排骨汤、阿胶、连皮花生米、猪皮制成的菜肴、蛋类、奶类等，这些食物均有资生血液的作用。另外肺癌患者平时还可适当选食蛤蚧、龟板膏、龟肉、糯米、牛奶、豆类及其制品、禽蛋类、鸭肉、瘦肉、动物肝脏、新鲜蔬菜和水果等。这些食物有培补元气的作用，对肺癌患者的康复有一定的意义。

【注意事项】

（1）吸烟会耗肺、损血、伤神、折寿。近代研究发现，4/5鳞型肺癌和2/3未分化型肺癌均有长期吸烟史，所以为了预防肺癌，延年益寿，必须大力加强和宣传戒烟活动。

（2）每天早上到绿化地区打太极拳，做健身操，呼吸新鲜空气，保护肺脏生理功能，能够防止肺癌的发生。

（3）大力开展植树养花的绿化活动，保持周围环境的清净和空气的新鲜，避免大气污染和吸入致癌物质。

【推荐疗方】

猪肺炖雪梨：取猪肺250克，雪梨2只，川贝母10克，冰糖适量。将猪肺洗净切片，挤去泡沫，雪梨削皮切块，与川贝母一起放入沙锅内，加入冰糖少许和清水适量,用文火熬煮熟食用。

鸡肉太子参汤:取鸡肉 50～100 克,太子参 15 克。将鸡肉洗净切丝,与太子参一起加水煮汤,至鸡肉熟,吃肉饮汤。

沙参鸡蛋汤:取沙参 30 克,鸡蛋 2 只。加水同煮,加糖调味,饮汤吃蛋。

胎盘炖虫草:取胎盘 1 个,冬虫夏草 12 克。将胎盘洗净,切块,加冬虫夏草,隔水炖熟服食。

猪肺鱼腥草汤:取猪肺 200 克,鱼腥草 60 克。加水同煮,加糖调味,饮汤吃蛋。

十、胃癌

胃癌是消化道最多见的癌肿,男性多于女性,好发于中年和老年。临床表现与癌肿的期限、大小、部位和大体形态有关。局部症状有上腹部疼痛或不适、呕吐、吞咽困难、呕血、黑便,疼痛属中至重度,多发于饭后,无间歇期,但位于幽门部的溃疡型癌肿,其症状规律类同于消化性溃疡。全身症状多出现于晚期,可见消瘦、贫血、胃纳欠佳,特别是厌食肉类,伴有精神萎靡、神疲乏力和恶病质。腹部可扪及肿块,质硬,有压痛;肝脏可有转移而肿大,质硬,表面粗糙。淋巴转移可引起左锁骨上淋巴结肿大,坚硬,多不能移动。胃癌与胃内形成亚硝胺类物质有关。本病属中医学"反胃"、"噎膈"、"呃逆"、"胃脘痛"等范畴。

【病因】中医认为,胃癌的发病与精神因素,忧思过度,饮食不节,外邪入侵,及机体正气虚弱,脾胃损伤,运化失司,痰湿内生,气结痰凝,久则成积有密切关系。如《医宗必读》说:"积之成者,正气不足,而后邪气踞之,"说明祖国医学对胃癌发病重视机体正气虚弱,抗癌能力降低,则外邪(各种致癌因素)可乘虚侵入,而致癌肿。中医还很早提出良性胃病有癌变的可能,如《证治汇补》说:"吞酸,小疾也,然可暂而不可久,久而不愈,为噎膈反胃之渐也。"吞酸者多为良性胃溃疡,如忽视治疗,日久可恶病为胃癌,而出现噎膈梗阻。所以,本病应遵循健脾、养胃、益气、补正的进补原则。

【辨证分型】

(1)肝胃不和型 多见于胃癌早期,出现胸胁胃脘胀痛,呃逆嗳气,心烦口苦,舌质淡,苔薄白,脉濡细或弦。

(2)气滞血瘀型 胃脘疼痛部位固定,面赤烦渴,舌质黯红,有瘀点瘀斑,苔薄,脉弦或涩。

(3)痰湿结聚型 胃脘疼痛,食减腹胀,呃逆呕吐,涌泛清水痰涎,胃脘包块痞硬,舌质淡,苔腻,脉濡或滑。

【进补原则】

(1) 适当增加维生素 C 和微量元素硒的摄入　维生素 C 能抑制亚硝胺的合成。一般情况下每餐能补充 200 毫克维生素 C 就可阻断亚硝胺在胃内的合成。维生素 C 还能促进透明质酸酶抑制剂的形成,保护细胞间的基质,使癌肿不易扩散,增强机体抗肿瘤能力。硒是谷胱甘肽过氧化酶的必需组成成分,能使对人体有害的过氧化物还原,以达到防癌作用。所以,胃癌患者要多吃新鲜蔬菜和水果。

(2) 补充足量的蛋白质　胃癌是一种恶性病,对机体的消耗很大,为了让患者能很好地耐受手术和在术后迅速恢复健康,应适时给患者增加营养,尤其是要增加蛋白质的摄入,多吃鱼、瘦肉、蛋类、牛奶或豆制品等食物。另外,平时可多吃大蒜、蒜苗、胡萝卜、番茄等具有抗癌作用的食物。

【注意事项】

(1) 注意饮食卫生,避免刺激性食品及浓茶、咖啡等。戒烟酒,不吃过咸、霉变、熏烤之品。

(2) 解除精神负担,保持信心,生活起居有节,劳逸结合。

(3) 积极治疗胃溃疡、慢性萎缩性胃炎、胃息肉等癌前病变,防止恶变。

(4) 有长期胃病史的患者要加强定期的防癌检查,尽早发现,及时治疗。

(5) 加强体育锻炼,定期进行健康检查。

【推荐疗方】

栗子焖鸡:取母鸡 1 只,栗子 250 克。将母鸡去毛、内脏,洗净,斩成块;栗子斩成两半,去皮壳;姜切片;葱切段。锅内放少许油,待油热,放葱、姜略炒,再放入鸡块、栗子同炒,加适量酱油、酒、盐、五香粉、白糖及清水,用旺火煮沸,改用文火焖熟即可。

番茄烧豆腐:取番茄 250 克,嫩豆腐 250 克。先将番茄用开水烫后剥皮,切成厚片,把豆腐切成 1 寸左右的长方块。铁锅上旺火,入适量素油,待油六成热后,将番茄倒入锅中炒,随即倒入豆腐加调料,待烧沸后即可食用。

山药粥:取山药 30 克,粳米 50 克,白糖 10 克。将山药、粳米入锅,加水常法煮粥,加红糖调味,每日早晚温热服食。

田七藕蛋:取田七末 3 克,藕汁 30 毫升,鸡蛋 1 只,白糖少许。打破鸡蛋,倒入碗中搅拌;将鲜藕洗净,榨取其汁,入田七末、白糖,再与鸡蛋搅匀,隔水炖熟服食。

乌甘茶：取乌梅6枚，甘草6克，大枣5个。将乌梅、甘草、大枣入沙锅内，加水500毫升，浸透，文火煎20分钟，代茶饮。

十一、结肠癌

结肠癌是发生在自盲肠至乙状结肠的癌瘤。它与直肠癌一起总称为大肠癌。结肠癌为我国常见的恶性肿瘤之一，其发病率居恶性肿瘤的第4～6位，且有日趋增高的趋势。结肠癌的临床表现主要有腹泻和便秘交替出现，伴有黏冻和脓血、腹痛，右腹部可扪及肿块，并有进行性贫血、乏力、消瘦和低热。X线钡剂灌肠检查，可显示肿瘤的部位和范围，见钡剂充盈缺损、肠腔狭窄、黏膜破损等征象。本病属中医学"脏毒"、"下血"范畴。

【病因】中医认为，结肠癌系由忧思抑郁，辛劳过度，脾胃失调，脏腑失和，湿浊内生，郁而化热；或饥饱失时，恣食肥腻，嗜酒无度，过食生冷、不洁之品，停蓄胃脘，损伤脾胃，运化失司，遂成宿滞，酿生湿热，均可导致湿热下注，浸淫肠腑，使肠道气滞血瘀，日久湿、毒、痰、瘀蕴结而成肿瘤，血肉腐败，或泄或痢，黏液脓血，相继而下。肿块日益增大，肠道狭窄，出现排便困难。病情迁延，脾胃虚弱，生化乏源，形体羸瘦，面色无华，气血亏虚；或由脾及肾，而致脾肾阳虚，虚实夹杂；甚至出现神离气脱、"阴阳离绝，精气乃决"等变化。所以，本病应遵循健脾、温肾的进补原则。

【辨证分型】

（1）湿热蕴结型　腹部疼痛，下利赤白，胃纳呆滞，恶心、胸闷、口渴、小便短赤，舌质红，苔黄腻，脉濡数或滑数。

（2）瘀毒内阻型　下利紫褐脓血，里急后重，烦热口渴，胸满腹胀，腹块坚硬不移，舌质紫黯，或有瘀血瘀斑，苔黄，脉弦数或细涩。

（3）脾虚气滞型　嗳气纳呆，胸闷腹胀，腹鸣窜痛，倦怠乏力，面色萎黄，足踝肿胀，大便溏薄，舌质淡，苔薄白，脉濡细。

（4）脾肾阳虚型　畏寒怕冷，乏力气弱，面色㿠白，消瘦羸弱，畏纳减少，腹部隐痛，腰膝酸软，大便溏泄，次数频多，舌质淡，苔薄白或腻，脉濡细弱。

【进补原则】

（1）多吃富含食物纤维的食物　食物纤维包括纤维素、果胶、半纤维素、木质素，这些食物能稀释肠内残留物，增加粪便量，缩短粪便通过大肠的时间，减少致癌物质和大肠黏膜的接触机会。平时多吃些土豆、红薯、菠菜、韭菜、芹菜等，对防治大肠癌有重要作用。

（2）大肠癌患者的晚期，由于癌肿不同程度地阻塞大便的通路，所以，此时一方面应防止便秘，另一方面应加强营养，给纤维素少而其他营养成分丰富的食物。除了选食禽类、瘦肉、奶类、豆制品和新鲜蔬菜外，每餐还应当增加通便的食物，其中以蜂蜜最佳。其他如香蕉、梨等虽有通便作用，但遇肠腔内排便通道太狭窄时，均不如蜂蜜效果好。

【注意事项】

（1）及时治疗肠息肉、溃疡性结肠炎，对预防结肠癌的发生，有着密切的关系，应加以重视，迅速予以消除。

（2）积极治疗血吸虫病，血吸虫病是诱发癌变的主要原因，因此积极防治血吸虫病是预防结肠癌的有效措施。

（3）加强防癌知识的卫生宣教，提高对结肠癌的警惕。及时开展防癌普查工作，可以发现结肠癌前病变和早期结肠癌病例，进行早期治疗，效果较好，有助于降低结肠癌的发病率和死亡率。

【推荐疗方】

凉拌海带丝：取浸发海带 250 克，豆腐丝 100 克，酱油、盐、白糖、味精、香油、姜末各少许。将浸泡的海带洗净，用开水烫一下，取出切成细丝，放入盘内，把豆腐丝和调料倒入盘中，加少许香油拌食。

铁树叶大枣汤：取铁树叶 150～200 克，大枣 10 个，加水适量，共煮汤服。

胡萝卜煲荸荠：取胡萝卜、荸荠等量。将胡萝卜、荸荠洗净去皮，胡萝卜切片，和荸荠一起加水适量，煮汤服食。

大蒜浸米醋：取大蒜数只，米醋适量。将大蒜放入米醋中，加盖，浸 15 天以上。每天吃 1 次，每次 2～3 瓣。

香油拌菠菜：取菠菜 250 克，香油适量。将菠菜洗净，待锅内水沸，入菠菜约 3 分钟取出，拌香油，调味服食。

十二、乳腺癌

乳腺癌是指发生于乳腺的小叶和导管上皮的恶性肿瘤。它是威胁妇女健康较大的一种疾病。在女性发育期，乳腺癌的患病率随年龄而增加，多见于 40～60 岁，占女性恶性肿瘤的第 2 位。在乳腺癌中，女性占 98.8％，男性占 1.2％。乳腺癌多为单侧，主要表现为乳房部位可触及肿块，质地坚硬，周围皮肤呈橘皮样改变，乳房轮廓改变，乳头有溢液或分泌物，晚期可有剧烈疼痛，腋下及锁骨上、下淋巴结肿大，伴消瘦、贫血、恶病质等全身症状。本病属中医学"乳岩"

范畴。

【病因】中医认为,乳腺癌是由于情志抑郁,肝失条达;或因冲任失调,气血运行失畅,气滞血凝,阻滞经络,积聚成核于乳中所致。如《丹溪心法》说:"妇人忧郁愁遏,时日积累,脾气消阻,肝气横逆,遂成隐核,如鳖棋子,不痛不痒,十数年后方为疮陷,名曰乳岩。"又如《外科正宗》说:"忧郁伤肝,思虑伤脾,积想在心,所愿不得者,致经络痞涩,聚结成核。"此外,乳腺癌多见于绝经期的妇女,因此,亦说明它与冲任失调、内分泌紊乱的关系较为密切。所以,本病应遵循调和冲任、健脾益肾的进补原则。

【辨证分型】

(1)肝气郁结型 乳房肿块,作胀隐痛,口苦咽干,胸闷不舒,两胁胀痛,抑郁易怒,舌质红,苔薄白,脉弦或弦滑。

(2)痰毒蕴结型 乳房肿块,坚硬疼痛或翻花溃烂恶臭,伴有发热,舌质暗红,苔薄,脉弦数。

(3)脾肾亏损型 乳房局部结块,质硬固定,胃纳减少,口干欲饮,消瘦乏力,腰膝酸软,低热盗汗,面色少华,舌质淡,苔薄白,脉濡软或细弱。

【进补原则】

(1)增加维生素的摄入 为了预防乳腺癌的发生,应增加维生素的摄入量,尤其对 13 岁以前初潮者,有乳腺癌家族史者,未哺乳者更应注意。通常情况下,维生素的摄入量是供给量的 2～3 倍。有研究报道,每天供给 50～100 毫克β-胡萝卜素可起到预防作用。维生素 E 每天供给 30～60 毫克,维生素 C 每天供给 4 克,可改善症状,促进康复。这些食物主要从新鲜的绿叶蔬菜和新鲜水果中摄取。

(2)适当补充微量元素硒 微量元素硒可以减少乳腺癌的发生,而且还可延长寿命和预防乳腺癌。一般情况下,每天应摄入 0.05～0.2 毫克,但也不能摄入过量,否则会发生不良反应。

(3)增加蛋白质摄入 乳腺癌患者需进行手术、化疗、放疗等治疗,应增加蛋白质的供给量,包括动物蛋白质和植物蛋白质,以提高机体的抗病力。

【注意事项】

(1)积极开展防癌宣传,普及乳腺癌的防治知识,使广大妇女了解乳腺癌的早期症状,并学会自我检查乳腺肿块的方法,达到早期发现、早期诊断和早期治疗的目的。

(2)积极治疗乳腺癌的前期疾病,如乳腺增生病,导管内乳头状瘤和乳腺纤

第四章 外科疾病进补

维瘤等。

（3）保持心情舒畅，情志开朗，尤其在月经期前后，在精神上避免刺激、郁怒等。

（4）产妇宜自己喂乳，对预防乳腺癌的发生，有着一定的作用。

（5）发现乳房肿块后，禁忌重压与刺激，及早就医诊治为宜。

【推荐疗方】

南瓜蒂：取南瓜蒂（把）2 个，黄酒 100 克。将南瓜蒂烧成炭存性，研成细末，用黄酒一次送服，每日早晚各 1 次。

花生薏苡仁汤：取花生仁、薏苡仁、赤小豆、大枣各 100 克，洗净，锅内放水，先把赤小豆煮熟，再下花生仁、薏苡仁、大枣共煮。可食可饮。

枸杞陈皮李子茶：取枸杞子 100 克，陈皮 30 克，李子 4 个。加水煎汤。不拘时代茶饮。

菱角汤：取生菱角 30 个，去壳，加水适量，用文火煮成浓汤，分 2～3 次饮服。

青橘叶皮核汤：取青橘叶、青橘皮、青橘核各 25 克，黄酒适量。用黄酒与水各半合煎。每日 2 次温服。

十三、荨麻疹

荨麻疹俗称"风疹块"，是皮肤黏膜血管通透性增加而出现的一种局限性水肿反应。这是常见的皮肤病。临床表现主要是先有皮肤瘙痒，随即出现大小不等的风团，淡红色或鲜红色，形态不一，可孤立或融合成片，略高起于周围皮肤。初起时皮疹尚较稀疏，随搔抓风团逐渐蔓延，发作时间不定，一日之内可发作数次，每次发疹时间持续数分钟至数小时，少数可达数天后才消退，此起彼伏，反复发作，皮疹消失后不留痕迹。本病属中医学"隐疹"、"风瘙隐疹"范畴。

【病因】中医认为，本病多因禀性过敏，内外诸多因素皆可致病。有风寒外袭营卫失和者；或风热之邪客于肌表；也有肠胃失和，湿热内热者；女性可由冲任失调所致；久病皆可导致气血两虚，或脾胃虚寒。所以，本病应遵循调和冲任、益气补血、养胃健脾的进补原则。

【辨证分型】

（1）风寒型　症见风团色白，遇寒冷或风吹则剧，得暖则缓，冬重夏轻，舌质淡，苔薄白或薄白而腻，脉浮紧或迟缓。多见于寒冷刺激性荨麻疹。

（2）风热型　症见皮疹色赤,遇热加剧,得冷则缓,或夏重冬轻,或兼有咽喉肿痛,舌质红,苔薄黄,脉浮数。多为食物、药物过敏,或病灶感染引起的急性荨麻疹。

（3）肠胃湿热型　症见发疹时伴有脘腹疼痛,恶心呕吐,大便泄泻或秘结,舌质红,苔黄腻,脉滑数。多见于肠胃型荨麻疹。

（4）冲任不调型　症见常在月经前2～3天开始发疹,往往随月经的结束而消失,但在下次月经来潮时又复发作,舌质淡,苔薄,脉细,本型亦称"月经疹"。

（5）气血两虚型　症见皮疹反复发作,延续数月或数年,劳累时加剧或复发,神疲乏力,舌质淡,苔薄白,脉濡细。

（6）脾胃虚寒型　疹块迭发不愈,伴有形寒神疲,四肢不温,胸脘痞闷,食欲不佳,腹痛泄泻,每日数次。口渴不欲饮,舌质淡,苔薄白,脉沉细或迟缓。多见于慢性荨麻疹。

【进补原则】

（1）荨麻疹患者应多吃新鲜蔬菜和水果,如卷心菜、鲜枣、柿子、橙等。这些食物含有纤维素、果胶和维生素C,能增进消化液的分泌和胃肠道蠕动以促进消化。纤维素和果胶能增加大便体积,吸收水分,使大便保持通畅;维生素C能降低血管通透性,减少血液渗出和局部水肿。

（2）荨麻疹患者还可适当选食一些含钙丰富的食物,如豆类、干果类、绿叶蔬菜、豆腐、芝麻、苋菜、木耳、银耳等。钙是合成人体激素和维生素的重要成分,参与体内物质代谢,能抑制神经兴奋性,还有抗过敏作用。

【注意事项】

（1）忌食鱼腥、辛辣、酒类等,并多饮开水。

（2）因某种食物引起发作者,下次应注意禁食该物。

【推荐疗方】

糖醋姜汤:取醋半碗,红糖100克,姜50克。将醋、红糖和切成细丝的姜同放入沙锅内煮沸2次,去渣。每次一小杯,加温水和服,每日2次。

消疹汤:取马齿苋30克,乌梅15克,绿豆衣15克,地骨皮15克,金银花15克,地龙干9克。加水煎汤。每日1剂,每日2次。

芋头茎炖猪排:取芋头茎(干茎30～60克),猪排骨适量。将芋头洗净,加适量猪排骨同炖至熟,调味服食。

芝麻根:取芝麻根1握,洗净后加水煎,趁热洗搽患处。每日2次。

十四、湿疹

湿疹是一种由于机体过敏兼受内外多种因素刺激而引起的皮肤急、慢性炎症。湿疹以多形性皮损,对称性分布,剧烈瘙痒为特征,是皮肤科中的常见病、多发病,常反复发作,经久不愈,较难根治。本病属中医学"浸淫疮"、"四弯风"、"顽癣"等范畴。

【病因】 中医认为本病多因禀性过敏、外感六淫、内伤七情、饮食起居不慎所致。急性者风湿热蕴积肌肤;亚急性者脾胃失和湿热内蕴;久病不愈,则成慢性,血虚风燥、肌肤失养均可导致发病。所以,本病应遵循养血、健脾的进补原则。

【辨证分型】

(1)风湿热型 相当于急性湿疹。起病迅速,皮损焮红、水疱、糜烂、流滋、边界弥漫,剧烈瘙痒。伴有便秘溲赤,或有发热,胃纳不佳,神疲乏力,舌质红,苔黄腻,脉滑数。

(2)脾虚湿阻型 相当于亚急性湿疹。皮损可见丘疹、结痂,浸润性潮红斑片,伴有脘腹作胀,大便溏薄,食欲不振,小便清长,舌质淡,苔薄腻,脉濡。

(3)血虚风燥型 相当于慢性湿疹。病程较久,皮损浸润肥厚,色素沉着,剧烈瘙痒,伴有头昏目糊,神疲乏力,腰酸肢软,舌质淡,苔薄,脉细。

【进补原则】

(1)适当补充富含锌的食物 一般动物性食物内锌的生物活性大,人体较易吸收和利用;植物性食物内锌的含量较少,不易被吸收。富含锌的食物有肉类、蛋类、动物的肝、花生、胡桃、茶叶、胡萝卜、马铃薯、香蕉、苹果等。

(2)湿疹患者平时应适当多吃些性味平凉或偏寒的食物,如马齿苋、马兰头、冬瓜、白萝卜、苦瓜、丝瓜、绿豆、百合、荸荠等食物,这些食物有清热利湿,凉血解毒的作用。

(3)另外,在给婴幼儿食用某些食物时,应尽量由少到多,使其慢慢适应,以免不适而产生湿疹。如确认牛奶是致敏物,可将牛奶多煮沸几次,使其中的乳蛋白变性,成为蒸发奶,或用母乳、豆浆或其他代乳品喂养。

【注意事项】

(1)去除一些诱发因素。

(2)忌食海鲜、五辛(葱、姜、蒜、韭、辣椒),以及凡是食后引起发作之物。

(3)内衣应穿棉、丝制品,不宜穿尼龙、羽毛、羊毛等制品;牙膏、肥皂等日用品,宜选精制品。

(4)急性湿疹或慢性湿疹急性发作时,皮损处忌用热水、肥皂洗擦。

(5)积极锻炼身体,预防感冒。

【推荐疗方】

绿豆蜂蜜冰片膏:取绿豆粉30克,蜂蜜10克,冰片3克,醋30克。将绿豆粉用锅炒成灰黑色,同蜂蜜、冰片、醋共调和为胶状,摊油纸上,当中留孔,敷于患处。

绿豆百合汤:以绿豆30克,百合30克,加水适量,同煮汤,食用时可加白糖调味。

青鱼胆汁:取青鱼胆、黄柏各等量。将青鱼胆剪破,取其胆汁;黄柏研粉,然后和青鱼胆汁调匀,晒干研细,用纱布包裹敷于患处。

绿豆海带粥:取绿豆30克,海带15克,粳米50克。将海带洗净切丝,和绿豆、粳米一起加水常法煮粥,食用时可加少量红糖调味。每日早晚温热服食。

香油绿豆膏:取绿豆粉、香油各适量。将绿豆粉炒至呈黄色,晾凉,用香油调匀,敷患处。

十五、白癜风

白癜风是一种常见的顽固性的慢性皮肤病,局部皮肤色素脱失。皮损好发于手背、前臂、面、颈等部位,有的泛发全身。损害呈大小不等的、局限性圆形或不规则皮肤色素消失的白色斑块,边缘可有色素沉着带,有单个或多发,头部的毛发亦可变白。常伴有某些器官特异性的自身免疫性疾病,如甲状腺疾病、恶性贫血和糖尿病等。本病属中医学“白癜”、“白驳风”等范畴。

【病因】中医认为本病因风热血热所致,病久则因肝肾不足而生,所以,本病应遵循补肝益肾的进补原则。

【辨证分型】

(1)风热血热型　相当于本病急性期。症见起病急,或有皮肤过敏史,白斑粉红,不断增加扩大,边界模糊不清,多分布于额、面及鼻、口唇等五官周围,局部有轻微瘙痒感,兼可见情绪烦躁,口渴欲饮,小便黄赤,舌质红,苔薄白,脉细数。

(2)肝肾不足型　相当于本病稳定期。症见白斑固定,边界清楚,斑内毛发变白,边缘皮肤色暗,无一定好发部位,可局限或泛发,病程长,或有遗传倾向,兼见面色无华,头晕耳鸣,腰膝酸软,舌质淡,苔薄白,脉细弱。

【进补原则】

(1) 补充富含酪氨酸和铜、锌、维生素等物质的食物,这些食物主要有肉、蛋、猪肝、豆类、花生、核桃、黑芝麻以及新鲜蔬菜、水果等。因为这些食物具有促进色素代谢作用,有利于缓解白癜风的症状。

(2) 中医认为,本病主要由于外感风邪,湿热,或瘀血郁于肌表所致,因此,白癜风患者平时应适当多吃具有清热、活血、滋肝、补肾的食物,如苦瓜、冬瓜、黄瓜、蕹菜、马兰头、芹菜、荸荠、百合、银耳、梨、香蕉、无花果、石榴、鸽子等。这些食物对白癜风既有进补作用,又有治疗作用。

【注意事项】

(1) 保持乐观,心情愉悦,切忌忧郁烦躁,要树立战胜疾病的信心。

(2) 忌食过酸、过辣及鸡、羊肉、虾、蟹等热性发物。

(3) 晒太阳宜适度,尽量避免阳光暴晒。

【推荐疗方】

煮猪肝:取猪肝适量,沙菀蒺藜 60 克。将沙菀蒺藜炒熟,研末。猪肝洗净,加水煮熟,然后取出切片,蘸药末吃。

五香黑豆:取黑豆、八角茴香各适量。将黑豆用水浸软,加入八角茴香及盐适量,煮熟,然后在锅内炒片刻食用。每日服 50 克。

黄瓜蒂:取黄瓜蒂 3～5 个。用黄瓜蒂蘸硼砂末搽患处,每日 1～2 次。

白鸽炖补骨脂:取白鸽 1 只,补骨脂适量。将白鸽洗净,补骨脂用纱布包扎纳入鸽腹内,加入葱末、姜末、味精、盐等调味品,炖至鸽熟。吃鸽肉。

核桃拌芝麻:取核桃、黑芝麻各适量。将黑芝麻洗净入铁锅内炒熟,然后研末,加入核桃、白糖拌匀。每日晨起空腹食用。

十六、红斑狼疮

红斑狼疮是一种好发于青年女性的自身免疫性疾病,主要是细胞免疫功能低下,导致体液免疫功能亢进,从而产生大量自身抗体,造成广泛的组织损伤。它常可累及多系统、多脏器,如肾脏、肝脏等,也可出现游走性或固定性关节疼痛。红斑狼疮可分为盘状红斑狼疮和系统性红斑狼疮。前者皮损局限于头面部,偶尔亦可见于手足背部,为一片或数片鲜红色斑,边缘清楚;后者皮损多发于面部和四肢,以水肿性红斑为主,颧颊部蝶形红斑,甲周或指尖红斑,或瘀点为特征。在中医文献中尚无明确记载,有的学者认为本病与中医的"鸦啖疮"、"温病发斑"相类似。

【病因】中医认为本病多由禀赋不足,肝肾亏损,邪毒侵入,热毒炽盛,燔灼营血,可急性发作;高热伤津,可致阴虚火旺;病久气阴两伤,肝肾不足;后期阴损及阳,则脾肾阳虚。所以,本病应遵循益气、养阴、滋肝、补肾、温脾的进补原则。

【辨证分型】

（1）热毒炽盛型（相当于急性发作期）　症见突然起病,高热持续不退,面部出现蝶形红斑或水肿性红斑;皮肤可有瘀点瘀斑,甚至大疱或血疱,肌肉关节酸痛,恶心呕吐,烦躁不安,精神恍惚或神昏谵语,大便干结,小便短赤,舌质红绛,舌苔黄糙而干,脉弦滑或洪数。

（2）阴虚火旺型（相当于亚急性期）　症见持续低热不退或时高时低,皮损呈暗红或淡红色,或有少量新发,夜寐不安,腰及关节酸痛,咽干唇燥,时有盗汗,大便不畅,小便黄赤,舌尖红,苔薄黄,脉细数。

（3）肝肾不足型（相当于慢性缓解期）　皮损往往表现不显,多为精神不振,或不耐烦劳,稍有活动,即感疲乏不堪,腰酸膝软,头昏耳鸣,或有低热起伏,口苦咽干,月经不调,男子遗精。或有胁痛,肝肿大;或有轻度水肿,尿中有蛋白、红细胞等肝肾损害症状,舌质红,苔薄,脉细数。

（4）脾肾阳虚型（相当于狼疮性肾炎）　病程较久,或见于长期大量应用皮质类固醇激素者,局部红斑不明显或无皮损或仅留有色素沉着,面色㿠白无华或面如满月,脘闷纳呆,头晕耳鸣,形寒肢冷,下肢水肿,甚或全身水肿,或伴有腹水,胸水,大便溏薄,小便清长,舌质淡胖,边有齿印,苔薄白,脉濡细。

【进补原则】

（1）中医认为本病多由于气阴两虚所致,因此,平时可适当多吃些益气养阴的食物,这些食物包括西瓜、绿豆、薏苡仁、生梨、甘蔗、藕、荸荠、豆腐、茭白、荠菜、马兰头、木耳、大枣、核桃、鹅等,以增强机体抵抗力,促进患者康复。

（2）限制酪氨酸类蛋白质的摄入和给予低盐饮食。酪氨酸类蛋白质直接对红斑狼疮发病有影响,这些食物有牛肉、乳制品、豆腐皮、松鱼干等。同时还应少吃蚕豆、豌豆、大豆等食物,以免诱发和加重病情。红斑狼疮患者多合并肾病,即所谓"狼疮肾"。因此,平时饮食以清淡为宜,若食盐摄取过量,将导致体内水、钠潴留,加重肾脏负担。通常情况下每日食盐量应限制在5克以内。

【注意事项】

（1）避免日光照晒。

（2）防止劳累,注意保暖,预防感冒及感染。

（3）节制生育。

【推荐疗方】

虫草炖鸭：取天然冬虫夏草3克，雄鸭1只。将雄鸭宰杀，去毛及内脏，洗净，然后把冬虫夏草纳入鸭腹内，加调料炖熟，饮汤食用。

黑木耳羹：取黑木耳6克，冰糖适量。将木耳浸泡数小时，洗净，蒸1小时后加入冰糖服食。

枸杞大枣蛋：取枸杞子15～30克，大枣8～10个，鸡蛋2只。同入锅中加水适量同煮，蛋熟后去壳再共煮片刻，吃蛋喝汤。每天1次，连服数天。

芝麻核桃膏：取黑芝麻250克，核桃仁250克，红糖500克。将红糖放入锅中加水少许熬成稠膏，加入炒熟的黑芝麻、核桃仁，调匀，趁热倒入表面涂有香油的大盘内，待稍冷，压平切块，随意食用。

黑枣糯米饭：取去核黑枣50克，糯米100克，常法煮成米饭服食。

十七、银屑病

银屑病又名牛皮癣，是一种常见的慢性炎症性红斑鳞屑性皮肤病，经过缓慢，易复发，多见于青壮年。皮损多发生于面、头及四肢外侧，尤以肘、膝关节伸侧为多，常对称分布。开始是炎症性红色丘疹，顶部有少量鳞屑，然后皮损逐渐加厚、干燥，皮纹加深，形成局限性肥厚斑块，界限清楚。刮去鳞屑，可见透明薄膜。去除此膜，可见小出血点。皮损开始形态有点状、环状、地图状等。本病属中医学"白疕"、"松皮癣"、"干癣"范畴。

【病因】 中医认为本病多因感染毒邪，灼伤营养，以致血热毒盛，日久则气血凝滞，肌肤失养，生风生燥；或由湿热积聚而成；风寒湿邪亦可侵袭关节；风热火毒燔灼营血，形成热毒炽盛的症候，所以，本病应遵循养血、活血、凉血的进补原则。

【辨证分型】

（1）血热型 相当于寻常型进行期。症见皮损不断增加或扩大，颜色焮红，筛状出血点明显，鳞屑增多，瘙痒剧烈，或夏季加重，伴有发热、大便干结，小便黄赤，舌质红，苔黄，脉滑数。

（2）血瘀型 相当于寻常型稳定期。症见病情稳定，皮损不扩大，或仅有少量新发皮疹，皮肤干燥，小腿前侧肥厚，或有苔藓样变，在关节伸侧可有皲裂、疼痛，可伴有头晕眼花，舌质红，边有瘀点，苔薄，脉细涩或濡细。

（3）湿热型 相当于脓疱型。症见掌跖有脓疱，多阴雨季节加重，伴有胸闷纳呆,神疲乏力,下肢沉重,或带下增多色黄,舌质红,苔薄黄腻,脉濡滑。

(4)痹证型　相当于关节炎型。症见除皮损外,伴有关节疼痛和肿胀,或有脓疱,冬季加重或复发,瘙痒不甚,舌质淡,苔薄白,脉濡滑。

(5)毒盛型　相当于红皮病型。症见全身皮肤发红,或呈暗红色,甚则稍有肿胀,皮肤灼热,有鳞屑,往往伴有壮热口渴,大便干结,小便短赤,舌质红绛,苔薄黄,脉弦滑数。

【进补原则】

(1)增加维生素的摄入量　维生素 A 可增加皮肤的抗感染能力。富含维生素 A 的食物有动物肝脏、鱼肝油、奶类、玉米、禽蛋、胡萝卜、苋菜等。缺乏维生素 B_2 往往会使皮肤损害加重,因此,要多吃些大豆、猪心、猪肾、菠菜、荠菜等富含维生素 B_2 的食物。维生素 E 具有多种生物学功能,对本病防治也有一定益处。维生素 E 富含于各种植物油、谷物的胚芽、蛋黄和硬果类等食物中。

(2)适量增加蛋白质的摄入　如鸡蛋、牛奶、瘦肉、河鱼等,可改善机体的蛋白质代谢,提高机体细胞的免疫功能。

(3)银屑病患者平时可多吃养血润燥、健脾化湿、清热生津作用的食物。中医认为脾胃为气血生化之源。气增血荣,肌肤得养,将有助本病早日康复。这些食物主要有豆类、畜禽、鲤鱼、牡蛎、海参、香蕉、葡萄、苹果、梨、大枣、桂圆等,但需注意脾胃运化乏力,食勿过量,以免脾胃受损,不能受补,反致湿热蕴结。

【注意事项】

(1)解除思想顾虑,清除精神创伤。

(2)注意查明可能的激发或诱发因素,并尽可能去除,同时,勿滥用刺激性过强的药物。

(3)禁食辛辣刺激性食物及海腥发物,避免饮酒、喝浓茶,少吃油腻之物。

【推荐疗方】

乌梅膏:取乌梅 2.5 千克。将乌梅洗净,去核,加水适量煎,浓缩成 500 克膏状物,装瓶备用。每日 3 次,每次 10 克,温水冲服。

槟榔姜汁粥:取槟榔 1 个,生姜汁 10 克,蜂蜜 50 毫升,粳米 100 克。先将槟榔研粉,煮沸 15 分钟,冷却沉淀取汁。粳米加水煮粥,至米烂粥稠,加生姜汁、槟榔汁、蜂蜜汁再煮沸。空腹服食。

木瓜汤:取木瓜 1 个,蜂蜜 300 毫升,生姜 2 克。将木瓜洗净,去皮,切片,加水、蜂蜜、姜煮沸,改用文火再煮 10 分钟。喝汤吃木瓜。

花生赤豆红枣汤:取带衣花生仁 90 克,赤小豆、大枣各 50 克,大蒜 15 克。

共煮汤,早晚分服。

去屑粥:取车前子15克(用纱布包扎),薏苡仁30克,蚕砂9克(用纱布包扎),白糖适量。将车前子、蚕砂入锅中煎取汁,用药熬薏苡仁粥,加糖调匀服食。每日1剂,连服15天。

十八、酒渣鼻

酒渣鼻是发生于颜面中部,以弥漫性潮红、丘疹、脓疱以及毛细血管扩张或鼻尖部结缔组织增生为特征的一种皮肤病。因鼻部皮损色紫红如酒渣而得名。损害主要侵犯颜面中部,尤以鼻尖、鼻翼、两颊、前额为多见。皮损初期(红斑期)呈阵发性暂时性潮红斑片,表面黏腻光滑,特别是在进热食或情绪激动时尤为明显;中期(丘疹期)红斑持久不退,并伴有成批的针头到黄豆大丘疹和脓疱发生及毛细血管扩张,自觉轻微瘙痒;后期(鼻赘期)鼻尖部丘疹增大,各个融合,高出皮面,形成大小不等的结节状隆起,使局部肥厚,表面凹凸不平,形成鼻赘。

【病因】 中医认为本病多因多食辛辣醇酒,湿热熏蒸,初为血热,继而血瘀,后期则夹痰湿凝结所致。

【辨证分型】

(1)肺胃积热型 鼻部、颜面中部毛细血管扩张产生红斑性皮损,食用刺激性食物及精神兴奋后红斑更明显,伴口渴欲饮,大便干结,舌质红,苔薄,脉弦滑。

(2)血瘀凝结型 鼻尖部表现浸润肥厚。色紫红或紫黯,出现大小不等的结节性隆起,妇女可有月经前皮损加重。舌质红,边有瘀点,脉涩。

【进补原则】

(1)中医认为此病多由肺胃积热,湿热熏蒸,初为血热,继而血瘀,后期则夹痰湿所致。因此,平时患者应多吃具有清热利湿、凉血化瘀作用的食物,这类食物主要包括萝卜、白菜、菠菜、藕、冬瓜、黄瓜、蕹菜、苋菜、黄花菜、丝瓜、马兰头、马齿苋、枸杞叶、银耳、梨、柿子、苹果、甘蔗、荸荠、番茄、橄榄、兔肉、鹅肉、田螺、鸭血等。

另外,酒渣鼻的发生还与核黄素等维生素不足有关,而且还是重要的发病因素,所以,在日常饮食中还应多吃富含核黄素的食物,这类食物主要从新鲜蔬菜和水果中摄取。同时还应保持大便通畅,多饮水,使湿热之邪从小便而出。

【注意事项】

(1)要保持生活规律,心情舒畅,避免精神紧张和过度疲劳,以利于疾病康复。

（2）注意颜面部、鼻部皮肤的清洁卫生，避免有害物质的刺激。

（3）及早治疗体内感染病灶，如鼻炎、牙周炎、牙龈炎等，以免诱发本病。

（4）调理肠胃功能，保持大便通畅。

（5）忌食辛辣刺激性食物，如辣椒、咖啡、酒等。少吃甜食及油腻之物。

【推荐疗方】

枇杷叶膏：取鲜枇杷叶 5 千克，蜂蜜适量。将枇杷叶洗净去毛，加水，煎煮 3 小时后去渣留汁，再浓缩成 1 500 克，兑入蜂蜜混匀备用。每日服 10～15 克，每日服 2 次。

绿豆荷花汤：取绿豆 50 克，荷花瓣（干品）9 克，生石膏 15 克，枇杷叶 9 克（去毛）。将后三味加水煎成 500 毫升，再加绿豆煮至极烂，白糖调味服食。每日 1 次，连服 1 周。

赤小豆薏苡仁粥：取赤小豆 30 克，薏苡仁适量。将赤小豆洗净，加水煎汤至豆开花后，加入薏苡仁，常法煮粥。每日早晚温热服食。

凉血祛瘀汤：取当归 9 克，白茅根 15 克，白糖适量，先将前二味加水 3 碗，煎成 1 碗，加入白糖饮服。每日 1 剂，日服 2 次。

清热凉血汤：取生地黄 30 克，赤芍 12 克，丹皮 9 克，红花 9 克，金银花 12 克，黄芩 9 克，桃仁泥 9 克，连翘 12 克，六月雪 30 克，千里光 15 克，生甘草 3 克。共加水煎汤。每日 1 剂，每日服 2 次。

第五章　其他疾病进补

一、功能性子宫出血

　　功能性子宫出血简称功血，系由内分泌失调而引起的异常性子宫出血。任何体内外因素破坏了下丘脑-垂体-卵巢轴功能及大脑皮质控制下丘脑这一完整系统对正常月经周期的调节，均可导致内分泌失调而患本病。功血既可发生于青春期，亦可发生于生育年龄及更年期。青春期功血以中枢成熟缺陷为主，更年期功血则与卵巢功能衰竭有关。两者均主要表现为无排卵型功血。生育年龄患功能性子宫出血较少见，且多数是有排卵的。但由于子宫对性激素或卵巢对促性腺激素的反应异常，造成黄体发育不全及黄体萎缩不全，而为有排卵型功血。本病属中医学"崩漏"、"经水过多"、"经水不调"等范畴。

　　【病因】中医认为本病病因有虚实之分。虚者常因思虑过度，脾气受损，统摄无权，久及肝肾，肝虚则不能藏血，肾亏则封藏失调，冲任失守。实者多为大怒伤肝，肝气郁滞，气机受阻，久而成瘀，瘀血内停，血不循经，或过食辛燥，灼伤阴液，阴虚内热，热伏冲任，逼血妄行。所以，本病应遵循补肾健脾、调和冲任的进补原则。

　　【辨证分型】

　　（1）脾肾阳虚　月经周期延后，甚至二三月一次，量多如崩，血色淡红，质稀薄，经期延长，面色㿠白，头晕气短，乏力畏寒，或兼大便不实，神疲肢软，舌质淡红或嫩红，苔薄，脉虚软或虚濡。

　　（2）瘀血阻滞　月经量多如崩，色暗红，质黏稠夹有瘀块，小腹疼痛，瘀块下则痛减，或出血淋漓不绝。舌质红或紫黯或有瘀斑，苔薄或薄腻，脉沉弦。

　　（3）肝肾阴虚　周期超前或经行量多色鲜如注，或月经淋漓日久不止，色鲜红无块，颧红潮热或手心灼热，咽干口燥，腰酸头晕，舌质红，少苔，脉细数或细弦。

　　【进补原则】

　　（1）血热妄行者，宜选食具有清热凉血止血作用的食物。这些食物包括赤小豆、绿豆、鲜藕、白菜、菠菜、黄瓜、丝瓜、苹果、甘蔗、荸荠、樱桃、无花果、香蕉、菱角、西瓜，以及马齿苋、马兰头、荠菜、银耳、苦瓜、柿饼等。

（2）气不摄血者，宜选食具有健脾益气补血作用的食物。这类食物主要有大枣、桂圆、扁豆、山药、莲子、桑葚、栗子等。另外，牡蛎、海蜇、甲鱼、墨鱼、水牛肉、阿胶等食物，不仅营养丰富，而且能补血止血，对功血患者尤为适宜。

（3）另外，功血患者由于经血淋漓不尽，或大量流血，必然导致抵抗力下降，因此，应适当增加蛋白质的摄入，所以此时需多吃些禽类、鸡蛋、牛奶、动物的肝肾、鱼、豆制品等，以增强体质，促进早日康复。

【注意事项】

（1）出血期间应避免精神紧张，过度劳累和剧烈运动，保证充分睡眠和休息。

（2）平时不食或少食辛辣温燥之品。

【推荐疗方】

红糖木耳羹：取黑木耳 60 克，红糖 30 克。将木耳洗净，加水适量，煮熟，入红糖，再煮片刻，一次吃完。

葵花盘：取去籽葵花盘 1 个，黄酒适量。将葵花盘用瓦焙成炭，研末。每次3 克，黄酒送服，日服 3 次。

茅根藕汁：取鲜茅根 160 克，鲜藕 160 克，切碎，煮汁饮服。

鲫鱼归竭粉：取活鲫鱼 1 尾（约 200 克），当归 15 克，血竭 5 克，乳香 5 克。将鲫鱼洗净，去肠留鳞，腹内纳入当归、血竭、乳香，泥封，烧存性，研成细末，用温黄酒送服。每次 5 克，日服 2 次。

煮猪皮：取猪皮 100 克，黄酒、红糖各少许。将猪皮加水及少许黄酒，用文火煮至肉皮极烂，红糖调服。每日服 1 次。

二、闭经

女子一般在 14 岁左右月经应该来潮，如果超过 18 岁仍未来潮，称原发性闭经。如果月经已来潮，但又中断达 6 个月以上者，称继发性闭经。这些均属病理现象，需要治疗。但是妊娠期、哺乳期、绝经后经水不行，此当属正常生理现象，不需治疗。本病属中医学"虚劳"、"血枯"范畴。

【病因】中医认为本病多因恣食生冷或冒雨涉水，感受寒邪，寒湿客于胞宫，血得寒则凝涩，经脉受阻，冲任气血运行不畅，瘀阻气滞。所以，本病应遵循补益肝肾、养血调经的进补原则。

【辨证分型】

（1）气滞血瘀型　经闭不行，少腹胀痛，按之更甚，或有周期性腹痛，胸胁胀痛,情绪抑郁。舌质紫黯,边有瘀点,苔薄,脉弦或涩。

(2) 肝肾不足型　经闭不行,腰膝酸软,头晕耳鸣,神疲乏力,形瘦体弱,舌质淡红,苔薄,脉细弱。

(3) 气血虚弱型　经闭不行,神疲乏力,头晕气短,纳谷不香,毛发不华,形弱体疲,面目虚浮。舌质淡红,苔薄,脉沉细。

(4) 痰湿阻络型　经闭不行,形体肥胖,多痰多带,倦怠懒言。舌质淡,苔白腻,脉濡滑。

【进补原则】

(1) 首先,对闭经患者要给予"补血饮食"。在选用补血食物时,应选择富含蛋白质、铁质、维生素 C、维生素 B_{12}、叶酸的食物。另外,近来实验发现,铜也有造血功能,缺铜和缺铁一样,也会产生贫血。所以,在配制"补血饮食"时,也应注意含铜丰富的食物,这类食物包括动物的心、肝、肾、骨髓、脑等。一般来说,上述含铜多的食物,含铁质、蛋白质也不少。因此,闭经患者应多吃这些食物。当然,蛋类、乳类、瘦肉、豆类、大枣等传统的补血食物,闭经患者也可选食。

(2) 闭经患者常伴有食欲不振、消化不良等症状,因此,平时进补时需选用易消化和易吸收的食物,并注意全面供给各种营养品。

【注意事项】

(1) 闭经可由多种原因引起,所以不能单纯用"通"的方法,也不能认为只要用药使月经来了就算病治好了。必须找出原因,鉴别出哪种性质的闭经才算真正治本,而且必须连续 3 个月月经周期正常,才算恢复。

(2) 对先天性无子宫、无卵巢等根本不需治疗。

(3) 对于精神因素引起的闭经,必须注意药物治疗和心理治疗相结合。

【推荐疗方】

木耳苏木汤:取木耳 50 克,苏木 50 克,黄酒 250 克。将木耳、苏木用酒加水半碗煮,煮至约剩半碗多时即成。每日 2～3 次,酌量饮用。

益母草乌豆汤:取益母草 30 克,乌豆 60 克,红糖适量。将益母草与乌豆加水 3 碗,煎至 1 碗,加糖,黄酒 2 匙冲饮。每日 1 次,连服 1 周。

红糖姜枣汤:取红糖 100 克,大枣 100 克,生姜 25 克,加水煎汤。不拘时代茶饮。

绿茶白糖饮:取绿茶 25 克,白糖 50 克。用沸水冲泡,每日 1 次顿服。

鸡血藤煲鸡蛋:取鸡血藤 30 克,鸡蛋 2 个。将鸡血藤、鸡蛋加水同煮,蛋熟后去壳再煮片刻,加白糖调味,每日 2 次,饮汤食蛋。

三、痛经

妇女在月经期间或行经前后,周期性地出现小腹疼痛,四肢畏寒,腰酸,甚至出现外阴及肛门部不适等,称为"痛经"。本病多见于青年女性。痛经通常可分为两大类:原发性痛经,月经初潮后即有疼痛,没有明显生殖器的器质性改变,而是由功能上的紊乱造成的;继发性痛经,月经初潮后无痛经,以后又开始痛经,是由于生殖器已有器质性病变引起的,最常见的是子宫内膜异位症、盆腔炎和子宫黏膜下肌瘤。值得注意的是,若在经期仅出现小腹坠胀不适,偶有短暂腹痛,属正常生理现象。

【病因】中医认为本病多因经期恣食生冷或冒雨涉水,感受寒邪,寒湿客于胞宫,血得寒则凝涩,经脉受阻,冲任气血运行不畅,瘀阻气滞,不通则痛。所以,本病应遵循活血、行气、温肾的进补原则。

【辨证分型】

(1)气滞血瘀型　多见月经周期延长,每于经来前 1～2 天或来潮第一天下腹部疼痛拒按,经血紫黯有块,待血块排出后疼痛可缓解,如果血块不能排出则疼痛加剧,胸胁胀痛,两乳胀痛,面色发青,出冷汗,恶心呕吐。舌质红,边有瘀点,苔薄,脉弦涩。

(2)寒湿凝滞型　经前或行经时小腹抽痛,并有沉重感,按之痛甚,得热痛减,经血量少,色不鲜,有块或如黑豆汁。舌质淡,苔薄,脉弦。

(3)肾阳亏虚型　平素体质虚弱,或房事过度,或多次孕产,月经量少,血色淡,经后小腹作痛,腰骶部酸胀;舌质淡,苔薄,脉沉细无力。

(4)肝肾阴虚型　经后下腹疼痛,经血量少,腰膝酸软无力,头晕,耳鸣,眼花,舌质红,苔薄,脉细数。

(5)气血两虚型　经前或经后小腹隐痛,且有空坠感,喜温喜按,经血色淡,量少而质清,面色苍白。舌质淡,苔薄,脉沉细无力。

【进补原则】

(1)痛经患者在月经来潮之前,饮食应清淡,吃易于消化和吸收的食物,除食米、面类主食外,副食宜多吃胡萝卜、菠菜、苋菜、丝瓜、番茄、扁豆等,不宜进食过饱,更不宜进食生、冷食物,因为生、冷食物可刺激子宫、输卵管,使之收缩加剧,从而诱发痛经和使痛经病情加重。

(2)痛经患者要保持大便通畅。因为便秘可以增加痛经的疼痛程度,临床上虽然可以使用药物或其他方法来通便,但若注意饮食调理,同样可以起到通便作用。因此,在日常饮食中可多吃一些富含纤维素的食物,如菠菜、芹菜、韭菜、青菜,以及香蕉、梨。所进主食不宜全用细粮,并少吃苹果、藕等有收敛作用的食物,以防发生大便秘结。

【注意事项】

(1)经前即可用中药调治,一般以3个月为一疗程。

(2)行经期间避免剧烈活动和过重的体力劳动。

【推荐疗方】

佛手香橼汤:取佛手10克,香橼10克,煎汤去渣,加白糖适量温饮,每日服2次。

川芎煮鸡蛋:取鸡蛋2只,川芎10克,加水适量。鸡蛋煮熟后取出去壳,复置汤药内,再用文火煮片刻,酌加黄酒适量,食蛋饮汤。每日服1次,1周为一疗程,每于行经前4天开始服。

白木耳炖肉:取白木耳15～30克,瘦肉(猪、牛、羊均可)适量,大枣10个。先将白木耳泡发,用此汤加水,与瘦肉及枣同炖,至烂熟即可。不拘时服用。

二花调经茶:取玫瑰花,月季花各10克,红茶3克。制成粗末,用沸水冲泡焖10分钟,每日1剂,不拘时温服。在行经前3天开始服,连服1周。

黄芪炖乌骨鸡:以乌骨鸡1只,黄芪50克。将鸡去肠杂,洗净;黄芪用纱布包扎置鸡腹内,加水煮沸,文火炖至鸡烂熟,调味服食。经前3天开始服。

生姜红糖茶:取生姜10克,白胡椒5粒,红糖适量。将生姜切片,胡椒打碎,共入锅内水煎取汁,加入红糖溶化为度。行经期热服。每日1剂,每日服2次。

四、妊娠呕吐

妊娠呕吐指妇女在怀孕6～7周,由于内分泌的变化,出现恶心、呕吐。轻者,呕吐只限于清晨,常于饭后加重,伴有厌食、失眠、便秘、神疲乏力等。中度者,呕吐频繁,甚至吐清水、酸水、苦水及咖啡色血水,出现脱水和营养不良现象,体重减轻,口渴,皮肤干燥,尿少,眼球凹陷。重度者,呕吐持续不止,并出现严重中毒症状,体温升高,血压下降,黄疸,尿少,尿内有管型、蛋白,甚至出现无尿等症。本病属中医学"恶阻"范畴。

【病因】中医认为本病的发生机制主要是冲脉之气上逆,胃失和降所致。常见有肝胃不和与脾胃虚弱两种。

（1）肝胃不和　孕后阴血聚以养胎，阴血不足则肝气偏旺，肝之经脉挟胃，肝旺侮胃，胃失和降而呕恶。

（2）脾胃虚弱　脾胃素虚，冲气上逆犯胃，胃失和降而上逆作呕，或因脾虚不运，痰湿内生，冲气挟痰湿上逆而致呕吐。

所以，本病应遵循健脾、和胃的进补原则。

【辨证分型】

（1）肝胃不和　妊娠初期，呕吐酸水或苦水，胸满胁痛，嗳气叹息，头胀而晕，烦渴口苦，大便干结，舌质淡红，苔微黄，脉弦滑。

（2）脾胃虚弱　恶心呕吐不食，或呕吐清涎，神疲思睡，舌质淡，苔白，脉缓滑无力。

【进补原则】

（1）饮食应富于营养，清淡可口，容易消化和吸收，含有丰富的维生素。水果尤其是苹果，既可补充水分、维生素、必需的矿物质，又可调节水和电解质的平衡，防止因频繁呕吐引起的脱水和酸中毒。因此，妊娠呕吐患者可适当多吃些苹果。

（2）适当补充蛋白质。乳类、蛋类、水产品等高蛋白质食物，有健脾补肾、养血保胎作用，因此，应适当多食。一般情况下，孕妇可选食下列食物：蚶子、贝类煨汤，这类食物不但口味鲜美，而且有和胃作用；不加油盐的新鲜鲤鱼，既富于营养，又有止呕作用；牛肉不肥不腻，能补血安胎，炖服更好；干果之类，营养丰富，作为零食也可食用，是增加营养的有效方法。

【注意事项】

（1）呕吐应尽早用中药治疗，不能拖延日久，以致身体难以支持。

（2）妊娠呕吐患者，应忌食油腻及不消化的油炸食物，少喝可可类饮料及咖啡，禁饮酒。

【推荐疗方】

柚皮煮橄榄：取柚皮 15 克，橄榄 30 克，将柚皮切碎，加水煮熟，取汁投入橄榄，旺火隔水炖至橄榄熟透，随意服食，每日 1 剂，1 周为一疗程。

竹茹橘皮茶：取竹茹 10 克，橘皮 15 克，红糖 20 克，加水煎煮，代茶，不拘时饮服。

糖汁柠檬：取鲜柠檬 500 克，白糖 250 克。将柠檬去皮、核，切块，加白糖渍 1 天，再用文火熬至汁将干时，拌入少量白糖，随意服食。

扁豆粳米粥：取白扁豆 60 克，粳米 100 克。将粳米淘净，加水适量，入扁豆,常法煮粥。每日早晚温热服食。

清蒸砂仁鲫鱼:取活鲫鱼1尾(约200克),砂仁末3克。将鲫鱼去鳞、鳃、肠杂,洗净,用油、盐将砂仁末拌匀,纳入鱼腹,盛大盘中,上锅隔水蒸熟服食。

五、产后缺乳

产后乳汁少或完全无乳,称为产后缺乳,是指产妇在哺乳时乳汁甚少或全无,不足够甚至不能喂养婴儿者。缺乳的程度和情况各不相同:有的开始哺乳时缺乏,以后稍多但仍不充足;有的全无乳汁,完全不能喂乳;有的正常哺乳,突然高热或七情过极后,乳汁骤少,不足于喂养婴儿。中医称为"乳汁不行"、"缺乳"等。

【病因】任何精神上的刺激如忧虑、惊恐、烦恼、悲伤都会减少乳汁分泌。乳汁过少可能是由乳腺发育较差,产后出血过多或情绪欠佳等因素引起,感染、腹泻、便溏等也可使乳汁缺少,或因乳汁不能畅流所致。中医认为本病有虚实之分。虚者多为气血虚弱,乳汁化源不足所致,一般以乳房柔软而无胀痛为辨证要点。实者则因肝气郁结,或气滞血凝,乳汁不行所致,一般以乳房胀硬或痛,或伴身热为辨证要点。

【辨证分型】

(1)痰湿壅阻 形体肥胖,产后乳汁不行,乳房胀痛,胸闷不舒,纳谷不香,厌油腻厚味,嗜卧倦怠,头晕头重,舌胖,苔白腻,脉滑。

(2)气血虚弱 乳汁量少甚或全无,乳汁清稀,乳房柔软,无胀感,面色少华,头晕目眩,神疲食少,舌淡少苔,脉虚细。

(3)肝郁气滞 产后乳汁分泌少,甚或全无,胸胁胀闷,情志抑郁不乐,或有微热,食欲不振,舌质淡红,苔薄黄,脉弦细。

【进补原则】

(1)气血不足者,应鼓励产妇进食,以增加营养,多生乳汁。平时多吃既有营养,又有通乳、催乳作用的食物。这些食物主要有芝麻、菱白、猪蹄、冬瓜、丝瓜、豆腐、赤豆、虾、鲫鱼、鲤鱼、瘦肉、骨头汤、牛奶、花生、南瓜子、桂圆、核桃、大枣、鸡蛋、家禽等。

(2)肝郁气滞者,应劝说、宽慰产妇,使其情绪稳定,以利乳汁通泻。平时多吃具有疏肝理气、活血通络作用食物。这些食物包括刀豆、佛手、桂花、鸡血、鹅血、萝卜、橘饼、大头菜等。

(3)产后缺乳患者所选用的食品,最好能制成汤、羹、粥之类,一是易于消化吸收,二是多汁可以生津,以增乳汁生化之源。忌食刺激性食物,如辣椒、大蒜、芥末等,禁喝酒、浓茶、咖啡等饮料。

【注意事项】"三分治疗,七分调理",正确、合理地注意生活、饮食、精神等方面的调理对缺乳的防治非常重要。

(1) 养成良好的哺乳习惯　按需哺乳,勤哺乳,一侧乳房吸空后再吸另一侧。若乳房未空,应将多余乳汁挤出。

(2) 营养和休息　要保证产妇充分的睡眠和足够的营养,食物品种应丰富多样,且能补中有消,不致积滞,消中有补,不致匮乏,并经常更换,这样可增进食欲。同时,可于正餐之前,适当给予点心,以保证供给足够的热量。

(3) 产妇宜保持乐观、舒畅的心情,避免过度的精神刺激,以致乳汁分泌发生异常。

【推荐疗方】

豆腐丝瓜汤:取豆腐 2 块,丝瓜 150 克,香菇 20 克,猪蹄 1 只,盐、生姜、味精适量。先将猪蹄洗净,加水煮烂,再把豆腐切成小块,丝瓜切片,与香菇、调料等再煮约 15 分钟,即可食用。

火腿猪爪汤:取火腿、猪爪(去大骨)适量。前两味洗净入锅,用淡盐清水同煨,佐以木耳、香菇、笋服食。

猪蹄参芪汤:取猪蹄 1 只,人参 3 克,黄芪 10 克,当归 5 克,麦冬 12 克,木通 9 克,桔梗 6 克。先将猪蹄洗净,炖半小时,再把人参等六味药用纱布包扎好下锅同炖,至蹄烂汤浓为止,食肉饮汤。每日 3 次。

荞麦花汤:取荞麦花 50 克,鸡蛋 1 只。将荞麦花煎煮成浓汁,打入鸡蛋再煮片刻,吃蛋饮汤。

黄花菜肉饼:取黄花菜 250 克(水泡发后),猪肉末 500 克,葱、盐各少许,白面粉适量。将黄花菜、肉末及佐料调成肉馅,再用和好的白面做成馅饼,或油煎,分次食用。

鲤鱼汤:取鲤鱼 1 尾(约 500 克),通草 10 克,黄酒 30 毫升。将鱼去鳞及肠杂,洗净,切块,通草加水煎汤,取汁去渣,把鱼、药汁、黄酒共清炖至熟,吃鱼喝汤。

莴苣拌蜇皮:取莴苣 250 克,海蜇皮 200 克,香油 25 克,精盐 25 克,葱 2 根,味精少许。莴苣去叶削皮,切丝,放入碗中加盐腌渍 20 分钟,挤干水分。海蜇皮泡入清水中,洗去泥沙,切成细丝;葱洗净,切成细花。将海蜇丝、莴苣丝拌在一起,加盐、味精调匀。香油、葱入锅中煸炒,浇在海蜇、莴苣盘内,拌匀即成。

金针菜根汤：取金针菜根（黄花菜根）1把，红糖少许。摘取金针菜根部水煎，加红糖饮服。在月子里连续服用。

六、更年期综合征

更年期综合征是指妇女在更年期阶段由于卵巢功能衰退导致的一系列生理上和心理上的改变，从而引起以自主神经功能紊乱为主的临床症状。更年期是指妇女绝经前后的年龄阶段，一般为45～55岁。年轻妇女如因病卵巢受损或手术切除后亦可出现更年期综合征的症状。中医无更年期综合征病名。现代中医教科书中把本病归于"经断前后诸症"。

【病因】妇女年届七七经断之年，肾气渐衰，冲任亏虚，精血不足，原属生理现象，每个妇女都要经历。如素体阴虚，或因七情所伤，或因劳心过度，营阴暗耗，则真阴更亏，阳失潜藏，形成阴阳平衡失常的病理现象。肾阴亏耗导致心肾水火失济，肝肾木失水涵。心肝失养，出现心肝火旺，阴虚阳亢之症。所以，本病应遵循滋肾、养心、平肝的进补原则。

【辨证分型】

（1）心肝火旺　月经紊乱或已绝经，烘热汗出，心烦易怒，口苦口渴，心悸失眠，舌质红，苔薄黄，脉弦或细弦数。

（2）肾虚肝旺　月经紊乱或已绝经，头晕耳鸣，烦躁易怒，腰膝酸痛，神疲乏力，大便干燥，舌质红，少苔，脉细数或细弦数。

（3）心血不足　月经紊乱或已绝经，心悸气短，少语懒言，神疲乏力，夜寐不安，健忘怔忡，情绪沉闷，甚至厌恶人世，有自杀念头，舌质淡，苔薄，脉细无力。

【进补原则】

（1）适当多吃富含蛋白质、维生素和钙质的食物　随着更年期的来临，性腺和其他器官组织都将逐渐退化。为了延缓机体各器官组织的退化，在平时的饮食中需适当多吃富含蛋白质和维生素C的食物，诸如甲鱼、鸽子、瘦肉、鲫鱼、蘑菇、红枣、鸡蛋、豆制品及各种绿叶蔬菜、冬瓜、丝瓜、萝卜等。另外，由于更年期后易发生骨质疏松，故在饮食中适当增加一些钙质，诸如乳制品、虾米皮、青虾、豆腐等。

（2）限制糖、食盐、脂肪的摄入　进入更年期有血糖较高现象，为了不增加胰腺的负担，应控制主食中的米、面和其他淀粉多的食物，使它们低于更年期以前的水平。另外，更年期常常好发高血压和动脉硬化，因此，在饮食中宜少用食盐和动物脂肪，可起到防治高血压和动脉硬化的作用。

【注意事项】

(1) 合理安排工作和生活,避免精神刺激或过度劳累,适当锻炼身体,保持心情乐观。

(2) 保持大便通畅,忌烟酒和辛辣刺激性食物。

(3) 其他由于性腺衰退随之出现的各组织器官的衰老变化而引起的症状和体征,应及时对症治疗,不要都归之于更年期综合征。

【推荐疗方】

豆浆白果饮:取豆浆 2 碗,白果 5 个(砸碎),文火烧煮后,代茶饮服。

银耳羹:取银耳 25 克,清水浸泡一夜,文火煮烂,酌加冰糖适量,分次服食。

百合拌蜂蜜:取生百合 50 克,蜂蜜适量,拌和蒸熟,临睡前适量服之。

猪皮炖大枣:取猪皮 50 克,大枣 10 个。将猪皮洗净切块,大枣洗净一起装入瓷罐内,隔水炖熟,分次服食。

甘麦大枣饮:取生小麦 30 克,大枣 5 个,甘草 5 克。加水煎服,每日 1 剂,连服 1 周。

七、佝偻病

佝偻病是一种很常见的小儿营养缺乏性疾病,多发生于 3 岁以内的小儿,主要是因为缺乏维生素 D 和矿物质钙、磷所引起。临床表现为坐、立、行比较晚;牙齿也不能按时长出,或长出时不整齐;由于额骨两侧中心和左右顶骨中心增厚突起,出现头大额方的“方头”。前囟门闭合甚晚;肋骨成串珠状。严重者可出现鸡胸、龟背或两下肢成 X 形;有的患儿还有多汗,腹部膨胀呈蛙腹,肤色苍白,体弱多病,而且生病后不易恢复。

【病因】中医认为本病为先天禀赋不足。后天失于调养,脏腑亏损,气血虚弱所致,以脾肾虚亏为主要病机,并与五脏受损与不足均有关。此外,瘀血、顽痰、肾虚等因素导致厥阴气机紊乱或阳明气机失调。所以,本病应遵循健脾、补肾的进补原则。

【辨证分型】

(1) 脾胃虚弱型　烦躁不安,夜啼易惊,多汗无力,头颅骨软,囟门不闭合,头发稀疏,色黄而枯,面色苍白,肌肉松软,腹部膨隆。舌质淡,苔薄,脉细。

(2) 肾气亏损型　形体消瘦,出牙较迟,坐、立、行等发育迟缓,骨骼畸形,头颅方大,或鸡胸、驼背,下肢弯曲。舌质淡红,苔薄白,脉细无力。

【进补原则】

(1) 多吃富含维生素 D 的食物　维生素 D 的作用是促使肠道里的钙质吸收入血液,通过血液分布至全身,再促进血液里的钙沉积入骨,使小儿的软骨渐渐发育成坚硬的骨头。所以,怀孕后期应从饮食上加以注意,多吃一些含维生素 D 和钙质丰富的食物,如猪肝、豆腐、骨头汤等,必要时可在饮食中加些骨粉或鱼肝油之类的食物。

(2) 在小儿出生的 6 个月以内应尽量用母乳喂养,因为母乳中钙质和维生素 D 比较丰富,有条件时,从婴儿第 2 个月起可少量添加些鱼肝油喂养。年龄增长以后,可多选用一些含钙质多的食物,如动物肝脏、蛋黄、胡萝卜泥等食物。在不妨碍小儿消化功能的前提下,可在饮食中增加骨粉等。

【注意事项】

(1) 在补充维生素 D、钙质的同时应让婴儿多晒太阳。要加强户外活动,多接触新鲜空气,多晒阳光,不仅可预防佝偻病的发生,而且还可治疗佝偻病,增强体质,提高抗病力。

(2) 小儿的生长发育过程是循序渐进的,不应过早过多的让小儿坐立和行走,平时要注意坐立和行走的正确姿势,以免发生和加重骨骼畸形。

(3) 对已有坐立和行走等运动功能障碍的重症佝偻病患儿应限制过多的活动,注意外伤,防止发生骨折。

【推荐疗方】

栗子膏:取生板栗 500 克,白糖 250 克。先将板栗放锅内加水煮半小时,待凉,剥去皮,放在碗内再煮 40 分钟,趁热用勺将板栗压成碎泥,加入白糖拌匀,用模具把栗泥做成饼状,摆在盘中即成色味俱佳的食品。

虾皮蛋羹:取虾皮 10 克,鸡蛋 1 个。将鸡蛋打开与虾皮搅拌均匀,放在蒸锅中蒸熟,佐餐。

黄芪猪肝骨头汤:取黄芪 30 克,五味子 3 克,猪肝 50 克,猪腿骨(连骨髓) 500 克。先将猪腿骨敲碎,与五味子、黄芪一起加水煮沸,改用文火煮 1 小时,滤去骨片和药渣,将猪肝切片入汤内煮熟,加盐、味精调味,吃肝喝汤。

清炖排骨:取排骨 250 克,胡萝卜适量。将排骨剁成小块,洗净,沸水烫一下放锅中,胡萝卜切小条入锅中,葱、姜、花椒入布袋扎口,放锅中,用文火慢煨,见肉酥脱骨时,放盐、味精,去袋食用。

豌豆鱼羹:取胖头鱼 1 尾,豌豆适量。将鱼洗净,用料酒、盐、葱丝、姜丝腌一下放容器内,上笼旺火蒸熟取出,用筛子把鱼肉剔下,锅内放入熟猪油烧热,下葱、姜末爆一下,添汤放入鱼肉和豌豆,入盐、味精,勾芡,淋上香油即成。

八、梅尼埃病

梅尼埃病又称"膜迷路水肿",是内耳淋巴回流发生障碍,引起内耳迷路积水,致使出现发作性眩晕、耳鸣、耳聋等症状,且可伴有恶心、呕吐等自主神经功能紊乱的症状。好发于中年人。本病属中医学"眩晕"范畴。

【病因】中医认为,本病多由风、水、痰、湿为患,就脏腑而言,与脾、肝、肾三脏关系较为密切。脾为生痰之源,脾气受损,湿阻生痰,胃气不降,津液停滞,清阳不升,痰甚生风;"诸风掉眩,皆属于肝",肝阴耗伤,肝阳偏亢,风阳上扰清窍;肝肾不足,髓消空虚,或因思虑,劳伤过度,致气血两亏,气虚清阳不展,血虚脑失所养,故脑转耳鸣。所以,本病应遵循健脾、滋肝、补肾的进补原则。

【辨证分型】

(1)痰湿内停 眩晕伴脘腹胀满,呕吐频作,头重如裹,倦怠乏力,舌质淡,苔腻,脉弦滑或濡缓。

(2)肝阳上亢 头晕目眩,眼球作胀,颈项牵强,烦躁易怒,口苦口渴,舌质红,苔薄黄,脉弦数。

(3)气血不足 眩晕日久或反复发作,站立摇晃,倦怠耳鸣,面色㿠白,舌质淡,苔薄,脉细弱。

【进补原则】

(1)梅尼埃病患者平时应多吃补肾养脑、健脾化痰的食物,以调养身体。这类食物主要有猪脑、羊脑、兔脑、猪肾、母鸡、鸭、鱼类、蛤干、蚌肉、甲鱼、红枣、核桃、柑橘、柚子等。

(2)适当补充富含烟酸的食物。由于梅尼埃病和尼克酸含量有关。因此,在饮食中需补充猪肝、牛肝、羊肝、鸡肝、鸭肝、紫菜、花生、荞麦面、高粱面等富含烟酸的食物,以改善脑部血液供应。

【注意事项】

(1)保持心情愉快,避免精神过度紧张和发怒。

(2)梅尼埃病患者应戒烟禁酒,忌食辛辣刺激性食物。在急性发作期,还应限制钠盐的摄入,钠盐是维持晶体渗透压的主要离子,当过多摄入钠盐,使淋巴液中钠离子含量增加时,会加重迷路水肿。

【推荐疗方】

小麦大枣炖猪脑:取小麦 30 克,大枣 10 个,猪脑 1 个。将小麦洗净,大枣用温水浸泡片刻,猪脑挑去血筋,洗净,然后将小麦加水,文火煮30分钟,再放入猪脑、大枣煮沸,加白糖2匙,黄酒半匙,继续用文火煮至猪脑熟,分2次服食。

山药粥:取山药30克,糯米50克。将山药去皮切片,和糯米一起同置沙锅内,用文火煮至粥沸汤稠,表面有粥油为度,加冰糖适量。每日早晚温热服食,长期有效。

天麻炖鸡:取天麻15克,母鸡1只(约1 500克)。将鸡宰杀,去毛洗净,切块,加水与天麻同煮至肉熟,去天麻,吃鸡肉喝汤,不加盐。

天麻茶:取天麻3~5克,绿茶1克。将天麻切成薄片,和绿茶一起置入杯中,用沸水冲泡,加盖焖10分钟,不拘时代茶饮。

独活煮鸡蛋:取独活20克,鸡蛋4只,加水共煮,蛋熟去壳再煮15分钟,使药汁渗入蛋内,去汤及药汁,单吃鸡蛋。每次2只,每天2次,3天为一疗程,连用2~3个疗程。

九、慢性咽喉炎

慢性咽喉炎是指咽喉部黏膜、黏膜下及淋巴组织的弥漫性炎症。临床主要表现为咽喉干燥、发痒、灼热、微痛、声音嘶哑,有时出现咽部异物感,干咳,痰少而稠。本病主要由于抑郁烦闷,或因自主神经功能紊乱而诱发甚至加重病情。另外,本病和某些职业有关,如教师、播音员、营业员等,由于用嗓过多,易使咽部经常充血,而致发病率增高。本病属中医学"阴虚喉痹"、"梅核气"范畴。

【病因】中医认为,咽喉是肺胃之门户,慢性咽喉炎多由肺胃阴虚所致,咽失所养,故咽干口燥,咳痰不爽,黏腻难出。以梗塞为主者常与七情气郁有关,情志不遂,郁而化火,木火刑金,肺失清肃,气聚而痰生,气痰互结于咽喉为患,故此时亦需治肝。所以,本病应遵循养阴、疏肝、健脾的进补原则。

【辨证分型】

(1)肺肾阴亏 咽燥作痒,干咳少痰,潮热盗汗,耳鸣腰酸,舌质红,苔少或花剥,脉细数。

(2)肝郁气滞 胸闷口苦,急躁易怒,头目眩晕,舌质黯,舌下静脉迂曲,脉弦。

(3)脾虚痰湿 胃纳不佳,大便溏薄,神疲乏力,舌质淡,苔腻,脉濡。

【进补原则】

(1)慢性咽喉炎患者应多吃些清热解毒、滋阴润肺作用的食物。这些食物主要有萝卜、白菜、丝瓜、黄瓜、苦瓜、银耳、苋菜、马齿苋、梨、香蕉、苹果、柿子、百合、枇杷、菠萝、甘蔗、西瓜、橄榄、荸荠、绿豆、绿豆芽、海蜇、紫菜、海带等。

（2）慢性咽喉炎患者应多饮水，多吃些核桃、桑葚、蜂蜜、草莓、香蕉等具有润肠通便作用的食物，保持两便通畅，使湿热毒邪从两便出，保津驱病。

【注意事项】

（1）积极锻炼身体，增强体质，避免伤风感冒。

（2）保持心情愉快，解除心理负担。

（3）避免诱发因素，禁食辛辣刺激性食物，如辣椒、芥末、浓茶等，戒烟禁酒。

【推荐疗方】

糖汁海带：取海带 300 克，白糖适量。将海带洗净切丝，用沸水烫一下捞出，加适量白糖腌 3 日。佐餐。

蜂蜜茶：取蜂蜜、茶叶各适量。将茶叶用小纱布袋装好，置于杯中，用沸水泡浓茶，凉后加蜂蜜搅匀，每隔半小时用此溶液漱喉并咽下，见效后连用 3 天。

橄榄茶：取橄榄 2 枚，绿茶 1 克。将橄榄连核切成两半，与绿茶同放入杯中，冲入沸水，加盖泡 5 分钟后饮用。

蜂蜜藕汁：取鲜藕、蜂蜜各适量。将鲜藕绞汁 100 毫升，加蜂蜜调匀饮服。每日 1 次，连服 1 周。

丝瓜汁：取生丝瓜（新摘者为佳）3 条。将鲜嫩丝瓜切片，放入大碗中捣烂，取汁 1 杯，顿饮。

十、口腔溃疡

口腔溃疡，民间一般称之为"口腔上火"或"口疮"，是一种以周期性反复发作为特点的口腔黏膜局限性溃疡损伤，可自愈，可发生在口腔黏膜的任何部位。以口腔的唇、颊、软腭或齿龈等处的黏膜多见，发生单个或者多个大小不等的圆形或椭圆形溃疡，表面覆盖灰白或黄色假膜，中央凹陷，边界清楚，周围黏膜红而微肿，溃疡局部灼痛明显，具有周期性、复发性、自限性的特征。中医属"口疮"范畴。

【病因】中医认为主要由外感燥、火两邪引起，燥邪伤津，火性炎上，口疮乃发。或过食辛辣肥厚之品，致火热内生，循经上攻，熏蒸口舌而致本病。或为情志过极，患者素日思虑过度，或肝郁气滞，循经上灼口舌而致口疮。或是素体阴亏，久病阴损，虚火内生，灼伤口舌，乃至口舌生疮。或为劳倦内伤，脾气虚损，水湿不运，上渍口舌，而致口疮。又或是先天禀赋不足，或久用寒凉，伤及脾肾，脾肾阳虚，阴寒内盛，寒湿上渍口舌，寒凝血瘀，久致口舌生疮。

【辨证分型】

(1) 外感时毒型口疮　多发于外感后 1～2 天,伴有外感症状。初起口腔黏膜局部充血、红肿,微痛,舌尖或唇内出现粟粒样小红点或小疱疹,12 小时内疱疹溃破,呈表浅溃疡,边界清楚。

(2) 脾胃积热　口舌多处糜烂生疮,疮面红肿,灼热疼痛,甚则口臭牙龈肿痛,伴口渴多饮,尿黄便秘,舌红苔黄,脉滑数。

(3) 脾肾阳虚　口舌生疮,溃疡面色白,周围不红,数量少,久治不愈,伴四肢不温,口干喜热饮,腰背酸痛,尿频清长,大便溏,舌淡苔白腻,脉沉弱。

(4) 心肾阴虚　溃疡颜色鲜红,数量多,形状不一,大小不等,疼痛昼轻夜重,伴心悸心烦,失眠多梦,健忘,眩晕耳鸣,腰膝酸痛,咽干口燥,小便短黄,舌红苔薄,脉细数。

【进补原则】

(1) 反复口腔溃疡者平时可适当多吃些具有清热祛湿作用的食物,如薏苡仁、赤豆、绿豆、荠菜、冬瓜、苋菜、茄子、竹笋、黄瓜、丝瓜、茭白、鲜藕、马齿苋、萝卜、西瓜等。

(2) 口腔溃疡和维生素缺乏有关,因此,平时应多吃新鲜水果和新鲜蔬菜,水果可生吃亦可煮熟加冰糖、蜂蜜等食用,这样更有益于养阴清热。但是,酸性水果会刺激溃疡,使疼痛加剧,应尽量少吃。

(3) 口腔溃疡与体内缺乏微量元素锌有关。正常情况下,锌能促进细胞再生,组织修复,从而加速溃疡的愈合,当机体缺锌时,溃疡会经久不愈或反复发作,因此,应适当补充富含锌的食物,如动物的肝、肾、牡蛎、蚌、蛤及核桃、榛子、瓜子等。

【注意事项】

(1) 很多患有口腔溃疡的人都是在过度劳累后发病或加重的,尤其是现代人生活紧张、精神压力大,口腔溃疡可以说是一种因生活状态不佳导致的“文明病”。因此,要适当减压,放松精神,避免过劳,保证充足睡眠很重要。

(2) 口腔溃疡发病时多伴有便秘、口臭等现象,因此应注意排便通畅。要多吃新鲜水果和蔬菜,还要多饮水,至少每天要饮 1 000 毫升水,这样可以清理肠胃,防治便秘,有利于口腔溃疡的恢复。

(3) 口腔溃疡也被认为是身体变弱的信号,因此不应忽略加强运动,改善体质。

(4) 患口腔溃疡的女性多于男性,尤其在月经前夕容易患口腔溃疡,说明口腔溃疡的发生与女性体内的雌激素有关,即一旦体内雌激素减少,就容易患口腔溃疡。

【推荐疗方】

西瓜汁:取西瓜半个。将西瓜洗净,挖取西瓜瓤挤取汁液。饮瓜汁含于口中,约2分钟后咽下。如此反复多次直至全部用完。

明矾白糖膏:取明矾6克,白糖25克。将前两味共放入瓷器皿内,文火加热,待其溶化成膏后,稍冷即可使用。冬天易凝固,需加温溶化后再用。用棉签蘸膏适量涂于患处,每日1次。用药后溃疡处疼痛加剧,口流涎水,一般3~5分钟即可消失。

小麦麸冰片:取小麦麸2份,冰片1份。将小麦麸烧灰与冰片混合研细。搽患处,每日2~3次。

石榴汁:取鲜石榴2个。将石榴剥开取籽,捣碎,用开水浸泡,晾凉后过滤。每日含漱数次。

茄子末:取霜后茄子适量,将茄子切片晒干,研成细末,涂于口中。

细辛散:取细辛15克,将其研为细末,用米醋调成糊状,置纱布上,敷于患者脐部。用胶布固封,每次敷5小时左右,隔日1次。

三黄汤:取黄柏10克,黄芩10克,黄连3克。将前三味加水煎汤。每日1剂,日服2次。

十一、龋病

龋病(龋齿)俗称"虫牙"或"蛀牙",是牙体硬组织逐渐蚀而遭到破坏,致使牙齿缺损和疼痛的一种慢性牙病,为常见的口腔疾病,患病年龄可自乳牙萌出后一直延续到成年后。一般来说乳牙的龋患率高于恒牙,而其中以幼儿期龋患率最高。龋病可使牙齿组织在颜色、形态等方面引起改变,还能继发牙髓组织和根尖周围组织的疾病,严重时可导致颌骨骨髓炎,而影响全身健康。

【病因】中医认为,本病之病因主要以湿热为患。因脾失健运而痰湿阻滞,日久郁而化热,使津液内耗;肝失疏泄,经络不通,木郁犯土,虚火、实火相兼,熏灼牙齿,从而形成龋齿。所以本病应遵循清热、养阴的进补原则。

【辨证分型】

(1)实证 主要为儿童及青年患者,病变进展较快,牙髓充血,牙痛剧烈,口臭,大便干结,舌质红,苔黄,脉滑数。

(2)虚证 主要为老年人,病变进行缓慢,牙本质受蚀后开始软化,颜色变灰黯,牙齿隐痛,遇冷、热、酸则痛甚,可伴有腰膝酸软,头晕耳鸣等,舌质淡,苔薄白,脉沉细无力。

【进补原则】

(1) 适当多吃些含氟多的食物　牙釉质表面含有氟素,既可使牙齿的硬组织变成难溶于酸的氟磷灰石,又可抑制口腔中的嗜酸菌滋生,从而有效地控制龋齿的发生。因此,平时可选食一些含氟多的食物,如芋头、鱼头、肉、蛋类以及新鲜蔬菜等。但是值得注意的是,过量摄入氟也会损害牙齿,使牙齿失去光泽,出现灰色或黄色斑点,严重时还可能引起其他骨髓病变和中毒。所以,食用含氟多的食物时,要权衡利弊,科学、合理安排。

(2) 多吃富含纤维素和抗龋的食物　含纤维素的食品可加强咀嚼运动,增加唾液分泌,减少牙齿间隙的食物残渣,使牙面保持清洁。咀嚼运动可促进牙周牙龈组织的血流通畅,也可起到洗擦牙面的作用。同时,平时可多吃富含钙、磷和维生素 A、C、D、B_1 的食物,如牛奶、豆浆、鱼、肉、蛋类、绿叶蔬菜、粗粮、海产品、水果等,这些食物可促进牙齿颌骨的发育,增强牙齿的抗龋作用。

【注意事项】

(1) 首先要注意口腔卫生,提倡"三三三"制刷牙,即每日 3 餐后刷牙,餐后 3 分钟刷,每次刷 3 分钟,并漱口、鼓漱、叩齿。

(2) 临睡前不吃甜食,特别是婴幼儿,不要含着乳头,或吃着奶睡觉。

(3) 纠正吃零食的习惯,经常吃零食口腔不清洁,有利于细菌的繁殖,更加重龋齿的发展。

【推荐疗方】

生地黄煮鸭蛋:取生地黄 50 克,鸭蛋 2 个,冰糖适量。用沙锅加入清水 2 碗,浸泡生地黄半小时,将鸭蛋洗净同生地黄同煮。蛋熟后剥去壳,再入生地黄汤内煮片刻。服用时加冰糖调味,吃蛋饮汤。

丝瓜姜汤:取丝瓜 500 克,鲜姜 100 克。将丝瓜洗净,切段,鲜姜洗净,切片。加水同煎汤煮 3 小时。每日 1 剂,分 2 次饮服。

花椒浸酒:取花椒 15 克,白酒 50 克。将花椒浸在酒内 10～15 天,过滤去渣,用棉球蘸药酒塞蛀孔内可止痛。一般牙痛用药酒漱口亦有效。

蜜蜂窝煮鸡蛋:取蜜蜂窝 1 个,鸡蛋 1 个。锅内放 2 碗水,用布包蜜蜂窝投入锅中,煮熟内服鸡蛋。

蕹菜根醋:取蕹菜根 200 克,醋、水各适量,将前三味共煎汤,待水凉后频频含漱多次。